走出书斋探本草 ①

中振话纲目

赵中振 著

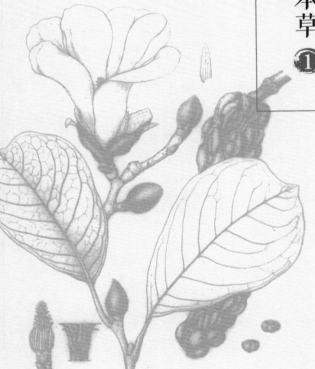

中国人口出版社
China Population Publishing House
全国百佳出版单位

图书在版编目（CIP）数据

中振话纲目——走出书斋探本草 / 赵中振著 . -- 北京：中国人口出版社，2023.4

ISBN 978-7-5101-8564-9

Ⅰ . ①中… Ⅱ . ①赵… Ⅲ . ①《本草纲目》—研究 Ⅳ . ① R281.3

中国版本图书馆 CIP 数据核字（2022）第 058385 号

中振话纲目：走出书斋探本草
ZHONGZHEN HUA GANGMU：ZOUCHU SHUZHAI TAN BENCAO

赵中振　著

责 任 编 辑	刘继娟
策 划 编 辑	刘继娟
美 术 编 辑	刘海刚
装 帧 设 计	刘海刚
内 文 排 版	华兴嘉誉
封 面 题 字	王家葵
彩 绘 插 图	陈月明
责 任 印 制	林 鑫　任伟英
出 版 发 行	中国人口出版社
印　　　刷	小森印刷（北京）有限公司
开　　　本	710毫米 ×1000毫米　1/16
印　　　张	93 插 1
字　　　数	1237 千字
版　　　次	2023 年 4 月第 1 版
印　　　次	2023 年 4 月第 1 次印刷
书　　　号	ISBN 978-7-5101-8564-9
定　　　价	498.00 元（全 4 册）

电 子 信 箱	rkcbs@126.com
总编室电话	（010）83519392
发行部电话	（010）83510481
传　　　真	（010）83538190
地　　　址	北京市西城区广安门南街 80 号中加大厦
邮 政 编 码	100054

融汇古今中外
勇于突破创新

中振博士 雅正

谢宗万题
甲戌元月

序一

郑金生

新年伊始，长篇系列讲座《本草纲目健康智慧》迎来收官，随之而来的宝典《中振话纲目》即将出炉。整整 600 天，隔着千里，跟着中振一道畅游在《本草纲目》这座大观园里，乐在其中。

近十几年给中振的大作写序不止一次了，但每次写序都会先沉浸在我们 40 年密切交往的许多美好回忆中。

40 年间，中振从一个"大男孩"变成一位大教授，不变的是他还是成天忙忙碌碌，但又总是乐乐呵呵，不知疲倦，其高产成果令我目不暇接。

他过去的众多学术著作暂且不说，就在他天天忙着《中振话纲目》时，还主创完成了大型文献纪录片《本草无疆》、创办"中振说本草纲目"微信公众号，还要完成《健康周报》的连载等。这么多工作缠身，他还能在新冠肺炎疫情肆虐的两年间，心无旁骛，波澜不惊，自己撰稿、自己录音，完成这 200 讲、60 万字的《中振话纲目》，真让我服了！

中振和我都是《本草纲目》迷，我俩背靠背，互相支撑，互相借力。

我是回头追溯李时珍如何编成《本草纲目》，他是抬头推广《本草纲目》，不让这部伟大的著作束之高阁，要使它走进千家万户。

中振走南闯北，相机不离身，笔记不离手，见多识广，与时俱进，能借新媒体时代的风力，以当代民众喜闻乐见的形式，开解读《本草纲目》科普讲座之先河。

《中振话纲目》，不是照本宣科，也不是浓缩、简化、古文翻译成白话，而是善于从《本草纲目》中萃取精华，与大家分享。这样做就必须要有眼力、有专业知识，才能识得《本草纲目》中的宝货。

李时珍虽然伟大，但他毕竟是 16 世纪的乡间医家。他记载的许多边陲、外域的药物，并不都能亲历其地、亲见其物、亲尝其味，而中振却能！

中振出道之后就跋山涉水，走访过国内 30 余省、自治区、直辖市的主要药材产区，认药、采药、尝药。他又通晓英文、日文，曾涉足各大洲，访求时珍未能得见之药。因此，中振解读的《本草纲目》，是源于《纲目》，广于《纲目》，博闻多见。

例如番红花，李时珍第一次将此药载入《本草纲目》，但他没见过番红花，所载只能据文献与传闻。但中振曾在西班牙、土耳其见过野生番红花，因此他讲述得更加准确生动。又如，在"从几种外来香草说起"一讲中，中振从外文名称、原产地、形态、用途等方面把《本草纲目》所载的茉莉、迷迭香、罗勒这几种外来香草娓娓道来，雅俗共赏，即便专业人士也能获得新知。

类似这样为提高讲座的学术性而远赴重洋的例子还有很多很多。例如，为破解血燕之谜，他曾前往新加坡、马来西亚深入考察；为寻访荒漠乳香之源，他到过阿曼、黎巴嫩与埃及；为追溯冰片源头龙脑香，他寻踪走访吴哥古迹；为观察木本的芦荟，他甚至飞往南非的好望角。更令人钦佩的是，他为考证腽肭脐原动物，还穿过惊涛骇浪的德雷克海峡，登上了冰天雪地的南极大陆……这一切都基于一位严谨科学研究者的本能！

打破砂锅问到底，求实、求真是中振的一贯风格。为将历史的真实再现并流传于世，他从不畏惧路途遥远，为弄清一个问题，有时他会带上影视制作团队反复去同一个地方进行考察。例如，当他了解到莫斯科大学存有"李时珍塑像"后，就与李民博士两度前往莫斯科，终于从不同角度摄制了莫斯科大学廊厅镶嵌的马赛克拼成的李时珍头像，第一次让国人看到了我国伟大的科学家李时珍与世界其他 59 位科学家并列的影像。又如，他为了给木通

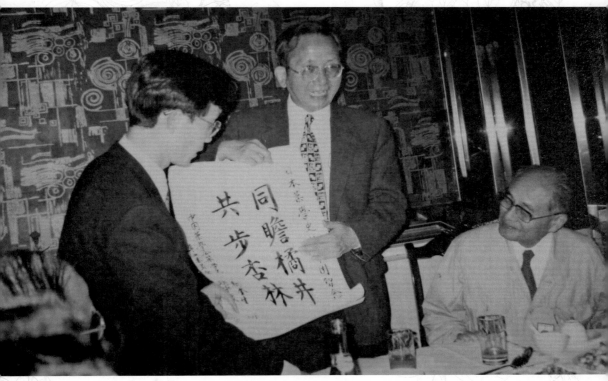

笔者与郑金生（中）、川濑清（右）共同组织 1995 年中日传统医药交流之旅

正本清源，曾两次进入伦敦自然历史博物馆的珍品库房；为寻找《本草纲目》金陵祖本在东瀛的流传，他从东京国会图书馆到私人藏书楼，不辞劳苦，这样的执着精神让日本同道都为之赞叹。

功夫不负有心人，中振能以科研的态度来创作讲座，以强大的学术研究成果来支撑讲座，这就使得他的中医药科普讲座达到很高的水平。

赵中振 1982 年毕业于北京中医药大学中药系，随后师从中国中医科学院中药鉴定大家谢宗万研究员，1985 年获得硕士学位。1992 年又获得日本东京药科大学博士学位。因此，讲座中的辛夷、厚朴，以及其他许多药物，已包含了他硕士、博士论文，以及工作之中所获得的许多突出成果。

例如，辛夷是他的硕士论文研究专题，在辛夷一讲中，他回顾了在春节之时到《本草纲目》所讲的产地考察辛夷的经历，讲解了辛夷的生长环境、形态特点、各种用途，还与大家分享了他发现一个植物新种罗田玉兰的成果。正因为有这样坚实的中药科研实力与实地考察经历，《中振话纲目》才能如此生动活泼，又具有学术权威性。

有李时珍先哲的精神感召、谢宗万老师的耳提面命，加上自身40年的历练，中振已经形成了自己的学术研究与演讲风格，即将文献研究与实地考察紧密结合，从而树立起纵横两大坐标，纵者为古今历史文献，横者为中外实地考察，切实做到了纵横捭阖，开阔视野。因此，他的每一讲中，都能嗅到书斋的墨香、田野的土香，我想，这应该是《中振话纲目》最重要的特点。

前两年张志斌教授与我共同主编《本草纲目研究集成》，其中《本草纲目研究札记》收录了中振5万余字的考察报告，这些学术性很强的研究，也都融进了《中振话纲目》中，成为其科普的内核与骨架，也是其书能传世的基础与保证。

当今讲述中药学，需要广博的动物、植物、矿物知识，还要兼通中西医学常识，因此，完成一个200讲的《本草纲目》专题讲座非常不容易，接着脱胎而来的本部图书更需要细腻的加工。

中振每写好一讲，都会把第一个录音稿与文稿发给我，我则先睹为快，也因此知道他创作的艰辛。两三天完成一讲，600天的连轴转，我问中振是怎么做到的，中振哈哈大笑，说："我每天晚上做梦都在构思讲座，床头柜上放一支笔、一沓纸，灵感一来，浑浑噩噩中黑着灯就记上几笔，早上醒来，捡起散在地上的稿纸，起草提纲。"

中振经常说，讲稿讲稿，最好是先讲后成文，中振常常是先据提纲录音，再据录音整理文稿，这样演讲就会轻松自然。至于字正腔圆，这对本是北京娃的中振不是问题。但中振演讲始终声音洪亮、中气十足，或受益于他常年打坐，又凭借他独特的站着录音方式，让丹田之气毫无窒碍升腾而上。

如此的每一次讲座，都要反复修改文稿、多次录音，周而复始，才能完成创作，这需要多大的定力啊！

中振从出道起，其勤奋好学的脚步就没有停歇过。他尊师重道，因此他在讲座中也经常回忆恩师的教导，对恩师的思念之情跃然纸上。中振没有辜负导师谢宗万教授当年的期望："融汇古今中外，勇于突破创新。"他的兴趣非常广泛，又乐于广交海内外朋友，博采众家之长，勇于不断探索创新，所以才能把本草事业做得风生水起。

天道酬勤，我为中振取得的丰硕成果而感到骄傲，也为《中振话纲目》结集出版感到欣喜，故在书前写下了以上的话。

2022 年 1 月 11 日

郑金生 研究员，曾担任中国中医科学院医史文献研究所所长，全国药学史本草学会主任委员。

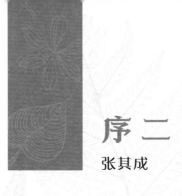

序二

张其成

2022年新春，打开电脑压缩文档，中振兄60万字的书稿呈现在眼前，与赵中振教授相识相知的景象一幕幕呈现在我的眼前。

相识中振

中振兄是海内外知名的本草学家，我早就听说过他的名字，第一次见面是在2013年7月1日，北京中医药大学的校园。在北京中医药大学的研究生毕业典礼上，我作为母校教师代表发言，中振兄作为校友代表发言。他专程从海外赶来，他是校友中的佼佼者，是我们北中医人的骄傲。

第二次见面是在香港，2016年我受邀参加香港特区政府杰出学人讲座，北京、上海、成都、广州四校60周年庆祝晚宴上，中振兄登台别开生面地表演了一套太极功夫扇，这是一位能动能静的学者，浑身充满着朝气与活力。

中振兄还有一个特色的徽章，是他自己设计的logo，由三个"Z"字母组成的呈阶梯状排列的图像。真是应了那句话——"人如其名"，赵中振这个名字，寓意着他此生的使命担当就是振兴中国中医中药事业。

《黄帝内经》与《本草纲目》

中振兄给"喜马拉雅"做的《本草纲目健康智慧200讲》音频节目背后还有个小故事。

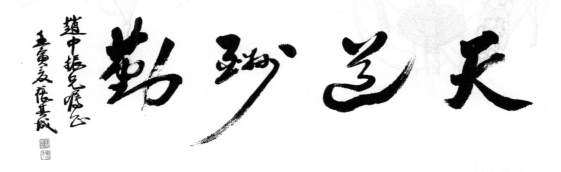

天道酬勤　张其成题

　　四年前，"喜马拉雅"开始陆续推出一批系统讲解国学经典的音频节目，我有幸先后讲解了《易经》和《黄帝内经》，没想到这么难懂的经典、这么学究式的讲解，却受到了广大网友的欢迎，一度排在人文类节目的前列。于是，"喜马拉雅"国学节目负责人想继续做中医经典，征询我的意见，我提议应该做《本草纲目》。

　　《黄帝内经》最终形成于汉代，距今两千年，它是第一部中医学的经典，因为有了它，才奠定了中医学博大精深的学科体系。而《本草纲目》形成于明代，距今四百多年。它虽然不是第一部中药学的经典，但却是第一部科学、系统的中药学著作，被进化论奠基人达尔文称为"中国古代的百科全书"。这两部书就像两座高峰，一座是中医学的高峰，一座是中药学的高峰。因为这两座"山峰"太高了，所以至今还难以超越。

中振与纲目

　　对《本草纲目》这么一部皇皇巨著，190万字，要全面、准确，又生动、有趣地讲给大家听，绝非一件容易的事。当代学界谁能堪当大任呢？我第一个就想到了中振兄。

我在推荐词中是这么介绍的："赵中振教授既像李时珍那样是一个行走大地、亲证本草的实践者，又是一个手执教鞭、治学严谨的大专家。"实际上他行走的范围可比李时珍大多了，为了考察传统医药，他不仅走遍祖国大江南北，而且还涉足世界七大洲。他在书房里读书，也到野外考察、在实验室研究，中振教授是一位知行合一的践行者。人们称他为"中医药文化传播的国际使者"。

然而，我知道中振兄工作十分繁忙，再说这种大众科普的事是不少大牌专家不愿做或不屑做的，中振兄是否愿意出山呢？我心中是没有底的。

另外，以前从来没有人系统讲解过《本草纲目》，这将是一种新的尝试，是一个巨大挑战。

我尝试着给他发信息，中振兄是个极其认真又非常谦虚的人。他很慎重地问了我很多细节问题。

在写了发刊词和几篇样稿后，他发来和我及我的助手反复讨论，几经修改。在 2019 年 9 月北京举办的世界园艺博览会期间，我们又当面交换过意见，最终中振兄挑起了这份重担。

君子一诺千金，中振兄拿出做科研的严谨与创新精神来做科普，"苟日新，日日新，又日新"。两年时间，连续作战，一丝不苟，打造出了篇篇精品。节目录制过程，个中辛苦，可能只有录过节目的人才有体会。

精品问世，特色鲜明

我十分赞同中振兄的一句话："不激动不写文章，激动时不发文章。"读中振的作品，总能感受到一种青春的活力，字里行间，蕴含着经得起时间考验的真知灼见。

1. 深入浅出、平实近人

全书用大众喜闻乐见的口语化叙述方式，将《本草纲目》古奥难懂的中医药专业知识下放到广大读者日常生活的需求中，高冷深奥都被中振兄化身为家长里短，在娓娓道来之间尽数走进寻常百姓家。

中振兄诠释的《本草纲目》不仅人人听得懂，而且人人看得懂，从而让普通百姓对《本草纲目》不再望而却步，可以零门槛走进《本草纲目》这座高深的知识殿堂。

2. 真情实感、娓娓道来

中振兄是个讲故事的高手，他在讲述一味药时，往往会说一个故事，讲李时珍的故事，讲自己经历的故事，聊自己的真情实感。

整个系列似一部电视剧，大概是他颇得李时珍的真传，中振兄把考察过的国内三十多个省、直辖市、自治区的药材产区，海外四五十个国家的经历记录下来，从亲历者视角阐述《本草纲目》的知识点，让人如临其境，感同身受，令人信服、佩服、折服。

3. 图文并茂、妙笔生花

听中振兄的声音是一种享受，看他的文字更让人陶醉其中。

透过他优美的文笔，《本草纲目》不再是单纯的药物知识，不再被凝固在中药课堂，而是富有情感的生命体验，他用轻松幽默的散文风格，为我们展现一幅幅中华各地乃至域外各国风土人情、起居生活的栩栩如生的画面。

一如中振兄过往出版的著作，出手即精品，图文并茂，一看就是他的风格。此次编辑成书的过程中，中振兄从多年积累的30多万张图片中精选出千余张插图，更使原有的音频节目直观生动，锦上添花。

尾　声

随着时间的推移，相信一定能有更多的人，通过中振教授的讲座了解李时珍，认识《本草纲目》，喜欢上中医药。

让我们随着中振教授解读《本草纲目》中的一草、一花、一木，走入本草的世界……

2022 年 2 月 11 日

张其成 教授，北京中医药大学国学院创院院长，北京大学中国文化发展研究中心研究员。

序 三

康廷国

导 言

2020 年 5 月 26 日是李时珍诞辰 502 周年纪念日，这一天，《本草纲目健康智慧》在喜马拉雅音频节目开播了。

节目播出后，好评如潮，人们在议论《本草纲目》、议论李时珍的同时，也在议论赵中振。

我和中振都是 1977 级中药专业的大学生，那一年中国刚恢复高考，大学入学率不足 5%。当年很多中医药院校还没有开办中药专业，所以全中国学中药的学生加在一起超不过几百人。毕业后一直从事生药和中药鉴定工作的，更是屈指可数。虽说中振在北京，我在辽宁，但那时我们就似一个大班的同学。

我们都下过乡、在东洋留过学，是同呼吸共命运的一代人，共同的经历和爱好使我们成了 40 年的莫逆之交。

《中振话纲目》的每一篇文稿，他都会传给我，我都逐字逐句地读过，录音我也会反复听上好几遍。我有幸成为第一批读者，更是成为一位发自内心的"追星族"。

成功的三大要素

《中振话纲目》为何能如此受欢迎，我觉得一个节目就似一个产品，是否能形成品牌，有三大要素：产品要好、要有市场需求、推销员要优秀。

1. 好的产品——题目选得好

讲中华健康智慧，普及中医药知识，中振选定了《本草纲目》，这个题目选得好！

英国生物学家达尔文曾将《本草纲目》比喻为"中国古代的百科全书"。目前，研究、宣讲中医药经典的专家很多，相关的节目也不少。但对《本草纲目》的解读，仍旧是一个空白！

2. 好的市场——时机抓得好

这么好的"产品"似乎一直被"束之高阁"，因为《本草纲目》是四五百年前的古籍，文字较为晦涩难懂，篇幅也很长。

包括专业人士系统读过此书的人并不太多，普通百姓对《本草纲目》虽有兴趣，但拿起来，又放下，不得其门而入。

人们期待着一部能走进千家万户的，专业、权威、通俗易懂的《本草纲目》。

3. 好的推销员——中振做得好

中振选定了宣讲《本草纲目》，时代也选择了中振。

中振早年在北京中医药大学获得学士学位，中国中医科学院获得硕士学位，日本东京药科大学获得博士学位。他受过系统全面的科学训练，有着坚实的中医药学基础。

中振现任香港浸会大学中医药学院讲座教授，北京中医药大学特聘教授，并担任《本草纲目》研究所所长。

早在 20 世纪 90 年代初他就曾获得过国家科技进步奖二等奖，之后又获得香港特区政府颁授的荣誉勋章（MH）。工作成绩斐然，声名海内外。

由他来介绍《本草纲目》具有专业上的权威性。

中振曾坦言：要用自己的双脚去丈量地球，用自己的双眼观察世界，用自己的头脑思考问题，用自己的笔墨记录人生，用自己的声音传播中医药。

他是这样想的，也是这样做的，而且做得很好。

读万卷书，行万里路。他勤于笔耕，著作等身。中振的声音悦耳、形象上镜、谈吐幽默。他思维敏捷、多才多艺，为人谦和，朋友遍布海内外。都说中振是位难得的"奇才"，我想，他奇就奇在集科学家、教育家、旅行家、收藏家、社会活动家、表演艺术家于一身。

非凡的综合素质，决定了他是一位能做事、会做事、做成事的人。事实也证明，中振就是这样一位中医药文化的布道者，是一位中医药文化传播的国际使者。

独创的风格特点

本书可以为读者打开《本草纲目》的大门，让中医药知识听得懂、记得住、用得上、传得开。

中振认为，《本草纲目》的内容涉及众生百态、生活诸面，探讨了人生重大问题。

中振不仅真正读懂和掌握了《本草纲目》的真谛，在我的心目中，他还是从博物学角度诠释《本草纲目》的第一人。

1. 亲和度：生活处处有中医

听中振的讲座，给人一种代入感，能感受到时珍、中振、听众三者之间的对话。虽说是音频讲座，但能让听众感到一个个画面扑面而来。

中振以百姓熟悉的日常生活为切入点，从吃的、喝的、穿的、用的、保健的、美容的谈起。

他从五谷杂粮、瓜果梨桃、油盐酱醋、名花名物等或常见或有所耳闻的事物入手解读，细微之处更见学术功力。每个选题和角度都是独辟蹊径。在大家耳熟能详的生活琐事中，他也能发现内在的学问，一环扣一环，找出相互的联系，提炼出深邃的道理。

他往往抓住一个关键词，通过三言两语，就能道破很多模糊不清的概念。中振有娴熟的语言驾驭能力，讲到少数民族，他自编自创的歌诀，鱼贯而出；讲到槟榔、谈到鹿茸，情之所至，中振又一展歌喉。

《中振话纲目》就是这样一部生动的、精彩的、引人入胜的"连续剧"，让人一篇接一篇地读下去，意犹未尽。

他讲授中医药，不局限于一招一数，而是以授之以渔的方法，传播中医药健康智慧。大道不远人，生活处处有中医。

2. 宽广度：博采古今、贯通中西

有人说："赵中振教授就是一部活的中药百科全书"。乍一听，似乎有些夸张，但却道出了广大听众的心声。

中振的讲座从博物学的角度入手，视野宽，信息量大，言之有物，篇篇精彩，满满的干货。

洋洋洒洒的 60 万字，是对中医药典籍与历史大事件的一次梳理。每一集里都会穿插很多中医药相关的故事，其中有李时珍亲身的医案，也有柳宗元、苏轼、白居易、欧阳修的病例，他信手拈来，挥洒自如。

谈到何首乌、灵芝等九大仙草，他从文献考证开始，抽丝剥茧，哪些是传说、哪些是杜撰、哪些是真实。脉络清晰、格物致知、正本清源，结论掷地有声，令人心服口服。

台上十分钟，台下十年功。中振常用"以勤补拙"来鞭策自己。

讲座中，不但有中国的故事，也有很多海外鲜为人知的故事。多年来，中振养成了一个良好的习惯，每到一国一地，他都要做好预习，考察过后，随即总结。他的很多考察报告，都是完成于万里高空颠簸的飞机上。中振曾自嘲说："我写的小文章不一定有水平，但一定有高度。"中振就是这样一位笔耕不辍的勤劳之人。

3. 高深度：有血有肉有灵魂

我们同行中许多人都赞誉中振是"当代的李时珍"，因为他几十年来醉心于《本草纲目》的研究，为传播推广本草文化不遗余力。

中振似一团火，有很好的亲和力、影响力、号召力。

为弘扬本草文化，他创建了本草读书会、建立了网站、开辟了《大公报》《健康周报》等报刊专栏。

2018 年，作为大会的学术委员会主席，他组织了来自二十多个国家地

区及全国各地的专家学者，共聚在李时珍故乡湖北蕲春，成功主持了李时珍诞辰 500 周年大型科学论坛。

更重要的是，他秉承了李时珍勇于实践、求实创新的精神。

中振之所以能把讲座做到声情并茂、栩栩如生，是因为他所讲述的每一味药，都是他见过、采过的。一个个故事背后是一段段探索与发现的亲身经历，有科研的支撑，言出有据，是信得过的故事。其中不乏他的诸多新见解、新结论，是几十年磨一剑的原创之作。

仅举一例，为探寻市售猴枣的奥秘，中振历尽千辛万苦，深入印度中南部的特伦甘纳邦，亲自解剖了两只山羊，证明了"猴枣"是源自印度黑山羊服用了阿拉伯金合欢种子后，在盲肠中形成的结石，多年来的谜团终于真相大白。

中振的讲座，主题是《本草纲目》，但视野不是停留在五百年前。他从历史发展的角度，以科学的态度，汲取精华，进行实事求是的评价。

《本草纲目》的"人部"，是最不好讲的，几乎无人敢触及。中振站在历史的角度，睿智地将人乳、血余炭、秋石、粪汁、木乃伊讲得恰当得体，让大家耳目一新，知道了其重要的古今价值。

中振常说，他读《本草纲目》，能读出三个符号，即句号（。）、感叹号（！）和问号（？），换句话说就是肯定的、否定的和疑问的。

李时珍是中国的，也是世界的。中振努力将中国的本草学和世界传统药物学相结合。正是因为有了这样的立意、开阔的视野、博大的胸怀，才达到了"不畏浮云遮望眼，自缘身在最高层"的境界。

通过系列讲座再拓展开来的《中振话纲目》抓住了一个核心的"纲"，那就是《本草纲目》是中华民族健康智慧和文化的结晶。把握住了这个纲，纲举目张，好的题材源源不断。系列讲座，酣畅淋漓，有血、有肉、有灵魂，引发了人们的共鸣。

《中振话纲目》充满了时代的正能量，不仅传承本草精华，弘扬时珍精神，还让一味味小小的中药，颂出一曲荡气回肠的本草之歌。

小结：一心一意一事成

小时候，常听父亲讲：一个人，一辈子要是能做成一件事，那就是一个了不起的人，甚至是一个伟大的人。

我一直在想，为什么先头讲座节目《本草纲目健康智慧》这么受欢迎，后续还能集结出版本书？中振能将《本草纲目》讲得如此精彩、如此深入人心？除了开始我说的三大要素外，还有重要的一点，就是他的毅力，他的坚持。

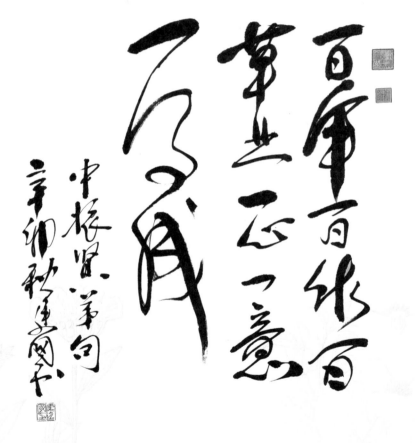

百年百作百草业　一心一意一事成　康廷国书

再补充举几个例子：

其一：我了解中振，他从小体弱多病，为了强身健体，他选择了一项最简单的运动——长跑。这一跑就是四十年，在日本他还参加过全程马拉松，在中国香港参加过100公里的"毅行者"登山越野大赛。

其二：我们的青少年时代，人人都在学习《毛泽东选集》，中振学《毛选》四卷，100万字，他能一笔一画工工整整抄写下来，其毅力非常人所及，其定力可见一斑。

其三：从事中药显微鉴定，要耐得住寂寞。在20世纪90年代，中振坐在显微镜前，一看就是十年。他的成绩得到了学术界的认可，被国家药典委员会特邀出任主编，主持编著《中国药典粉末显微鉴别图集》，我当年作为副主编与他搭档，知道其中的艰辛与不容易。

与中振相处，会感到他身上总有一股火一般的热情和一颗永远年轻的心。

中振的笔名叫远志，凡事，要做就做好，就做到底，做到极致。我想，有了这种坚韧不拔的毅力，世间还有什么做不成的事呢？

我曾笔录过中振自我励志的一个座右铭，中振将其装裱悬挂在了自己的办公室，"百年百作百草业，一心一意一事成"，今附于此，与读者共勉。

2022年1月22日

康廷国 教授，辽宁中医药大学原副校长，全国中药鉴定学教育研究会会长，国家级高校规划教材《中药鉴定学》主编。

前言

————一部写给百姓的实用宝典

屈指算来，我从事中医药工作已经四十多年了。这些年里，我与一部书寸步不离，那就是明代李时珍的《本草纲目》。

《本草纲目》是家喻户晓的本草著作。2011 年，《本草纲目》与《黄帝内经》一起被联合国教科文组织列入了世界记忆名录。这也是到目前为止，被列入其中的仅有的两部来自中国的医药著作。

《本草纲目》自明末问世以来，先后出现过 160 多个版本，包括不同年代刊刻的版本及外文翻译版，翻印者更是不计其数。我想就这个版本数量而言，又够得上一项世界纪录了。

明代大文豪王世贞曾经在《本草纲目》的序言中称赞："岂仅以医书觐哉！实性理之精微，格物之通典，帝王之秘箓，臣民之重宝也。"意为：《本草纲目》太博大精深了，不能简简单单地把它当作一部医书来看，书中暗含了帮助帝王治国安邦的大道理，更是写给老百姓的一部日常生活的实用宝典。

2018 年，在李时珍诞辰 500 周年之际，海内外举办了很多纪念活动，引起热烈的反响。

有一天，一位朋友送了我一套《本草纲目》。他说他不懂这个，而我是干这行的，干脆送给我。收到精美的书，我自然高兴。在感谢老朋友的同时，我告诉他："《本草纲目》可是李时珍写给咱们老百姓的健康宝典。"

《本草纲目》的内容涉及中国人的一天、一年、一生，解读了世界上人人都会遇到的生、老、病、死的大问题。朋友听了说："那这本书我要留着自己看了，你可得教我怎么读。"

英国生物学家达尔文曾将《本草纲目》比喻为"中国古代的百科全书"。在我看来,《本草纲目》也相当于一部中国古代自然科学方面的"十万个为什么"。

那么,《本草纲目》这本书里面到底讲了什么,能让它产生如此重大的影响?

《本草纲目》是科学的史诗、实用的宝典。古人可用,现代人也可以用;中国人有用,外国人同样有用。

《本草纲目》中既记载了稀有贵重的补药,人参、鹿茸、阿胶,也记载了家庭厨房里的调味料,葱、姜、蒜、花椒、大料,包括日常生活中"菜篮子""米口袋""大果篮"的学问,绝大部分所载内容仍可为现代人治疗现代疾病做参考。其中专有瘟疫一节,李时珍记载了诸般预防与治疗的药物与治法,对于抗击新型的瘟疫或仍有参考价值。

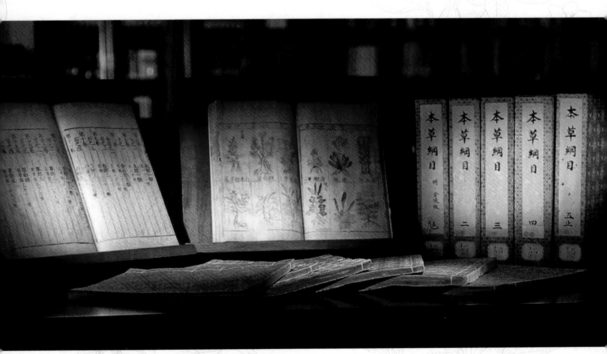

《本草纲目》金陵本(中国中医科学院藏书)

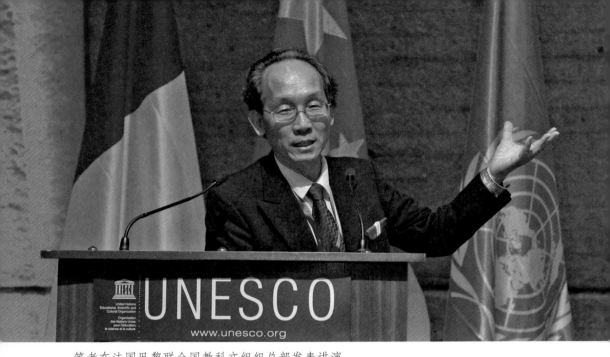

笔者在法国巴黎联合国教科文组织总部发表讲演

除了针对病症治法的病案和研究，李时珍同时告诫人们哪些东西可以放心吃，哪些不可以随便吃，特别是一些野味不可食用，最好退避三舍。如穿山甲性味咸寒，有毒，食后会导致慢性腹泻；蝙蝠治病可，服食不可也！

在开始解读《本草纲目》之前，我们应了解到《本草纲目》并不是完美无缺的。今日学习、纪念李时珍，不会，也不应停留在500年前的认识上，我们应以更加宽阔的视野、博大的胸怀，汲取《本草纲目》的精华，剔除其中不合理的糟粕成分。况且，《本草纲目》还留下了许多未解之谜，留待后人去探索。这也正是其魅力所在。

《本草纲目》成书于明万历年间，包罗万象，目随纲举，记述翔实，共52卷，190万字，文字略为艰涩，较之白话文往往让人望而生畏。

在这部书里，我将参照《本草纲目》的顺序，以一味味中药为线索，从博物学的角度入手，对《本草纲目》做一次系统的梳理。

我很高兴看到，现在关心养生保健的年轻人越来越多，读《本草纲目》就是让大家了解李时珍留下的智慧与启示，如何吃得好、睡得香，更重要的是养成健康良好的生活习惯。

　　过去这些年，我曾到国内 30 多个省、市、自治区的药材产区进行过调查，也曾到海外 40 多个国家进行过传统医药的实地考察，切身的经历告诉我：岐黄有术、本草无疆；道不远人，生活处处有中医。

　　我的名字赵中振，拼音首字母缩写 ZZZ 正巧与"中国、中医、中药"的拼音首字母缩写相同。我用 ZZZ 设计了一个自己的标志，加以自勉。

　　这本书可作为一个引子，让我们一起品读《本草纲目》，一起听本草故事，一起走进中医药王国，共同探寻中医药宝藏。

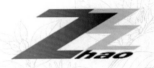

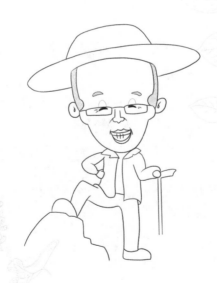

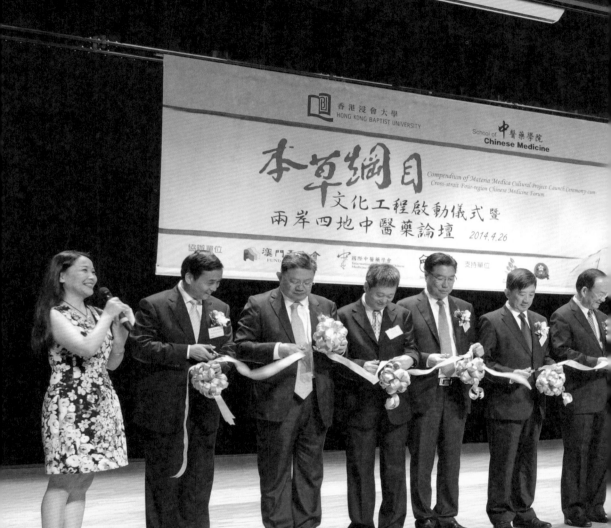

本草文化工程启动仪式

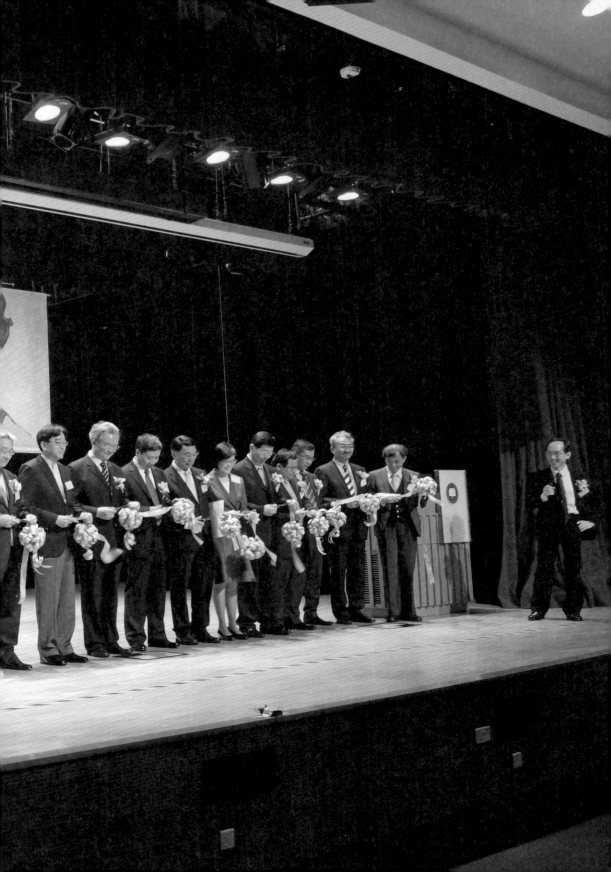

目 录

李时珍像
—— 潇潇风骨见精神

∽ 画像之谜 ∽

要想真正读懂一部书，了解作者的创作背景是必要的，作者的人生经历和创作意图都是创作的起点。所以读《本草纲目》之前，必须先了解作者李时珍。

如何认识李时珍呢？不妨从李时珍的样貌开始。

记得在一次讲座中我问过一个问题："有谁见过李时珍的模样？"当时在场好多人举起了手。不过他们看过的是李时珍的画像或塑像。那么，李时珍画像画的真的是李时珍本人吗？

1951 年，莫斯科大学主楼正在修建，建筑师们准备将全世界历史上公认的著名科学家塑像请进这座科学的殿堂。

莫斯科大学是俄罗斯顶尖学府，可能有些中国人比较熟悉那里。1957 年十月革命40 周年之际，毛泽东主席就在这座大楼的大礼堂里接见过中国留学生，并发表了那篇著名演讲："你们青年人，朝气蓬勃，好像早上八九点钟的太阳，希望寄托在你们身上。"

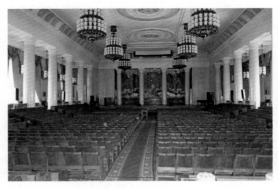

毛主席曾经发表演讲的大礼堂

莫斯科大学向中国政府寻求李时珍的原型，于是，时任中国科学院院长的郭沫若先生，特别委托著名国画大师蒋兆和创作一幅李时珍的肖像画。这可真是个难题，因为李时珍同中国众多历史人物一样，在生前并没有留下任何肖像。可考的唯一与李时珍见过面，并对李时珍的形象有所记述的人就是王世贞。王世贞是明代文学家、史学家，曾为《本草纲目》作序。在他写的序言里，对李时珍的样貌是这样记录的："晬然貌也，癯然身也，津津然谈议也。"李时珍是一位看上去气度不凡、身材清瘦、说起话来有滋有味的老人。

∽ 莫大寻像 ∾

仅凭王世贞这 14 个字的外貌描写，即便是国画大师，蒋兆和也很难画出来。若要画肖像画，总得有个模特。模特选谁呢？蒋兆和请来了他的岳父——萧龙友。萧龙友是大名鼎鼎的医家，入选过清朝拔贡，与施今墨、孔伯华、汪逢春合称"京城四大名医"，中华人民共和国成立后担任中国科学院的学部委员。于是，蒋兆和就以老泰山为模特创作了李时珍的画像。

一位是当代大画家，一位是当代大儒医，又是翁婿关系，共同参与到李时珍画像的创作中，成就一段佳话。作品完成后，马上就得到了国人的一致认同。

画卷上的清瘦老人，目光炯炯，人们一看，都说这就是我们心目中的李时珍了！这幅画像逐渐成了李时珍的"标准肖像"。此后，无论是国家出版的纪念邮票，还是各地所建的塑像，大都以它为蓝本。20 世纪 50 年代末，著名电影演员赵丹又成功地将李时珍鲜活的形象呈现于银幕之上。

这幅画像当即就被送到莫斯科大学。当地的艺术家拿到这幅画像后进行了再创作，搬入莫斯科大学。那么莫斯科大学里的李时珍像究竟是什么样的呢？由于一些历史原因，几乎没有人知道。流传的说法不一，有说李时珍像是大理石的，有说是青铜的，有说是站着的，也有说是坐着的。

当年，为了迎接李时珍诞辰 500 周年，我前往莫斯科一探究竟。经过多方交涉，2013 年，我终于来到莫斯科大学，实地瞻仰李时珍像。

莫斯科大学主楼管理森严，走入主楼庄严的大堂，却一片漆黑，入口的

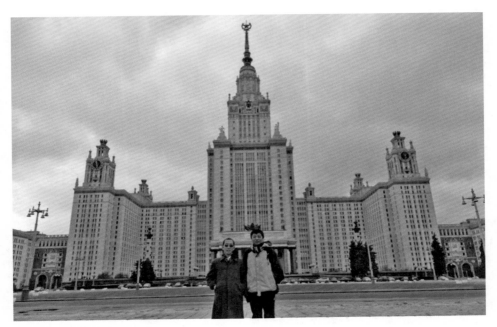

笔者与李民在莫斯科大学

老保安告诉我，大灯的开关由专门的密码锁锁起来，不轻易示人。这里很少开放，只有每年的毕业典礼或外国政要来访才开放。正因如此，老保安把大灯的开关密码都忘了，几经周折，有人提醒想起密码才打开。就在他把所有顶灯打开的一刹那，我心中多年的谜团也解开了，李时珍的肖像是镶嵌在墙上的马赛克侧面头像！马赛克是起源于古希腊的镶嵌艺术，属于欧洲传统艺术风格的一种，延续至今。这幅头像两米见方，我仔细地数了一下，组成造像的深浅不一的石块有 105 枚。

同一区域内，并列展示着其他 59 位世界级科学家，略一看他们是哪些人就知道李时珍的分量了：哥白尼、伽利略、牛顿、达尔文、居里夫人，一个个大名鼎鼎，都是科学历史上的巨匠。

这里，我们要感谢蒋兆和先生，是他创绘了形神兼备的李时珍肖像。我们要感谢莫斯科大学主楼的设计者，是他们将李时珍与其他世界顶级科学家比肩并列，唤起了世人对李时珍的关注与敬仰，推动了学习与研究李时珍的热潮。

真迹归故里

也可能有人会问：当年蒋兆和先生画的那张李时珍像的原稿现在在哪里？在北京、莫斯科都没能找到原画，目前确实下落不明。不过，蒋兆和的另一幅李时珍像真迹却可见到。

如今在湖北蕲春的李时珍纪念馆里，收藏着一幅李时珍像。在1982年，为了修建李时珍纪念馆，纪念馆负责人想请蒋兆和先生再创作一幅李时珍像。

当时蒋兆和先生已是80岁高龄了，起初他婉言谢绝。这时候，有收藏家听说蒋兆和先生还健在，愿出两万美元高价求画。听到这个消息后，蒋兆和先生却悠悠地说："别说两万美元，就是出十万美元，我也不画。但你这么一说，我一定专门画一幅，并且无偿捐赠予李时珍纪念馆。"于是，蒋兆和先生在病榻前，重绘了一幅李时珍像。

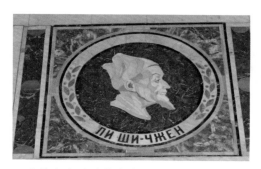

一睹莫大李时珍像真容

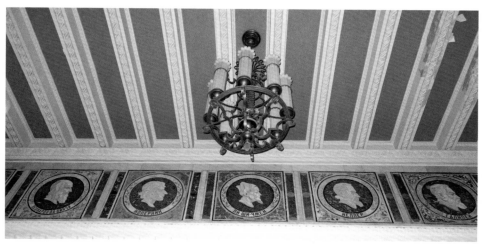

与李时珍并列的世界科学家

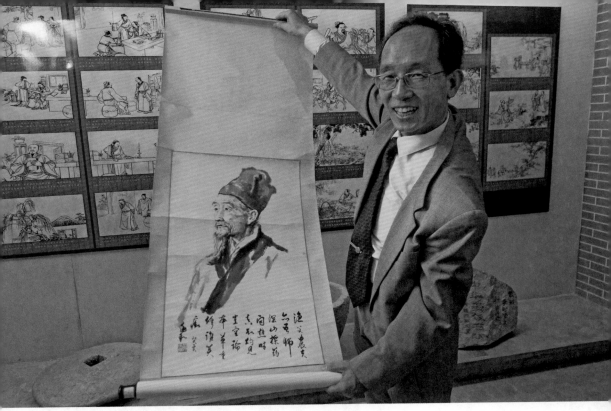

终于在李时珍纪念馆见到了蒋兆和重绘李时珍画像真迹

　　我被邀请担任李时珍纪念馆的荣誉馆长，曾有幸近距离仔细端详过那幅杰作。20 世纪 50 年代最初创作的那幅是设色画，重绘这幅则是墨笔画，蒋兆和先生在新画像上题了一首小诗：

> 渔父农夫亦吾师，
> 深山采药问樵时。
> 真知灼见岂空论，
> 本草重修谁笑痴。

　　从这首诗中，我理解了为什么蒋先生虽没有见过李时珍，却可以将李时珍的风采、神韵画出来，因为他与李时珍心心相通。一个能写出《本草纲目》的伟人的形象，早就印在蒋兆和先生的心里了。

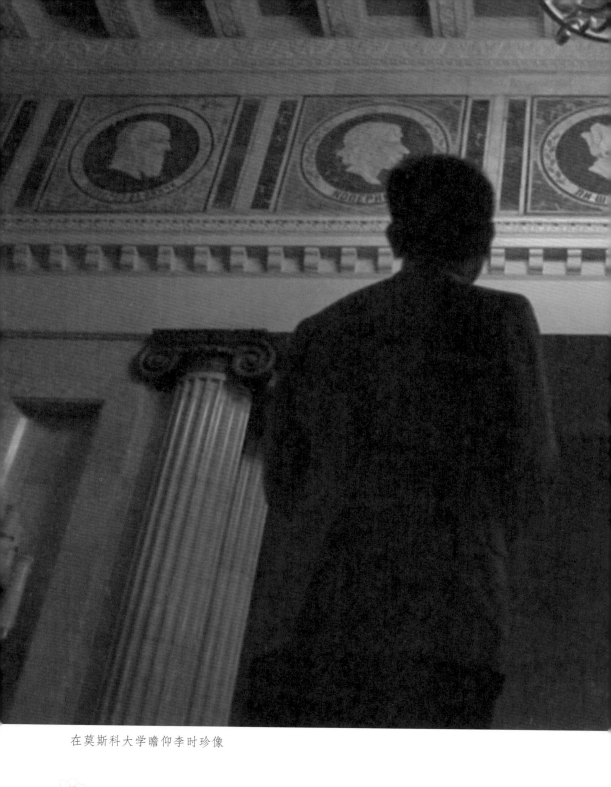

在莫斯科大学瞻仰李时珍像

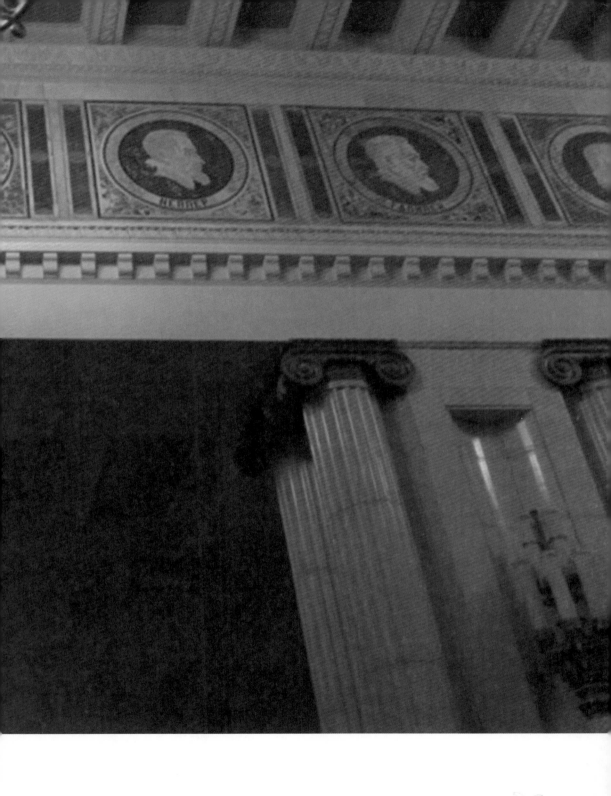

名垂青史

李时珍自述:"幼多羸疾,质成钝椎,长耽典籍,若啖蔗饴。遂渔猎群书,搜罗百氏……""岁历三十稔……稿凡三易。"他自幼多病,却特别热爱钻研典籍,于是博览群书,进行野外中药调查与考证,锲而不舍,前后用了近三十年的时间,修改三次后,终于完成了《本草纲目》。

治病救人是李时珍毕生所做之事,而著书也是他心甘情愿之为,登山采药探求真知更是乐在其中。但书完成以后没有书商出版,则是最大的难题,一生的心血,难道要付诸东流?

他拖着老弱之躯八方奔走,却四处碰壁。苦苦期盼中度过的岁月使他身心备受煎熬、心力交瘁。

终于在等待的第10个年头他碰到了一位热心的金陵(现南京)书商胡承龙,慷慨解囊为他出书。李时珍用毛笔一笔一画地写了27年;胡承龙需制木刻板来印刷,鸿篇190万字要一刀一刀地刻,下刀一刻又是3年。

当李时珍的儿子把印刷出版的《本草纲目》献给朝廷的时候,呈疏中写了这样八个字:"甫及刻成,忽值数尽。"李时珍一生为《本草纲目》而拼搏,就像春蚕一样,呕心沥血。李时珍在61岁的时候写完《本草纲目》,但等这部书出版,却等待了足足13年。就在李时珍得知《本草纲目》即将出版的时候,他倒下了,最终没能亲眼看到作品的问世,但他心愿已了,把这部伟大的著作留给了人们,造福后代,功在千秋。

常说人生有三不朽:立德、立功、立言。李时珍都做到了。

正如郭沫若所题:伟哉夫子,将随民族生命永生!

版本寻源
——金陵祖本今何在

金陵祖本

《本草纲目》自问世以来不断刊刻再版，迄今已有超过160个版本。正如名著《红楼梦》有很多版本，如甲戌本、庚辰本、己卯本等。不同年代不同书商刊刻或个人传抄就会多一个不同的版本，《本草纲目》的不同版本之间多少有些差异。

那么，李时珍所著《本草纲目》第一次出版的祖本在哪里？《本草纲目》的最初刻本，也就是祖本，俗称金陵本。

在清代张绍棠本的《本草纲目》序言中，形容李时珍样貌"晬然貌也"，晬是婴儿周岁的意思。

但是，一对比金陵本就会发现，原文并非晬字，不是"晬然"，而是睟。睟与晬，目字边和日字边的区别，后人少刻了一笔。清张绍棠本错了，仅一笔之差，李时珍的形象就不一样了。

唐代玄奘和尚为何要不畏艰辛、排除万难去天竺呢？就是为了取得真经。唐朝时，佛经在中原的抄本已经很多了，但经文中错误很多，玄奘和尚怕曲解了佛经的真谛，所以亲身前往天竺寻找祖本。

《本草纲目》其实也一样，只有真正由李时珍亲自参与校正的最初版本，也就是由南京书商胡承龙刻印的金陵本，才最能体现作者本意，这也是我们寻求祖本的意义所在。

四百多年过去了，究竟还有没有祖本留存于世呢？有！

有多少？又分别藏在哪里？

20 世纪 80 年代前，我国国内尚未发现《本草纲目》金陵本。当时中国中医文献学泰斗马继兴先生在讲课时告诉我，这些版本都流传到了日本。从那时起，寻找金陵本这个念头，就在我心里深深扎下根了。

东瀛访书

我在日本留学工作十年，一直在打听《本草纲目》金陵本的下落。四处访书时，我拜访了日本的汉学家真柳诚教授，从他那里得知了更多线索。在日本，完完整整被保留下来的有四套，还有一些残缺的版本。

第一套是东京的东洋文库藏本。有位人物与东洋文库有些渊源，此人就是莫里循，上点年纪的老北京人一定不会对他感到陌生。

乔治·莫里循是澳大利亚人，民国时期在中国担任总统政治顾问。从

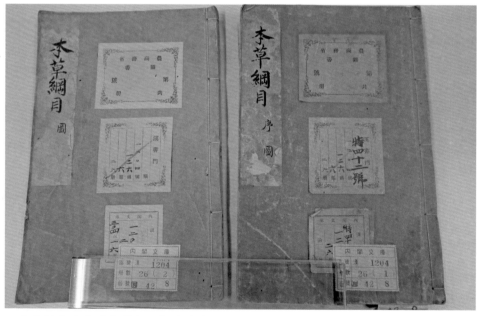

日本内阁文库藏《本草纲目》金陵本

袁世凯开始，到黎元洪、冯国璋、徐世昌，莫里循都是他们的座上宾。可想而知，他当时的身份多么显赫。北京的王府井大街曾经还有另一个名字——莫里循大街。那不是一般的胡同，王府井地处繁华中心，商贾权贵云集，足见它的权势与地位。

莫里循毕业于英国爱丁堡大学，一生酷爱藏书，有人将他的私人书库比作"小敦煌"。后来莫里循的藏书全被日本人岩崎氏买走了，收藏在现在的东洋文库中，其中有一套《本

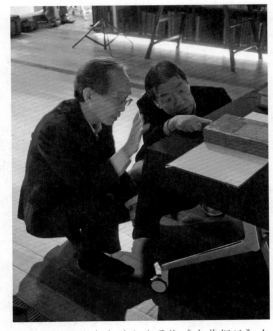

笔者和真柳诚在东洋文库寻找《本草纲目》金陵本

草纲目》金陵本。2019 年，我与美国探索频道（Discovery Channel）摄制组专门到东洋文库考察了那一套金陵本的情况。

还有一个重要的收藏地，日本的东北大学。这所大学的前身是鲁迅先生的母校仙台医学专门学校，1904 年他曾在医学部就读。

中学语文课本中的课文《藤野先生》是鲁迅先生回忆留学生活的散文，那段时间是鲁迅弃医从文的转折点。时至今日，在大学的入口处，还陈列着鲁迅先生与恩师藤野先生的铜像。这段历史渊源大概也是这所大学收藏珍品《本草纲目》的原因之一。

神州祖本再现

2018 年初，正当我在东京寻找《本草纲目》时，从中原大地传来一个意外的喜讯。我收到了一封来自河南的快件，信中提道："听说赵博士在组织

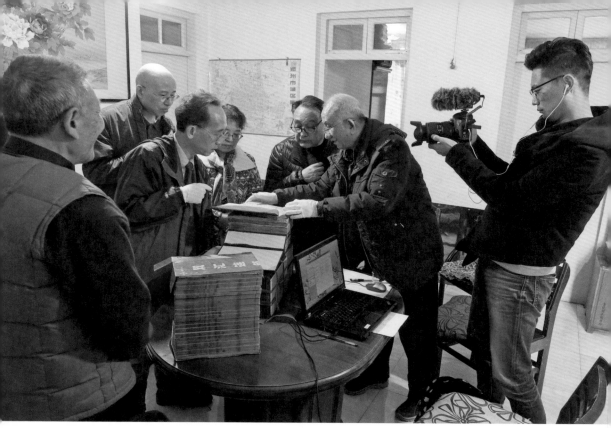

在郑州邢泽田家见到金陵本的真容（左起：邢泽田、梅全喜、笔者、张志斌、晁会元、郑金生、柴林）

李时珍诞辰 500 周年的纪念活动，我这里有《本草纲目》的金陵本，愿意与同道分享。"

写信人叫邢泽田，邢先生的来信令我兴奋不已，但同时也有些将信将疑。神州大地还能发现隐藏的金陵本吗？我迫不及待地把这一消息告诉了长期从事本草学研究的郑金生教授。春节还没过完，我和张志斌、张志杰、梅全喜等几位专家立刻组成考察组，特邀摄影团队的导演浣一平、摄影师柴林，一同赶赴郑州，共同见证这一时刻。在郑州，我们终于见到了金陵本的真容。

也是在这次考察途中，意外碰到另一位来自洛阳的《本草纲目》金陵本的收藏家，晁会元先生。洛阳之行仿佛一次本草专家的群英会，此传奇故事已被记录在我参与制作的大型文献纪录片《本草无疆》中。

在多方的共同努力下，2018 年《本草纲目》金陵本终于重归李时珍故里，在李时珍诞辰 500 周年纪念日庆典活动时，李时珍纪念馆举办了一个特别展览，展出该套完整的《本草纲目》金陵本。

❧ 子承父业 ❧

《本草纲目》金陵本如果也有错误如何是好？这是个好问题，也引出了中医药古文献的一门学问，文献的校勘。

1982 年，我刚开始在中国中医科学院读研究生的时候，有一天，我正在图书馆里翻看人民卫生出版社刚出版的《本草纲目》校刊本，突然有人在背后轻轻地拍了拍我的肩膀，并问我："小伙子，你也在读《本草纲目》啊？"我回头一看是位老先生，连忙站了起来，给老先生鞠了一躬说："请问先生尊姓大名？"老先生轻轻地吐出三个字，刘衡如。原来他就是我仰慕已久的《本草纲目》的校刊者刘衡如先生。

老先生很感慨地跟我说了这样一番话："我用了十几年时间校勘《本草纲目》，但直到我

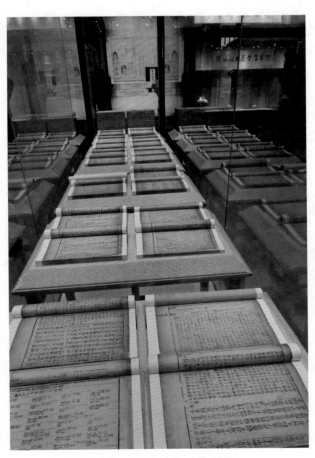

《本草纲目》金陵本回归时珍故里特别展

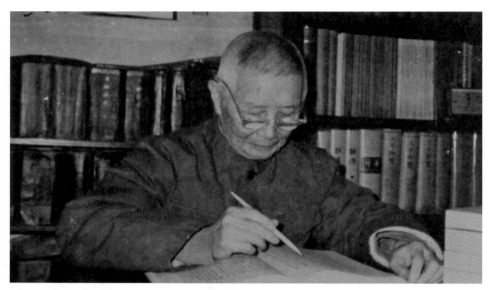

刘衡如工作照

完成了四分之三的时候，也没能见到最早的金陵本。"此前国内一直没有发现这个版本。刘先生告诉我："现在国内终于找到了金陵本。我准备重起炉灶，用正宗的版本重新校勘，从头再来。"那时老先生已经年逾古稀，烈士暮年，壮心不已。

1998年我回到北京，可惜那时刘衡如老先生已经不在人世了。不过在一次会议上，我见到一位坐在主席台上的中年人。那位先生的相貌，看起来似曾相识。原来他不是别人，正是刘老先生的公子刘山永先生。

刘山永先生因年幼时患有重症脊髓炎，身高不足一米四，平时需要坐轮椅。刘山永先生身残志坚，子承父业，继续其父未完的事业——校勘《本草纲目》。以前他去图书馆查阅资料时，上楼梯都需请人背上去，如此艰难仍锲而不舍。如今，刘山永先生也已经是耄耋之年了，前段时间我去看望过老人家，他还在兢兢业业地伏案工作，其精神令人钦佩。

李时珍写《本草纲目》用了27年，《本草纲目》共190万字，而今天刘衡如父子校勘注解《本草纲目》不止27年，注解文字共100万字。我想

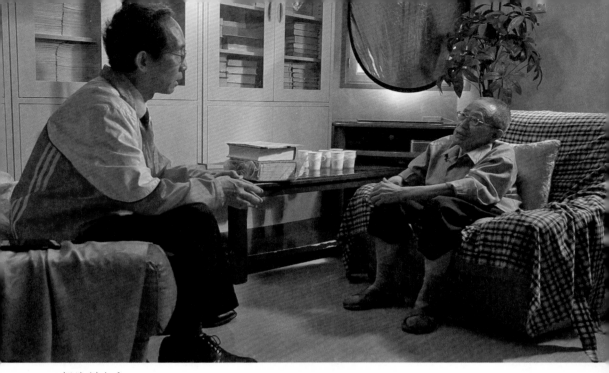

探访刘山永

仅凭这个数据，就足以令人震撼。这是学术界的愚公移山之举，科学史上的颂歌。

生活在今天的我们是幸运的，在读《本草纲目》的时候能够看到最原始的版本，也能够使用到扫清了文字障碍的最佳校勘本。每当我捧起《本草纲目》的时候，都会感到这是一笔巨大的物质遗产，也是一笔无形的精神财富。它激励着后来者，继承李时珍的未竟事业。

分类系统
——纲举目张启新程

40 年前，我刚接触《本草纲目》时，曾感觉难以入手、难以厘清头绪。在我求学的路上，得到过很多贵人的指导，中医文献学的泰斗马继兴先生就是其中一位。有了名师的指导，我的学术生涯少走了很多弯路。

马继兴先生曾参与许多国家重大文献研究项目，将毕生精力都倾注于中医古文献的研究当中。1982 年他完成了马王堆出土文献的整理。他是一位

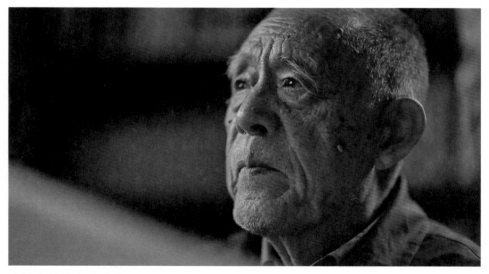

中医文献学家马继兴

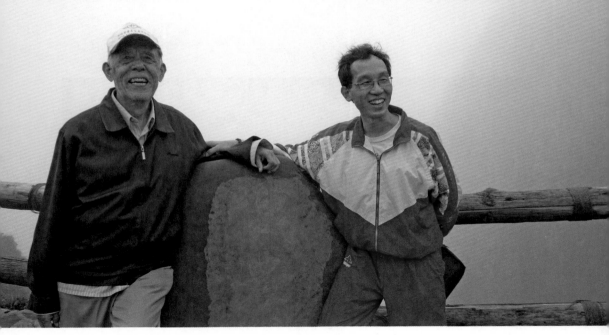

笔者与马继兴老师在神农架

纯粹的学者，纯粹到透明。他与人交往时，没有世俗的客套。他有两句口头禅："这个我不懂。""这个与我无关。"但只要谈到与本草相关的话题，他有问必答，而且每句话都能一语点破谜团。和他接触，留给我的印象就是四个字——"老马识途"。

马继兴先生研究文献时特别重视文献的目录。我读研究生时的第一门课就是他讲授的中医目录学。正如他所说，李时珍在本草学上有所发挥，其发挥点就在于其新的分类系统。

很遗憾，2019年马继兴先生永远离开了我们，但他的著作和他的精神都留给了后人，让我们享用不尽。

纲举目张

《本草纲目》的书名是由两个关键词组成的。本草，明示本书的专业归属；纲目，点出本书特点，纲举目张。

"纲"的本意是渔网的总绳，"目"是一个个网眼。"纲目"引申为抓住事物的关键部分，其他问题就迎刃而解了。

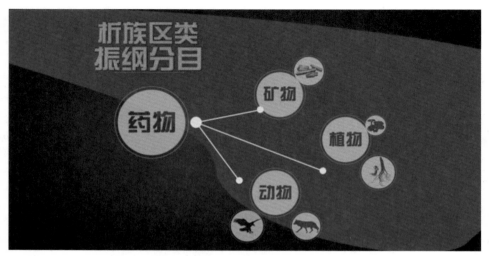

《本草纲目》采取了析族区类、振纲分目的方法

　　《本草纲目》与之前的本草文献的分类方法大有不同。从《神农本草经》开始，历代本草采用以人为本的分类法，以药物作用于人体后产生的反应为准绳，分出上、中、下三品，上品无毒、中品小毒、下品大毒。随着药物品种的日渐增多，这样的分类方法逐渐显现出问题，严重影响了中医药学的发展。例如，动物、植物混编在一起，有时同一种植物被一分为二，有时不同的中药被合二为一，还有一些药物张冠李戴。

　　李时珍对此进行了开创性的改革，一反千年以来以药性分类为原则的做法，改为按自然属性进行分类，令人耳目一新。

详而有要

　　《本草纲目》全书52卷，药物被大致分为矿物、植物、动物3类共16部，我简写成四句顺口溜：水火土金石，草木果菜谷。服器虫鳞介，禽兽与人部。

　　火部是李时珍第一次增加的。土金石部对应的是现在的矿物类药物。

　　草木果菜谷是《本草纲目》的核心，占的篇幅最大，从第12卷到第37

卷，约占《本草纲目》的二分之一。

草部下又分了10类。山草类主要是野生品种，生长在山区，多数为《神农本草经》中已有记载的常用中药，有人参、甘草、黄芪、黄连等，一个个似开国元勋，是久经沙场的精兵强将。芳草类大多为芳香类草本，很多草药至今都是国际上仍在流行的精油的主要原料，其中有很多著名的花卉，如牡丹、茉莉、迷迭香。隰草类囊括的药物多在平原的低温地带生长，亦可在田中栽培，如菊花、艾叶、青蒿，可谓雨露滋润禾苗壮。毒草类听名字可能让人不寒而栗，实际都是一员员猛将，以毒攻毒可让疾病退避三舍，如大黄、天南星。

木部中有人们熟悉的栋梁之材松和柏，有香木类的沉香、檀香、降香，有使用树皮的杜仲、厚朴、黄柏，还有使用树脂的乳香、没药、龙脑、冰片，还包括既可做药物也可涂画的藤黄、漆树等。寓木类有寄生在各类树上的桑寄生、桃寄生、柳寄生，也有在松树根下栖息的茯苓。

谷部、菜部、果部包括了大量食物，现在看来大多是药食两用的药，有主食、副食。有米口袋里的五谷杂粮，有灶台上的葱姜蒜、酱油醋，有菜篮

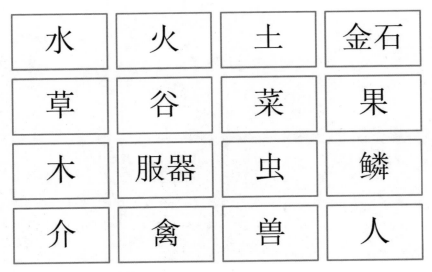

《本草纲目》下分16部

子里的白菜、萝卜，有果盘中的瓜果梨桃、干鲜果品，还有豆腐。或美味、或无毒、或原产、或外来，是千百年来中华民族的祖先经过实践，从上千种植物中筛选出来不可或缺的植物类药。

服器部中李时珍记载的是服帛器物，记录的用法包括很多民间验方，甚至因陋就简。如蒸病人衣衫可以预防传染病，相当于古时一种湿热灭菌的方法。绫罗绸缎的应用可与健康搭上关系，反映了明代的生活水平、科技水平、工艺水平。

虫部动物药有蜜蜂、虫瘿五倍子、蟾蜍、蛤蚧、地龙，甚至还有令人厌烦的蟑螂，现代药学也在研究这些大有临床潜力的对象。鳞部和介部包含诸多海洋药物，不但有名贵的珍珠，也有普通的牡蛎。

古人定义两条腿的会飞的是禽鸟，四条腿的地上跑的是野兽。乌骨

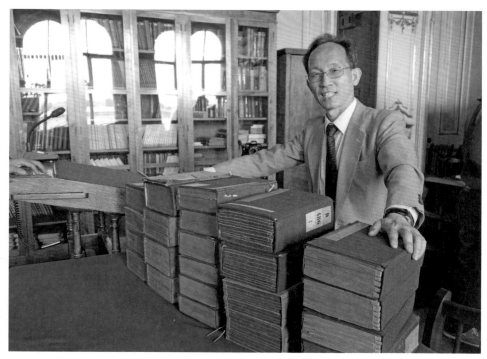

圣彼得堡东方手稿研究所珍藏的《本草纲目》江西本和钱本

鸡、龟板、鳖甲、牛黄、阿胶该如何用，都可在《本草纲目》中找到原始的答案。

总体上《本草纲目》的排列次序朴素地体现了从无机物到有机物，从低等生物到高等生物的规律，按照"从贱至贵，终之以人"的顺序排列。掌握了这个规律再读《本草纲目》，更容易理解书中主旨，纲中有目，博而不繁，详而有要。

<h2 style="text-align:center">百科全书</h2>

现代分类系统是所有与生物学研究相关的基础学科。古往今来，将杂乱无章的生物界理出头绪是何等的不易之事。

达尔文曾关注到《本草纲目》，称其为"中国古代的百科全书"。达尔文航海五年环游世界做野外考察，20多年潜心研究，终于在1859年发表了他的代表作《物种起源》，所探讨的便是生物之间的进化与亲缘关系。关于自然界中分类的探讨，达尔文与李时珍皆从大处着眼，在细处详究根源。

> 《本草纲目》是世界科学史上的巨著，李时珍建立了一个新的自然分类系统，开创了前后李时珍时代。对于大自然演化与相互之间的亲缘规律的深入研究工作，还远远没有结束。随着现代科学与技术的飞速发展，相信未来的生物分类学将会更为严谨合理。

看图识药
——丹青数笔特征明

❧ 本草图经 ❧

《本草纲目》中收载了 1100 多张图，这对学习《本草纲目》有重要的参考价值。

翻开《本草纲目》的附图之前，先要了解一个人和一部书。

这个人就是苏颂。这部书就是《本草图经》。

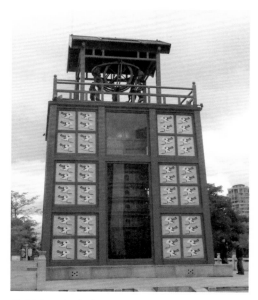

仿制水运仪象台——世界上最早的天文钟

苏颂和苏轼同宗，在一个祖庙中被供奉着。

2020 年是苏颂诞辰 1000 周年，那之前的 2019 年，我去了福建同安苏颂的故里。苏家是当地大望族，出过五位进士。苏颂在北宋朝廷为官六十载，官至丞相高位。

苏颂除了政绩非常突出，还是一位天文学家、地理学家，他主持建造了世界上最早的天文钟——水运仪象台。《宋史》评价苏颂是一位无所不通的伟大的博物学家。

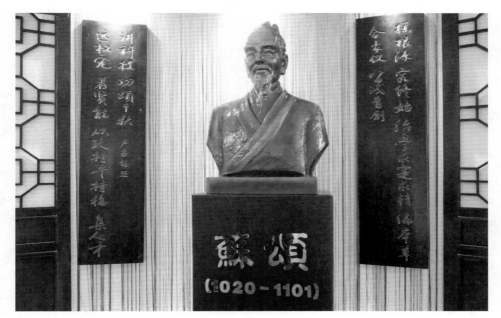

福建同安苏颂故里苏颂像

苏颂在医药学方面也做出了很重要的贡献，由他组织编撰的《本草图经》，药图和文字兼收并蓄，是中国中医药发展史上，上承《神农本草经》，下启《本草纲目》的一部药学著作。

英国的科学史专家李约瑟博士评价他："在欧洲，能把野外的动植物，如此精确地木刻，并且印刷出来，是15世纪以后才出现的大事。"由此可见苏颂的《本草图经》要早过欧洲同类书刊400年。

这部书原书现已见不到了，但他的写作风格与绘图，对《本草纲目》产生了重大的影响。李时珍这样评价《本草图经》："考证详明，颇有发挥。"并将近100幅图引用到《本草纲目》中，使它得到了传承与发扬。

按图索骥

虽然有引用《本草图经》里的图，但《本草纲目》90%的图是李时珍绘制的白描写生。看得出来，《本草纲目》配图是他在实地观察后所做的实时记录。

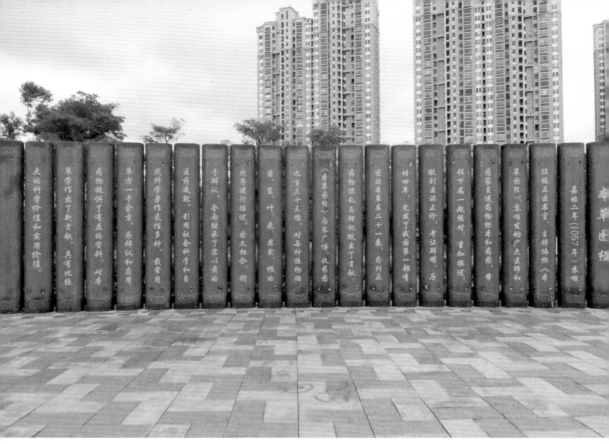

苏颂公园《本草图经》介绍

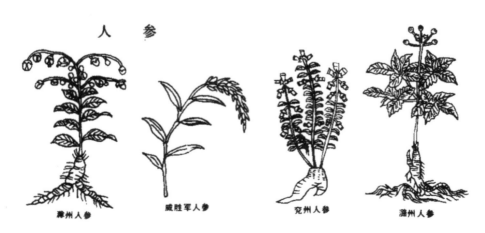

《本草图经》"人参"图

李时珍是伟大的医药学家、本草学的实践家，他善于观察、善于记录、善于总结。我想李时珍如果生活在 21 世纪，他可能走到哪里，就会拍照到哪里，随时记录自然界不带滤镜真实的样子。

李时珍在选取前人的附图参考时，并不是原封不动地照搬。以人参为例，《本草图经》有四幅图，而四幅图中展示的植物各不相同，植物来源甚至都不是出自同一个科，李时珍在选图的时候只选用了潞州人参，也就是正品五加科人参。从李时珍开始，历史上人参来源混乱的问题被澄清了。

《本草纲目》人参图中突出了芦头的部分——也就是人参顶部，有一节一节叠加生长的芦碗，这最能反映人参的年龄，也是人参重要的鉴别特征。可见人参图是李时珍在实际观察后绘制的。

《本草纲目》将石钟乳、孔公蘗、殷孽三味与钟乳石相关的药放在了一起。而原本在《神农本草经》中，它们分别被列为上品和中品。

乌头和附子也被绘在一张图上，它们本是主根与侧根，母子相互依赖的关系一目了然。

《本草纲目》里还不乏李时珍首绘的画作，比如，曼陀罗（洋金花）就是第一次收录的药材。

不过，李时珍并不是专业画师，在没有专业绘图人员的配合、在野外风餐露宿、条件极端艰苦简陋的情况下，完成找到原植物并记录的工作是相当不容易的。《本草纲目》附图的目的是尽可能展示药物的真实形态，这和以往本草书编绘时请工匠绘图以展示画技和美观，本质上不能相提并论。

《本草纲目》出版以后，陆续有新的刻本，国内翻刻翻印的版本有不下一百种。其中绘图有两次大的改动。一次是明崇祯十三年（1640 年）钱蔚起本，另一次是清光绪十一年（1885 年）的张绍棠本。

钱本和张本都对金陵本进行了大量的改动与重绘，画面越改越好看，艺术性是加强了，但错改的地方确实不少。

举个例子，薄荷，唇形科植物，特征是叶对生、茎四棱。但是钱本的画师做了改动，改得美观了一点、飘逸了一点，叶子改成了互生。

再比如，酸枣是鼠李科的灌木，茎枝有刺，但经过改动后，灌木变成了乔木，刺也没了。酸枣变成了漆树科的南酸枣了。

特别是张本将清代吴其濬精美的《植物名实图考》中约400幅图换到了《本草纲目》中，失去了原来的本意。

评价一幅科学画时，第一要求是准确性，第二才是艺术性，失去准确性便贻笑大方了。

关于《本草纲目》的图，有人说图不好看。实事求是地讲，图的确不够美观。也有人出于维护李时珍的形象，说图不是李时珍画的，金陵本绘图人署名是李时珍的儿子李建元。

我倒有一个观点，如同教练员和运动员比赛跑步，谁跑得快呢？一定是运动员跑得快，否则教练直接上场比赛不就可以了吗？图不是李时珍画的，但这并不代表李时珍与绘图没有关系，他对要画的内容了如指掌，做到图文

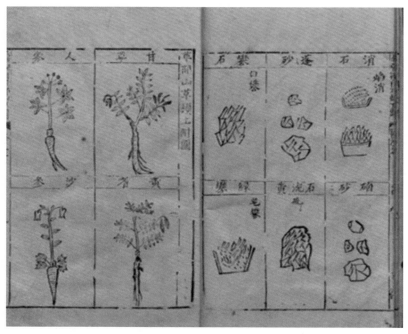

《本草纲目》金陵本绘图

相应、相互补充。应该说这些图是他们父子共同创作的。

看了李时珍《本草纲目》的附图，很多人会产生一种疑问，中国明代本草绘图的艺术水平，真是这样吗？

～～ 品汇精要 ～～

明代有一部官修的本草典籍：《本草品汇精要》。

《本草品汇精要》与《本草纲目》都是 16 世纪的本草著作，一头一尾，前者出自 1505 年，后者出自 1596 年。前者为官修本草，后者为民间个人著作。

《本草品汇精要》是官修书目，即皇帝下旨，政府出钱组织人力、物力的大工程。这一工程领衔的是太医院院判刘文泰，他组织了一班优秀的宫廷画师。

两年后，《本草品汇精要》书编成了，可就在这个节骨眼上，弘治皇帝驾崩了。主编刘文泰结党营私，被判了刑。《本草品汇精要》也从此深藏内宫。就连李时珍在写作《本草纲目》时，书考八百余家，也没提到过《本草品汇精要》。这是中国文化史上的一个重大损失。

更为遗憾的是，《本草品汇精要》最早的三部明代抄本全部流失海外。

第一部弘治原本，现存日本京都的杏雨书屋。第二部明抄彩绘本，流传到了意大利，现存于罗马市立图书馆，称为罗马本。

2019 年 6 月，我专程去了趟罗马，看到了罗马本，仔细欣赏了其中

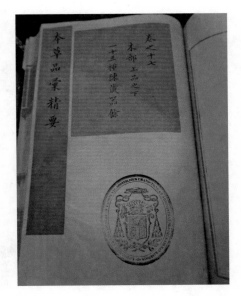

罗马市立图书馆收藏的《本草品汇精要》明抄彩绘本

1367 幅精美绝伦的绘图，它代表着我国本草古籍绘图的最高水平，对于研究明代的本草文献、民俗服饰、科技史都非常有帮助。

我足足在图书馆看了一天，舍不得走，到关门的时候，被图书管理员劝着离开。就在我从罗马回中国香港后不到一周，意大利的电视台来跟踪采访我，他们正准备拍摄一部反映中医药与自然文献的纪录片，在我和团队去罗马找《本草品汇精要》之前，他们并不了解罗马图书馆还有这样一部中国古籍善本。

现在国内也能看到《本草品汇精要》了。我的师弟曹晖教授，锲而不舍，用了三十年的时间，完成了《本草品汇精要》校注，《〈本草品汇精要〉校注研究本》已经由北京科学技术出版社出版，使得这部 500 多年前的巨著重回大众视野。

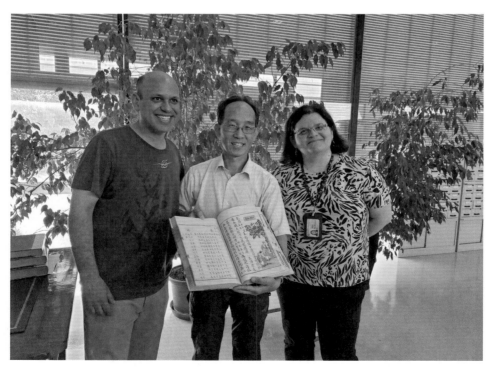

有幸在罗马市立图书馆捧起《本草品汇精要》明抄彩绘本

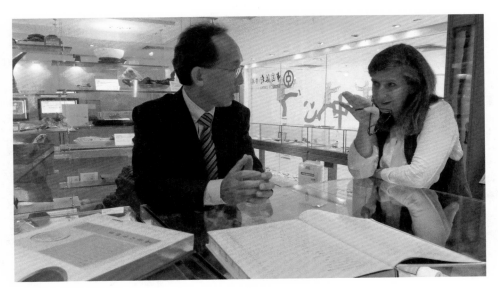

笔者接受意大利 Rai3 电视台采访

图文并茂是我国古代本草学著作的一大特点。《本草纲目》有一千多幅绘图，这是《本草纲目》对主体文字的补充，对于深入理解、学习本草学大有裨益。关于《本草纲目》图例的考据，四川的王家葵教授经过多年的潜心研究，完成了大作《本草纲目图考》，已由科学出版社出版。这本书可帮助读者更好地了解各版本的传承和药物品种的沿革。

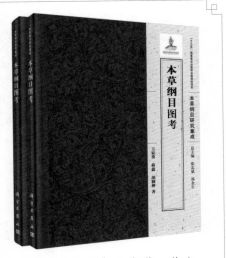

《本草纲目图考》王家葵、蒋淼、胡颖翀著

本草大系
—— 本草典籍知多少

不少朋友问过我这个问题：总说中国的古籍浩如烟海，能不能说得更具体一点，究竟有多少？其中，中医药古籍又有多少？其中有多少本草书？哪些本草书籍一定要读？

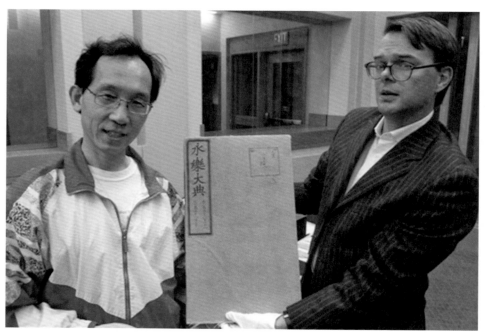

美国康奈尔大学收藏的《永乐大典》(残卷)

类书丛书

要让我说中国古代的典籍，其实有两部最具代表性。一部类书、一部丛书，分别是明代永乐年间的《永乐大典》和清代乾隆年间的《四库全书》。

类书是以类相从。如以人参为题，编者将古书中所有人参相关的文字、绘图，包括诗词歌赋都收集到一起编纂成册，就是一部人参的类书。《永乐大典》就是一部恢宏的类书。全书正文22877卷，约3.7亿字。很可惜，《永乐大典》屡遭浩劫，现在存世内容不足原文的4%，不足700卷。美国的康奈尔大学图书馆里藏有《永乐大典》17卷残本。现存最大的类书——清代的《古今图书集成》也可以作为同类书目参考。

丛书则是原书原封不动，只把它们汇编成一套。《四库全书》共计79338卷，约8亿字，分经、史、子、集四部，有关医药的内容主要集中在子部的医家类。

本草典籍

中医药古籍有多少？其中又有多少本草书？哪些本草书籍一定要读？

首先要明确本草的概念。本草是中国传统药物学的代名词，是一个学科的概念。现在一些传播渠道将本草等同于一味味具体中药是不妥的。

本草不是单指某一种草药或者某一味中药。古人云："药有玉石草木虫兽，而直云本草者，为诸药中草类最众也。"之所以称之为本草，因中药中以草木居多，植物药是最基本的组成部分，所以用"本草"二字代表药物。

根据目前比较权威的《中国中医古籍总目》统计，全国150个图书馆及博物馆共收集1949年以前出版的中医图书13455种。其中，本草书籍866种。

五大丰碑

我认为中国古代最为重要的本草著作有五部，可谓中国本草史上的五座丰碑，成书时间上大概相距400年。

第一部，《神农本草经》。

人们经常把《黄帝内经》与《神农本草经》相提并论，同为经典，同等重要。《黄帝内经》托名黄帝，《神农本草经》托名炎帝神农，而确切作者成谜。两部被称作"经"的巨著，一部奠定了中医的理论基础，一部奠定了中药的理论基础。

《神农本草经》是先秦时代的作品，成书于汉代，全书仅 13000 字。一年 365 天，而载药 365 种，以应周天之数。它像是大珍珠的母核，后世主流各部本草都在此基础上发展而来。此书将药物分为上、中、下三品。

第二部，《本草经集注》。

南北朝时期的医药学家陶弘景完整地保留了《神农本草经》的内容，在这个基础上所载药物数量整整翻了一番，增至 730 种。

第三部，《新修本草》。

因为出现在唐朝，通常称其为《唐本草》。马继兴先生称这部书为中国第一部药典，也是世界上第一部药典，可见它的重要性。将《新修本草》比

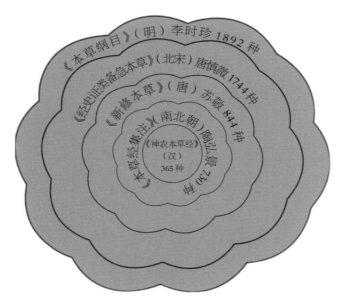

五部重要的本草著作

喻成药典是因为它由唐代政府组织编写，任命主编的过程可谓是一波三折。

这么重大的编书工程，一定要推举一位德高望重的人来领衔。一开始找的是唐朝开国功臣"凌烟阁"24功臣之首——长孙无忌。因为他的爵位是英国公，所以《新修本草》起初名为《英公本草》。后来长孙无忌被贬流放，主编自然当不成了。

第二位主编也是大名鼎鼎、战功卓著的开国元勋，历史小说里常出场的人物——李勣。话本评书里通常叫他徐懋功。他是唐高宗李渊的爱将，本姓徐，因屡建奇功，皇帝赐予他国姓，改名李世勣。但继位的唐太宗李世民名字中有世字，要避讳，世字不能用了。于是他的名字最后成了李勣，名留青史。

这两位高官都是名誉主编，实际上并没有参加真正的编撰工作。真正的编撰者、真正做出贡献的学者，是苏敬。可是宋代以后出版的书都把他的名字写成苏恭，《本草纲目》也不见苏敬二字。

古代对皇帝名字需要避讳，宋代王朝先祖宋翼祖名赵敬，所以别人就不能再用这个敬字了。恭与敬两个字同义，唐代的苏敬在宋代就被改为苏恭了。《本草纲目》中引用《新修本草》时会写："恭曰"，"恭"就是苏敬。

若中国古代社会制度实行的时间再长一点儿，古书要避讳的地方就更多了，难免面目全非了。

第四部，《经史证类备急本草》（简称《证类本草》）。

宋代最值得称道的本草著作，由唐慎微编撰，是个人的著作。宋代有了活字印刷术，雕版和活字印刷业出版业繁荣，大量著作得以传世。目前古籍善本的收藏中宋版书是佼佼者。

前三部书原书都散佚了，好似一部自行车散了零部件，后人再将其攒起来。《证类本草》珍贵之处在于，它被完完整整地保留了下来，而且其中还保存了前面三部本草著作的内容。作者唐慎微是宋朝人。前段时间有家出版社出的《本草学》请我帮助审一下。我看编辑在唐字后面打了个黑点，让唐慎微长了几百岁成了唐朝的慎微。这位宋代的作者一生谨小慎微，编写本草，竟被变成了唐朝人，这种错误是不能原谅的。

第五部,《本草纲目》。

《本草纲目》是中国 16 世纪以前药学成就的集大成者，是中国古代本草的巅峰之作。

本草全书

中医药历史长河中出现过八百多部本草学书籍，收藏在天涯各处。不过有一部书可以在里面找到各本草的内容——《中国本草全书》，由中国文化研究会鲁军会长组织、郑金生教授主编，共计 410 卷，已由华夏出版社于 2000 年出版。这部书将古今本草全部收集影印出版，包括流失海外的本草书。我在日本工作时负责帮助海外文献的整理与收集。

《中国本草全书》可谓集中国古代医药文献

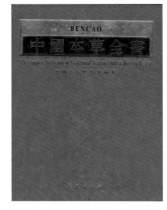

《中国本草全书》

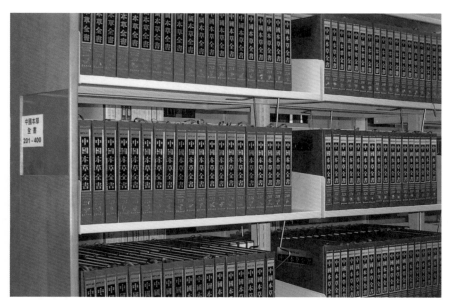

香港浸会大学中医药图书馆藏《中国本草全书》

之大成。2000年在香港举办了首发仪式。单册书重500克，全套400本，总重两吨。我是这套书的编委，又是药学史本草学会的学术秘书，我所在的香港浸会大学中医药学院以25万港币购得其第一号藏书。

> 谈到中医药的研究，大致可以分为文献研究、实验研究与临床研究。青蒿素的发现者屠呦呦教授，在发表诺贝尔奖获奖感言时提到了三本书——《神农本草经》《肘后备急方》《本草纲目》，也可以说没有本草的记载，就不会有青蒿素的发现，也不会有如今获得诺贝尔奖的成就。本草文献是中国中医药的宝贵财富，是我们得天独厚的优势。

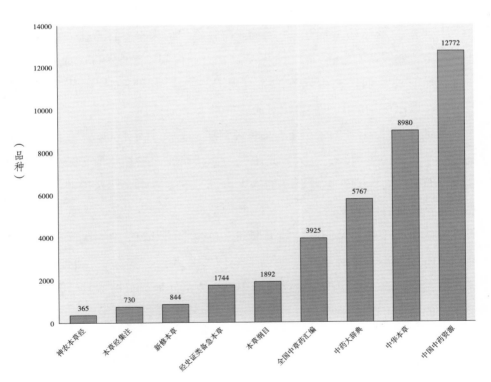

古今中药品种增长态势图

四气五味
——入腹知性效自明

何谓中药

翻开《本草纲目》之前，我想先讨论什么是中药，中药和西药有什么区别。

其实古代是没有"中药"一词的。古代称中药为本草。古代人对中医的代称很多，如岐黄、青囊、杏林、悬壶、橘井，民间一般称为郎中或大夫。

近代以来，西医药引入后，才出现了"中医""西医""中药""西药"等名词，以示区别。中西都是相对而言的。

比如，餐桌上常见的土豆，又叫马铃薯，英文名是 Potato，它是中餐还是西餐？有人说是西餐，有人说是中餐。如果是在西餐馆吃的薯条，那毫无疑问是西餐。反过来在中餐馆吃的炒土豆丝，那就是中餐。这说明是不是中餐，与原料没有绝对关系。

那麻黄是中药还是西药？如果询问来自西方的学者，麻黄的有效成分麻黄碱（Ephedrine）是什么药，他们一定回答是西药。实际上，麻黄碱的来源麻黄在中医看来是一味地地道道的中药。它的主要功效是发汗、平喘、利水，麻黄根则可以敛汗。

需要明确的是，中药是在中医理论指导下使用的药物。从应用形式来讲有中药材、中药饮片、中成药，都在《中国药典》第一部专门收载。

一般中药的单位是味，一味中药。而西药常说一种西药。中药不论种，一味中药的来源常常不止一种动植物。再以麻黄为例，麻黄的来源有草麻

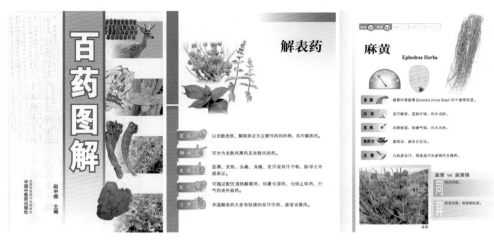

《百药图解》封面及解表药、麻黄页

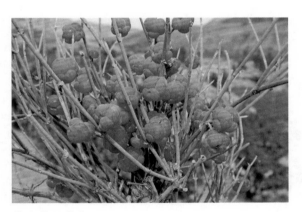

草麻黄原植物

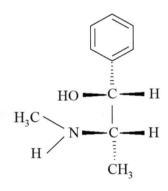

麻黄碱结构式

黄、中麻黄与木贼麻黄 3 种不同的植物。中药的味，是和功效直接相关的。

寒热温凉

用药如用兵。中医看病、开方子，首先要辨虚实寒热，其次要熟稔手下兵将的能力，做到"知人善任"才能运用自如。

中医临床通过望闻问切做出诊断，正如《十问歌》所示，寒热是最为重要的："一问寒热二问汗，三问头身四问便，五问饮食六问胸，七聋八渴俱当

四气五味——入腹知性效自明 **37**

辨，九问旧病十问因，再兼服药参机变。"

《本草纲目》有言："疗寒以热药，疗热以寒药。"这是中医治疗的准则，要按照中医药理论指导用药。

药性中的四气，指的是寒热温凉，也有古籍记载寒热温平的。根据临床实践，医家推理四气属性，并记录下来。凡是能治疗寒性病的就是热性或温性药；凡是能治疗热性病的就是寒性药。热者寒之，寒者热之。中药的药性与药效应用在患者身上，才能够得到更好的体现。

刚入门学中药的时候，老师往往会提到一部古籍《药性赋》。《药性赋》大约为金元时代的作品，原为中医初学中药的启蒙书。将 248 种常用中药按药性的寒、热、温、平分为四部分，按韵编写成赋体。从其中最寒性的药物开始。"诸药赋性，此类最寒。犀角解乎心热，羚羊清乎肺肝。泽泻利水通淋而补阴不足，海藻散瘿破气而治疝何难。"《药性赋》流传广远，得益于它的言简意赅，朗朗上口，便于记忆。

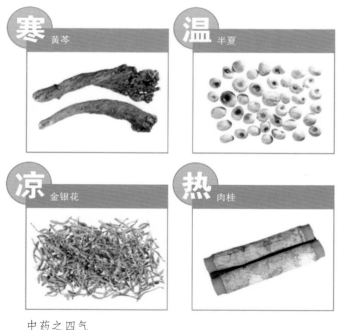

中药之四气

学习中药、认识中药应该从药性开始，从四气五味开始。要想深入学习，还得下苦功夫。我曾经设计过一副中药的扑克牌，希望能够辅助记忆诸药药性。大王是黄帝，小王是神农，四种花色分别代表了中药的四气。

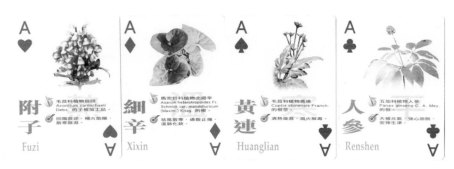

中药扑克牌

酸苦甘辛咸

中药五味——酸苦甘辛咸，指的是临床的药性，大部分也是药物的自然属性和天然的味道。

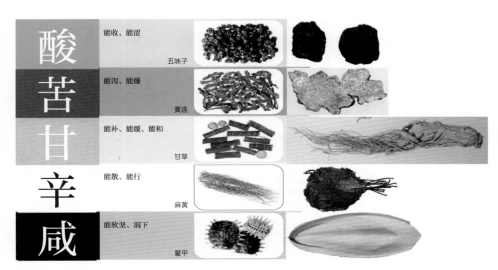

中药之五味

辛味能散、能行；酸味能收、能涩；甘味能补、能缓、能和；苦味能泻、能燥；咸味能软坚、润下。

酸的药，如乌梅、山楂，口尝的味道就是酸的。甘的药，如甘草，确实是甘甜的。

但有许多药物自身的性味与本身的味道不尽相符。

比如，海螵蛸，又叫乌贼骨。海螵蛸是乌贼鱼的内壳，呈不透明白色，扁长椭圆形，中间厚，边缘薄，主要成分是碳酸钙。由于它有收敛的作用，所以其药性是咸的，但如果口尝去感觉，一点都不咸。荷花出淤泥而不染，海螵蛸是出海水而不咸。

李时珍在编纂《本草纲目》时结合自己的实践经验，对古书中药味进行了订正，如钩藤、败酱等。《本草纲目》新增药 374 味，如淡竹叶、三七等，性味都是李时珍自己总结后记录下来的，为后代的医家所遵从，并被《中国药典》所采纳。

∽ 纲目小引 ∾

除了四气五味以外，中药的特性还有很多方面，包括药物的归经、升降浮沉、七情、毒性、饮食禁忌等。

李时珍在《本草纲目》的每味药物下分列释名、集解、修治、发明、复方等八个项目，记述药材、药性与临床应用三大部分。

历代本草记载的中药基原与功效代代相传，以实践经验为基础，不断总结纠正。

> 学习中医药，一定要先抓住最重要的。认识一味中药最关键的就是要掌握它的气和味，就好似现在寻找目标用卫星定位一样，明确了经纬度就定了位，其余的可以慢慢来。

中药复方
——用药遣方如用兵

我在海外学习工作了多年，西方其实也有来自植物的传统药物，常有外国朋友问我中药与西方传统药物有什么差别。说来，复方与炮制是两大不同之处。

古方大全

复方，人们还习称为方剂。方剂包含了"方"与"剂"两部分。"方"有规定与规矩的意思，指的是按照中医的配伍原则。"剂"是在上述处方的基础上，按照临床用药的需求加工成为一定的制剂形态，如传统的丸、散、膏、丹、汤以及现代的各种剂型。

历史上有名的方书很多，这里简单梳理几部中药的著作。

战国时期《五十二病方》被公认为中国现存最古老的方书。这部医书在历代文献中都没有记载，从 20 世纪 70 年代在湖南长沙马王堆出土的文物中被发现，是抄录于帛卷之上的帛书，经过医药专家的整理，才得以重见天日。

汉代张仲景的《伤寒杂病论》载方 300 余首，组方严谨，变化巧妙。麻黄汤、桂枝汤、麻杏石甘汤、四逆汤、五苓散、大承气汤、白虎汤、当归芍药散等一大批经方流传千古，经久不衰，更是后世大量著名方剂发展的母核。

唐代《备急千金要方》是药王孙思邈的力作，载方 5300 余首。其中独活寄生汤、孔圣枕中丹、紫雪丹等，至今仍常用。

宋代的《太平惠民和剂局方》是我国历史上第一部由政府组织编制的药典，藿香正气散、四物汤、四君子汤等经典名方，为万千医家应用至今。

明代李时珍的《本草纲目》收载了一万多首方剂和 1892 种药。而且李时珍收录的方剂以小药方居多，组方只有几味药，非常实用。其实，明代在李时珍的《本草纲目》问世之前，还有一部方剂专著。

明太祖朱元璋第五子定王朱橚对医药的贡献不小，他组织编写了一部方剂书——《普济方》，共收方六万多首，为我国古代载方数量最多的一部方书。

现代，目前临床常用的经典名方和经验方已经被制成多种剂型，称为中成药，这也是广义上的中药。2020 版《中国药典》共收录成方制剂 1121 个，涉及 974 首中药复方，24 种剂型。但是万变不离其宗，中医的组方有一个基本的原则，即君臣佐使。

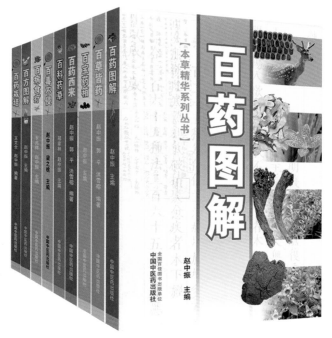

《本草精华系列丛书》"百字号"

君药 —— 针对主病或主证起主
要治疗作用
—— 药力居方中之首
—— 用量多
—— 不可缺少

臣药 —— 辅助君药加强治疗主
病或主证
—— 针对兼病或兼证起治
疗作用

佐药 —— 佐助（协助君臣药加
强治疗作用，或直接
治疗次要兼证）
—— 佐制（消除或减缓君
臣药的毒性和烈性）
—— 反佐（与君药性味相
反而又能在治疗中起
相成作用

使药 —— 引经药，引方中诸药
达病所
—— 调和诸药

"君臣佐使"释义

君臣佐使

中药复方配伍的主要形式——君臣佐使，如同排兵布阵一般。在我看来，中药复方配伍好有一比，比作《西游记》中去西天取经的师徒五人。唐僧是被保护的对象，相当于人体，其他四位是卫队，有冲锋陷阵的，有策援保护的，有负责辎重的。孙悟空是君，猪八戒是臣，沙和尚是佐，白龙马是使。

"君臣佐使"表示了药物相互配伍的关系，也共同构成了中医药美妙的和谐之曲，绚烂的交响乐章。组方的艺术在于用药如用兵，可加可减，灵活变化。

加减变化

中药组方经常用叠加组合法，这是加法。

花中有四君子梅兰竹菊。中医药王国补气也有四君子，称四君子汤，组成为人参、白术、茯苓、炙甘草，其中的人参是君药。《本草纲目》记载，气虚病症都可以用它做基础方。补血的代表方有四物汤——当归、熟地黄、川芎、白芍。四君和四物，补气和补血加在一起就成了兼补气血的八珍汤。八珍汤再加上黄芪、肉桂两味药就是十全大补汤。

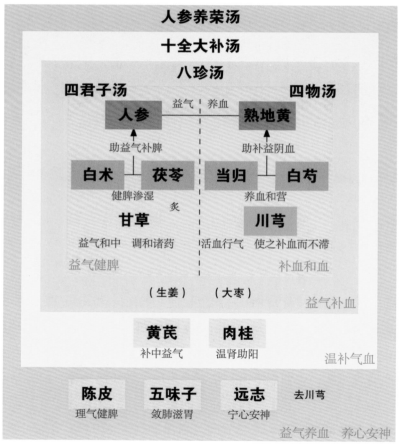

五大补益方

"十全大补汤"现在有中成药"十全大补丸"。"十全"取其完美之意。补阴、阳、气、血，其中，最关键的还是补气、补血。如果在十全大补的基础上再加上陈皮、五味子、远志三味药，则成为人参养荣丸，俗称十三太保。

除了加法，也有减法。比如，张仲景治疗肾阳不足的金匮肾气丸，在宋代被儿科大家钱乙减去了其中的桂枝、附子这两味温阳的药，成了老百姓耳熟能详的六味地黄丸。

做了减法之后，可再做加法，在六味地黄丸的基础上加枸杞、菊花，这是杞菊地黄丸；加知母、黄柏，为知柏地黄丸。

组方配伍调兵遣将时，臣药、佐药和使药都可以调换、加减，甚至缺失，却不能缺少君药。君药换了，就不是同一个方了。西游记里师徒历经九九八十一难，孙悟空不在的时候，劫难就难过了。

十大名方

中医有很多经典名方，明代《普济方》中收载了六万余首，现代的《中医方剂大辞典》收录历代方剂96592首，加上医家的经验方，数量有十万余首。在临床上出现频率最高的方剂大致被称为"十大名方"：小青龙汤、小柴胡汤、血府逐瘀汤、大承气汤、温胆汤、归脾汤、补中益气汤、五苓散、逍遥散、六味地黄丸。以上名方有一半出自《伤寒论》。每个医生心目中，十大名方可能略有不同，但十大名方蕴含一个道理，那就是方并不是越多越好，药也不是越多越好，最重要的是抓住核心。

张仲景的《伤寒论》被誉为方书之祖，所列之方被称为"经方"。掌握好这些重点方和基本药，根据临床上出现的不同病症，灵活应用，可以变化无穷。

要记住这些千变万化的方子实在不容易。于是古人创作了一首首方歌，后来也成了中医药人学习方剂学的入门阶梯。

清代汪昂是一位医学大家，也是一位非常出色的科普作家。他的人生经历与李时珍的经历有些类似，考中了秀才后弃儒从医。汪昂的代表著作有

《本草备要》《医方集解》《汤头歌诀》。其中《本草备要》是以李时珍的《本草纲目》为基础，收录常用药400余种，删繁就简，由博返约。《汤头歌诀》是把方剂的组成及主治等编成的歌诀，朗朗上口，广为流传，为中医药的普及起到了巨大的作用。譬如，麻黄汤的方歌："麻黄汤中用桂枝，杏仁甘草四般施。"一句话，方中的配伍都体现了出来。

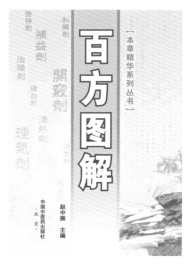

《百方图解》（简体版）

无论是《汤头歌诀》，还是《药性赋》，都是中医入门的辅助工具，要想真正学出师，中医药人还需要下大功夫、苦功夫。

我在教授方剂学的时候，与同学们共同创作了《百方图解》一书，对一百首方剂进行了精要的分析，图文并茂，有简体版及繁体版，并且一版再版，也被翻译成了英文版、

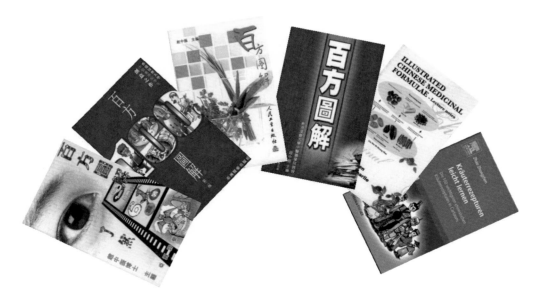

《百方图解》繁体版、简体版、英文版、德文版

德文版，甚至还被盗版。这本小书受到了海内外读者、中医爱好者的欢迎，身为作者感到欣慰。同时也说明读者对中药方剂学知识的关注与需求。复方具有巨大的临床应用价值，是中医药王国的宝中之宝。

古往今来，杏林名医如群星灿烂，名方验方更是数不胜数，中药复方深奥，变化无穷，但并不神秘。有道是：熟读王叔和，不如临症多。只有早临床、多临床、反复临床，勤于思考，善于总结，才能成为一名真正的好中医。

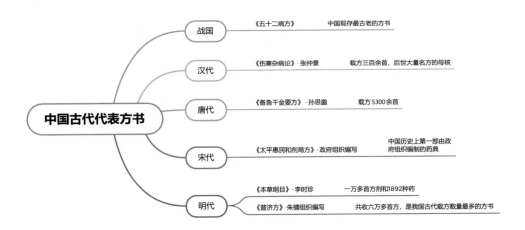

中药炮制
——减毒增效秉初衷

中药与西方传统药物相比，炮制可使药物减毒、增效，是中药的一个鲜明特色。

之前外出考察时，我在土耳其的路边小摊上见到硕大的板栗，有小鸡蛋那么大，立刻就想起了家乡的糖炒栗子，忍不住买了一包尝尝。可惜当地做法只是简单地烤一下，吃着又涩又干，不香不甜，让人难以下咽。土耳其烤栗子与糖炒栗子的区别是加工方法不同，不同的烹饪理念，不同的炮制学问。

蒸炒炙煅

炮制和烹饪最为相似，所以我们常戏说，不会做饭的中医，不是一个好中医。

记得大学时候的一次新年晚会聚餐，学生们都到炮制实验室去借锅碗瓢勺，因为在炮制实验室里，烹饪基本用具都有。特别是熬过膏药的锅，满满的都是香油的味道。

《本草纲目》里1892种药，三分之一的药有"修治"项目。修治即是炮制，包括水制、火制、水火共制、加辅料制等。古代大部分的炮制方法今天仍在用，约有144种，例如，姜制、甘草制、胆汁制、炒制、蒸制等。

李时珍将生平行医的经验桩桩件件细致地写在《本草纲目》中，在整理炮制方法的时候，同时如实记录了自己的独到见解。比如，李时珍首次提出甘草补中宜炙用；泻火宜生用。炙甘草的功效偏向补中，生甘草的功效偏向泻火。

雷公炮制

讨论炮制不得不提到一部经典——《补遗雷公炮制便览》。

明代的官修本草《本草品汇精要》中的附图代表了中国古代中药绘图的最高水平。《补遗雷公炮制便览》成书于明代末年，从《本草品汇精要》里仿绘了 855 幅药图，同时新增了 224 幅炮制图，同样由宫廷画师完成。展现了明代各种炮制场面和炮制器具，是非常珍贵的参考文献。

时隔 400 多年，这部书终于在 2002 年重见天日，经过郑金生教授的考证和校勘，2012 年重新出版，校勘版对于了解古代的炮制工艺非常有帮助。

炮制可以减毒。乌头、附子，由于其原植物母根的形状像乌鸦头而得名乌头，其子根依附于母根，母子相伴，子根入药称为附子。它们是毒性偏性较大的中药。

《补遗雷公炮制便览》中有一张附子炮制图，附子炮制的每一道工序都呈现其上。图中共有 7 个人物，各司其职：

第一个人用刀削去附子的边角与外面的粗皮；第二个人用刀将附子切成片；第三个人在小溪中舀活水入木

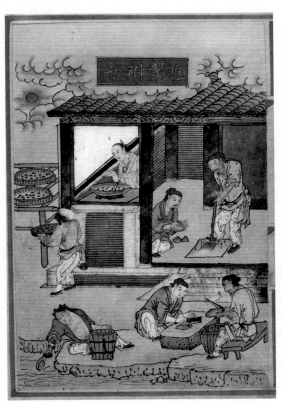

《补遗雷公炮制便览》炮制附子图

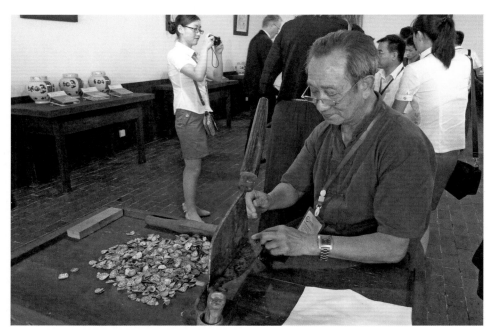

江西樟树老药工切制槟榔

桶浸渍；第四个人把清洗后的附子放到筦箩上晒干，图中画了一个火红的太阳，强调一定在烈日之下晾晒；第五个人用小火炒制；第六个人和第七个人两人一组在屋内配合操作，一人掘浅坑，一人蹲下身准备把附子放入坑中掩埋，须自然放置十天。

　　这幅图解中药附子炮制的标准操作规程，有图有文，生动形象，详细确切，对后世有极高的参阅价值。

　　从宋代开始，四川就是附子的道地产区。30年前，我曾到四川北部的江油考察，那里是大诗人李白的故乡，也是古今附子加工方法最齐全的地方。宋代一篇《彰明附子记》，记述了川北彰明地区（现江油市）附子的诸般情况。在过去，当地加工附子的都是一家一户的小作坊。为了商业竞争与临床用药的需要，历史上曾经出现过30多个炮制规格，附子饮片的刀法有顺切、横切，颜色有白色、黄色、黑色。

我们研究组曾对中国内地与中国香港市面上出售的附子饮片进行过调查，发现最常见的附子炮制品有三种，即盐附子、黑顺片和白附片，也是《中国药典》收载的炮制品。我们通过对数百个附子样品的实验比较，发现炮制过的附子其毒性可以降低 70%～80%。但同样，炮制不规范的品种，同一名称不同质量的样品生物碱含量能够相差到 180 倍。

炮制的规格也并不是越多越好，为临床服务，为患者服务，要做到规范，质量稳定、可控，使医生心中有数。

一目翁

在中医药发展历史上，很多人的名字是与学科联系在一起的，王孝涛教授就是一位。王老是中药炮制界的元老，1955 年参加了中医研究院的筹备，1958 年在中药研究所创建了中药炮制研究室，也是全国第一个炮制研究室。

1982 年，我考入了中国中医科学院中药研究所开始读硕士研究生。那一年，研究所只招了两个人，全所的老前辈都很热情，我们很幸运，有机会接触很多大专家，接受单独指导，享受学术小灶，得到了悉心栽培。

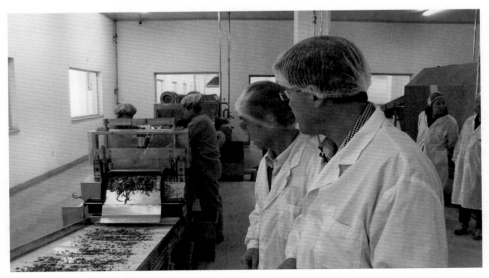

中药炮制机械化加工

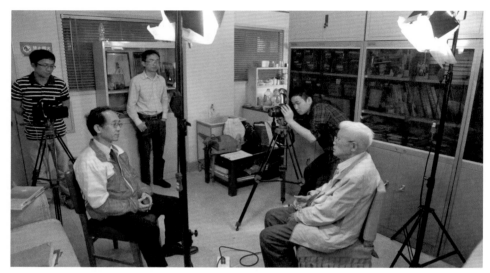

笔者采访王孝涛老师

王老就是这样一位热情的长者。他常把我拉到他的办公室聊天，聊天的形式主要是我听他讲。一谈到炮制，他便滔滔不绝，讲起中药的历史、现状与未来，言语间流露着老人对事业的热爱。

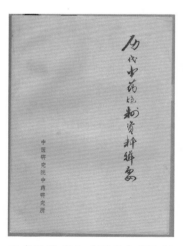

王孝涛编著的《历代中药炮制资料辑要》

王老曾送给我一本厚厚的700多页黄皮简装内部出版物《历代中药炮制资料辑要》。那本书是十年动乱期间，他一个人一本一本翻阅古籍整理出来的。1990年，在王老的指导下，我们共同发表了《关于中药品名标准化》一文，对23组常用中药处方名、中药品名、中成药制剂名称进行了分析和比较，并提出了标准化的建议。

受王老的影响，我后来陆续跑了不少炮制加工厂。转眼间，30年过去了，随着《全国中药炮制规范》的完成，当年的很多建议，如今都已经付诸实施了。

王老醉心工作，积劳成疾，导致颈椎滑脱，一只眼睛也几乎失明。我们说王老对行业的问题了如指掌。他自嘲说："我这是一目了然。"并自封雅号一目翁，还刻了一方"一目翁"的印章。

王老虽年迈病弱，但十分乐观，事业上总有激情在燃烧。2014年我带专业采访的团队去采访看望老人家时，他变成了手机不离身、嘴里新词不断的新潮老人。

10年前网上就有传言说王老足不出户了。实际上，王老虽年过九十，依旧每时每刻关注着炮制学科发展。他每天必问专业上的事，有时还忍不住跑回中药所看看。

现在养生是人们的热门话题。养身先养心，对事业的执着修炼出了王老一颗永远年轻的心。

百药炮制

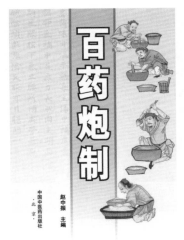

《百药炮制》

2005年，在世界卫生组织西太区草药论坛协调会上，我担任中药炮制组的组长。我记着王老的嘱托，在会上呼吁国际上关注炮制的重要性。我还在国际著名的《药用植物与天然药物研究期刊》（*Planta Medica*）发表了有关炮制的专论。为了促进中药炮制知识的普及，我曾编著了一本小书《百药炮制》，这本书的英文版也即将出版。

时代在发展，中药炮制的工艺也在不断优化，炮制的机械化使生产效率大为提高。国药老字号同仁堂有一副名联："炮制虽繁必不敢省人工，品味虽贵必不敢减物力。"这正道出了中药人的坚持和信念。

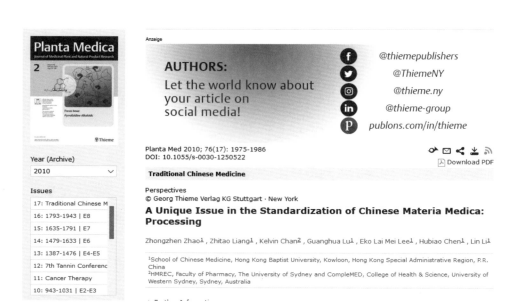

笔者在 *Planta Medica* 期刊发表的中药炮制论文

安全用药
——水可浮舟亦覆舟

一体两面

现在使用中药的人越来越多，中国人用、外国人也用。与此同时，中药的安全性也备受海内外关注。

安全用药是决定中药命运的大问题。

过去这些年，我接受过不少海内外新闻媒体采访，话题最集中的就是中药安全性的问题。

中药可以救人，用错了也会伤人。

20世纪90年代，我在日本学习工作期间，日本电视台和杂志有一个追踪报道，发生了一起"蛇蝎美女"图财害命事件。

一个漂亮的女子先后嫁过三个富翁，三任丈夫先后暴病身亡，引起了日本警视厅的注意。后来，检察官在她家的小花园里发现了一种开着奇特花朵的植物。那是一种多年生草本植物，高不过一米，开着一簇簇蓝紫色的花，盔帽状的外形。这种植物就是乌头，地下的母根是中药乌头，附着在母根旁的子根是附子。到了冬天，地上部分枯萎回苗，次年春天又长出来。那名女子的丈夫死了一任又一任，检察官的调查报告表明，那几位冤死鬼就是被这蛇蝎心肠的美女用乌头下了毒。

作为中药，乌头既可祛经络之寒，又可散脏腑之寒，是散寒止痛的常用药。附子补火助阳，是回阳救逆的要药。

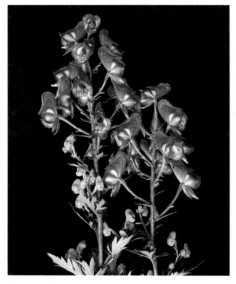

附子　乌头

乌头原植物　　　　　　　乌头连着附子

在古代，乌头还常被用在狩猎场和战场上。古人将生乌头捣汁、晒成膏，涂在箭头上。一箭离弦不一定射得中目标或造成重大伤害，但若是毒箭，杀伤力就大了，不论是野兽还是敌人，只要破皮见血，必然伤害很大。《三国演义》中小霸王孙策、东吴大都督周瑜、关二爷关羽都中过这样的毒箭。现代研究索性就将这种生物碱命名为乌头箭毒碱。

根据国家权威机构公布的数据，过去 20 年间，中国内地先后发生了近5000 宗与乌头、附子有关的中药中毒事件。

双刃之剑

中医所说的毒是指中药的一种偏性，用药物的偏性来调整人体的失衡。早在两千多年前，中药理论的奠基之作《神农本草经》将中药分成了上、中、下三品，提出了有毒无毒的概念。上品养命以应天，无毒，可以久服。中品养性以应人，无毒有毒，可斟酌使用。下品治病以应地，有毒，慎用，不可久服。

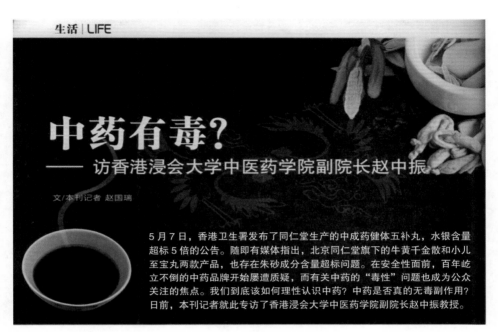

中药有毒?

—— 访香港浸会大学中医药学院副院长赵中振

文/本刊记者 赵国瑞

5月7日，香港卫生署发布了同仁堂生产的中成药健体五补丸，水银含量超标5倍的公告。随即有媒体指出，北京同仁堂旗下的牛黄千金散和小儿至宝丸两款产品，也存在朱砂成分含量超标问题。在安全性面前，百年屹立不倒的中药品牌开始屡遭质疑，而有关中药的"毒性"问题也成为公众关注的焦点。我们到底该如何理性认识中药？中药是否真的无毒副作用？日前，本刊记者就此专访了香港浸会大学中医药学院副院长赵中振教授。

新闻媒体关注的中药问题

现在的《中国药典》也规定了中药有大毒、中毒、小毒之分。大毒者，如川乌、附子、马钱子，容易对机体造成损害，可引起功能障碍，甚至死亡。

中医有句经验俗语："有病病受之，无病体受之。"有病的时候吃药，药物会作用于病灶而起到治病的作用；无病的人吃药或者吃错了药、药不对症都只会对人体造成伤害。假如用到常见的黄连，黄连虽无毒，但药性苦寒，脾胃虚寒的人服用后，可能就吃不消了。

配伍禁忌

《本草纲目》不但记载了中药的毒性，也记录了中药之间的相互作用、配伍禁忌。这些规律都是古人从临床医药实践中逐渐总结出来的。某些药物在一起用就会产生毒副作用。这是迈进中药课堂一开始就要学习、要背诵牢记的内容。配伍禁忌包括十八反、十九畏、妊娠禁忌等注意事项，这些内容早在金元时期已被编成歌诀，并广为传播。

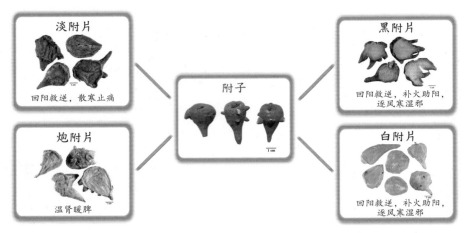

附子不同炮制品与功效

十八反是配伍禁忌，讲的是药物之间发生剧烈的毒性反应或不良反应。十八反歌诀："本草明言十八反，半蒌贝蔹及攻乌。藻戟遂芫俱战草，诸参辛芍叛藜芦。"乌头反贝母、瓜蒌、半夏、白蔹、白及。甘草反大戟、芫花、甘遂、海藻。藜芦反人参、沙参、丹参、玄参、苦参、细辛、芍药。

十九畏讲的是药物之间一方受到另一方的牵制或抑制，而出现功效降低，甚至完全丧失功效的情况。十九畏歌诀："硫黄原是火中精，朴硝一见便相争。水银莫与砒霜见，狼毒最怕密陀僧……"相畏，指一种药物的毒副作用能被另一种药物所抑制，这是中医控制药物毒副作用的常用配伍手段。正如，生姜可以解生半夏的毒，也可以说生半夏畏生姜。

妊娠禁忌的事项更多。"蚖斑水蛭及虻虫，乌头附子配天雄。野葛水银并巴豆，牛膝薏苡与蜈蚣。三棱芫花代赭麝，大戟蝉蜕黄雌雄……"歌诀中列了几十味药，凡能引起妊娠期流产或伤胎气等不良反应的药物均属此范畴。

饮食禁忌

在实际的中药临床使用当中不止有十八反、十九畏和妊娠禁忌。李时珍的《本草纲目》明确表示相反、相畏、不能一起用的药有200多对。除

中药之用药禁忌

了药物之外，李时珍还特别提出了饮食禁忌，大原则还是中医理论中的寒者热之，热者寒之。寒性体质的人少吃寒性食品，热性体质的人少吃热性的食品。

如果产妇需要下奶哺育婴儿，有些饮食禁忌，如大麦芽、马齿苋、马兰等回奶的药要慎重。肠胃胀气的患者不能吃不易消化的食物，如黑豆、蚕豆等，否则会加重胀气。

李时珍除了在《本草纲目》中列明哪些东西可以放心吃，更注明了哪些不可以随便吃，特别是一些野味不能随便吃。鳞鲤，即穿山甲，性味咸、微寒，有毒，食后会导致慢性腹泻。孔雀，肉性味咸凉，有小毒，人食其肉者，食后服药必无效。乌鸦，肉涩臭不可食，食其肉及卵，令人昏忘，吃了可能导致痴呆。啄木鸟因食百虫，肉有毒，不可食。蝙蝠，治病可，服食不可也！

对于乱吃野生动物容易染上疾病的情况，400多年前李时珍的警告至今仍振聋发聩。

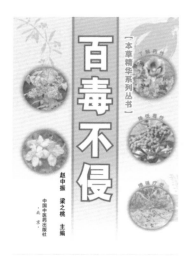

《百毒不侵》

中药毒性包括药物体内原本存在的内源性以及外源性的毒。

中药外源性的毒有重金属、农药残留、黄曲霉毒素、二氧化硫等。这些多数是来自栽培、加工等环节，也是古代较少遇到的。现代要避免这些问题的出现，除了注重技术操作以外，还应有管理部门参与的综合治理。

西药的毒副作用不少，不过看似人们对西药毒副作用的容忍程度比较高，觉得西药毒副作用是应该的。中药就不应该存在毒副作用吗？有健全的管理制度可以尽量避免毒副作用的风险。

有关西药管理的方法和制度，海内外都已经有了比较完善的系统，外国

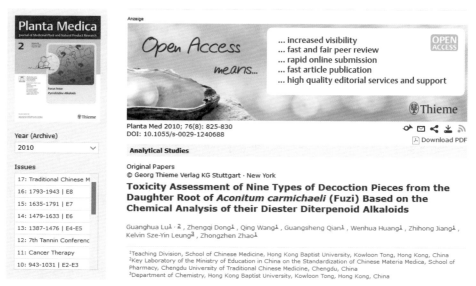

笔者研究团队在 *Planta Medica* 期刊发表的附子研究论文

有法医学的管理体制 Forensic Classification System。西药被分为五类，处方药、非处方药等。

假如要使用抗生素，必须由医生开具处方。吗啡类药品在一般情况下不可用，但在战场上救急止痛就可以用，在肿瘤患者生命垂危之际，医生可以开出止痛的吗啡类药物。

见贤思齐，西药有很多优质有效的药物管理制度，值得参考借鉴。

安全用药是古今中外都很重视的问题。中药一定要在中医理论的指导下使用。药物应用的三大要素：安全、有效、可控，安全必须放在第一位。

当然，有毒的中药并不等于中毒的中药。乌头、附子都是临床常用的好药。但药物是一把双刃剑，用好了能治病，用不好则会害人。关键在于谁在用、给谁用、何时用、如何用。

道地药材
——道基原一地真

道地与地道

何为老中医？恐怕很难给一个确切的定义。老中医在中国传统里是好中医的代名词，医术高明，医德高尚。道地药材等同于药学界的"老中医"，是名优药材的代名词。

道地药材在中医药行业中早已广为人知，可谓历史悠久。近年在不少涉及中医药的英文书刊和杂志中，"道地"一词的汉语拼音"dào dì"也经常出现，如同 *yin yang* 直接取自阴阳的拼音一样，已经成为英语专有名词。

是叫"道地药材"好，还是叫"地道药材"好？两者有什么区别？可能有人觉得"道地"偏书面语一点，南方人用得比较多，北方人说

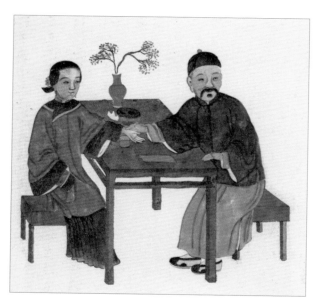

医道图（摘自《北京民间风俗百图》）

"地道"多一点。

中药业内正规地称为道地药材。"道地药材"被传开还得归功于明代剧作家汤显祖的《牡丹亭》。其中《诇（xiòng）药》一出有句："好铺面！好道地药材！"一句"好道地药材"让它流传开来。人们早已淡忘了《牡丹亭》中指的是什么东西，但是道地药材这个词让一般的百姓都听到并记住了。

道地药材有两层含义。

"道地"的"道"是指行政区划。唐太宗时将全国分为十道，唐玄宗时又分为十五道，相当于现在省一级的建制。虽然中国早已不

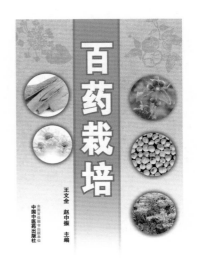

《百药栽培》

用这个制度了，可是"道"被深受我国文化影响的日本和韩国保留了下来。日本的行政区划有一都、一道、二府、四十三县，一道就是北海道。韩国的行政区划分八个道，京畿道、江原道、忠清道、庆尚道等。

"道地"的"地"则泛指地理、地带、地形和地貌。

中医在长期的临床实践中，积累了丰富的临床应用经验，筛选出了优质的药物品种。没有中医便没有道地药材。

一方水土出一方药

《神农本草经》首先指出了药物产地的重要性，虽然只有简单的记述，但从部分药材的名称上，可看出浓郁的产地特色。比如，巴豆、巴戟天、蜀椒、秦皮、秦椒、吴茱萸等。巴、蜀、秦、吴都是古国名和地名。

明代官修本草《本草品汇精要》中一共收载 1800 多种药，有 268 种药下面明确注有"道地"。也就是说，在明代已经有 260 多种药有了明确的产地，这也是关于道地药材的官方首载。

李时珍更是注重药材的产地，《本草纲目》中几乎每种药材都注明了产

地。对于有"道地气息"的药材都有较详细的描述，为表道地质量以"为胜""为上""为良""绝品""尤佳""为善"等措辞。

比如，李时珍认为："今人唯以怀庆地黄为上。"李时珍给怀地黄下的定论影响深远，一直延续至今。怀庆府，就是今天的河南焦作、济源和新乡一带。那里是王屋山脚下，也是寓言故事里愚公移山的地点。

但是，并非所有带有地名的药材都是道地药材，相反还可能是混淆品。如川射干、川三七、关木通、广升麻等。

道地药材的形成有几方面的原因。

首先，种质的原因。俗话说："种瓜得瓜，种豆得豆。"种质至关重要。

其次，环境的影响。李时珍认为："性从地变。"产地不同，药材的性质必有所区别。

20世纪50年代，有人曾尝试将人参栽培到海南，结果种出来的人参状似萝卜，所含的有效成分也很低。

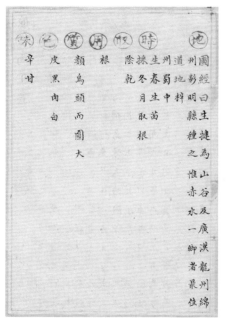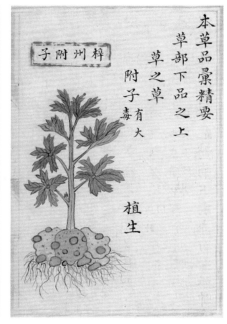

《本草品汇精要》中记载的附子（注明道地）

日本也曾尝试将甘草引进，但日本的土壤非常湿润，栽出来的甘草细弱，味道都不太甜。

所谓植物体内的有效成分，是植物在成长过程中，为了维护自身生存产生的抗逆境因子。

红景天生长在青藏高原，在缺氧的环境里，自身产生了很多抗缺氧的成分。如果将它移植到氧气充足的平原，这些物质自然就不会产生了。顺境、温室都不是它的生存环境。

最后，加工方式与传统文化对道地药材的形成也会造成影响。

中药栽培

中国是农业大国，有着丰富的农耕历史文化。二十四节气是对农业的总结和贡献，对药材栽培有着重大的指导意义。

随着农业发展，药用植物的栽培技术也逐渐成熟了。

与畜牧业饲养家畜一样，栽培药材的过程逐渐成熟，产量及质量逐渐稳定，生产成本慢慢降低，规模也不断扩大，形成一类主流市场。

很多人问道：药材是野生的好，还是栽培的好。我认为这个问题不能一概而论。

例如，现在没有人主动去吃野生的苹果。山里的野苹果树上结的苹果又酸又涩，汁少个儿小，没人喜欢，也没有市场。

再例如地黄，野生的地黄不被药用，仅作为饲料而已。现在，野生的地黄如野草，也没有人用。

地黄的栽培已有上千年的历史，孙思邈《千金方》中便有记载。李时珍在《本草纲目》中也提道："地黄古人种子，今惟种根。"除去人工栽培成功之外，在长期的地黄药用实践中，形成了和质量密切相关的加工与炮制方法。鲜地黄、干燥后的生地黄还有九蒸九晒炮制出的熟地黄，不同的用药规格有对应的加工方法。没有人工栽培和人为介入，就没有地黄道地药材的产生。

中药集散地

现在中国发展旅游业，出现很多新路线，有红色之旅、绿色之旅。若策划一个传统医药之旅路线，沿途寻访医药相关古迹，也可到药材的产区去看一看。

道地药材重要的集散地中包括两个著名的药都。"北药都"——河北安国，"南药都"——江西樟树。

民谚说："药不过安国不灵，药不到安国不齐。"历史上安国就是以药材集散地闻名天下，更以药材种植业称冠。安国的药材种植始自明代，那里的土壤和气候十分适合北方药材的生长。

安国古称祁州，当地许多事物被冠以"祁"字。中国近代生药学泰斗赵燏黄先生曾经前往安国考察，并写下了著名的《祁州药志》。

我也去安国考察过六七次，当地植物药已不下150余种。其中以祁菊花、祁花粉、祁紫菀、祁沙参、祁芥穗、祁薏米、祁山药和祁白芷为代表，

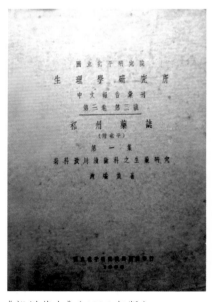

《祁州药志》（1936 年版）

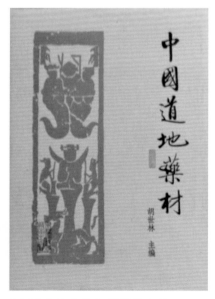

《中国道地药材》胡世林主编

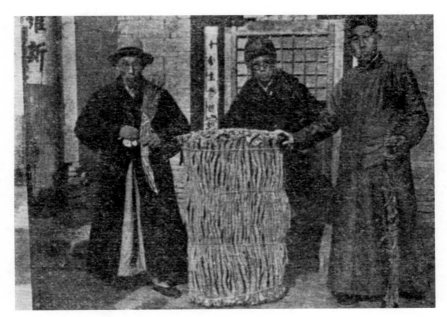

赵燏黄（中）在安国（祁州）考察

并称"八大祁药"。栽培和炮制加工方面都体现了安国的道地特色。

1989 年，由胡世林教授主编的《中国道地药材》出版了。书名是由中国著名书法家启功先生题写的。这也是中国在此研究领域的第一部专著，随之引发了道地药材的后续课题。

那时我硕士研究生刚毕业不久，有幸应邀担任了副主编，参与了对道地药材集散地和川药、广药、云药、贵药、怀药、关药、浙药的系统梳理与考察。通过参加这一工作，我对道地药材的认识和理解更加深刻。

道地药材是中药中的精品，具有丰富的科学内涵，经得起临床考验。有的道地药材是恶劣逆境中生长出来的，有的是经过千百年的育种、筛选、栽培出来的。好的药材在中医治病救人时得以彰显功效，万万不能丢失道地药材这块宝。

中药命名
——药无重名惠万家

释名解惑

翻开《本草纲目》，"释名"位列每一味药物的第一项。"释名"用于解释药名的含义，有的浅显，有的隐晦，不能一望而知，李时珍竭尽所能地对各个药名做了解释。从起名的源头到中途的变迁，解释每一层含义，与下文再叙述的药性相呼应。这是最见功力的一部分，是精品中的精品。读懂药名对于了解药性、记忆及应用该药有诸多帮助。

在中药发展的历史进程中，同名异物、同物异名的情况时常出现，非常复杂。释名的意义不仅是简单地解释药物名称的由来，更是要解决名实不符的大问题。

有一味药名叫葎草，现在一般的药店里都见不着它。葎草在南北方都可见到，它是一种蔓生植物，茎上有细刺，北方人称为"拉拉秧"，麦田中特别多。当年我到农村插队麦收时，手臂常被拉拉秧划出一条条血印子。酿啤酒的啤酒花是它的"兄弟"。

葎草入药历史悠久，作为民间草药自古都有使用，可清热解毒。"葎草"之名首次出现在唐代的《新修本草》，是当作新发现的民间药物来收载的。

经过李时珍的考证，发现南北朝《名医别录》中其实已有记载，只不过叫作"勒草"。"此草茎有刺，善勒人肤，故名勒草。"勒草这个名字不常用，医家不闻其名。"勒"至今在南方某些地区有"刺"的意思。李时珍是湖北人，他从方言的变异推导出了"勒草"就是"葎草"，将两者合二为一。李时珍把它归到"有名未用"一类（记载有其名，应用未多见）。李时珍纠正了命名的混乱，该分的分，该合的合，这是《本草纲目》的一大贡献。

命名依据

中药的命名有很多依据和方法，也有很多趣味。称其名而识其性，呼其号而明其功。

第一种，用颜色命名。

例如，白芷、丹参、黄连、黄芩、地黄、玄参等。

白芷，芷为芳香之意，《楚辞》里多处记载了白芷，如屈原的《离骚》："扈江离与辟芷兮，纫秋兰以为佩。"白芷实际的颜色是白色，气味芳香，所以叫白芷。

第二种，用味道命名。

龙胆，其根的形态像龙须，味道非常苦，像胆汁一样，所以叫作龙胆。

细辛，其须根很细，味道辛辣，只要尝一次终生不会忘记这个味道。

第三种，用形状命名。

海金沙，蕨类植物，孢子入药，质量非常轻，似粉末状。传统变戏法的向火上撒一把棕黄色的粉末，就看到噼噼啪啪冒火星，那棕黄色粉末就是海金沙。

虎杖，其植物茎表皮很特别，有着像虎皮一样的斑纹，形态如杖，

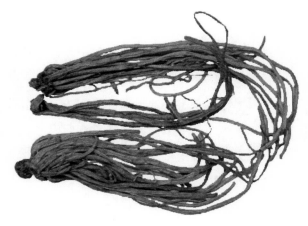

龙胆药材

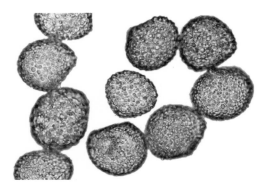

海金沙药材 海金沙孢子

所以叫作虎杖。

此外，还有虎掌、狗脊、乌头、鸢尾、白头翁等。

第四种，结合产地命名。

川芎、川乌、川贝母等皆因产于四川而得名。关防风、关黄柏产于东北地区。广藿香、广陈皮皆产于广东。这些药物都具有产地的标记，一般都是道地药材。还有巴豆生巴郡川谷，阿胶出山东东阿，党参出山西上党，信石出于信州，建曲、建泽泻产于福建。

此外，还有一些外来的中药，名称中有"胡""番""洋"的，大多原产自外国，如胡椒、番泻叶、洋金花等。

第五种，从物候的角度命名。

半夏，农历五月成熟，恰巧夏季过了一半，故得其名。

夏枯草，每到夏至果穗成熟的形态像是枯黄凋谢了一般，因此而得名。

忍冬藤，因经冬不凋而得名。

夏天无，由于它的地上部分一到初夏时节就枯萎而难觅其踪，故得名。

冬青子，因冬季采摘其成熟果实而得名。

万年青，因四季常青而得名。

第六种，结合功效命名。

益母草，顾名思义，对母亲有好处，能活血调经，为妇科良药。

骨碎补，意思是可以使断裂的骨头愈合，用于治疗骨伤。

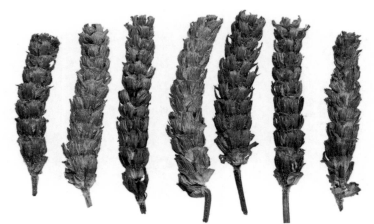

夏枯草药材

番泻叶，番指外来的，泻代表功效是泻下，叶指药用部位为叶。三个字，简明扼要、言简意赅。

防风、续断、阳起石等，药名中体现出了药物的功效。

第七种，文化衍义命名。

山药，原名薯蓣，因避唐代宗李豫名讳而改为"薯药"。到了宋代，又因避宋英

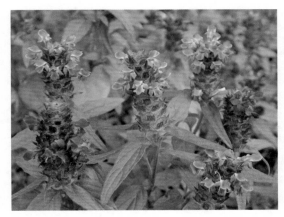

夏枯草原植物

宗赵曙名讳而改为"山药"。经过两次改名，变成了现在的山药。

第八种，根据外语命名，正所谓胡语无正音。

比如，没药，原产自非洲、阿拉伯半岛等地。在原产地的语言中发音为Myrrh，大概是跟着佛教传入中国的，在中国音译成没药。

曼陀罗，药名洋金花，是梵语 Mandala 的音译。

诃子，又叫诃黎勒，音译自 Harada。

第九种，因民间传说命名。

刘寄奴，《本草纲目》第15卷引用了南北朝《南史》中的一段传说。辛弃疾《永遇乐·京口北固亭怀古》云："斜阳草树，寻常巷陌，人道寄奴曾住。"南朝宋高祖刘裕，小字寄奴。他小时候上山砍柴，看见一条大蛇立刻射出一箭，蛇遁去。第二天刘裕回到山林中寻找，看到两个青衣小童在捣草药，便上前询问。小童答他们的主人被刘裕射伤，捣药是为师父治伤。刘裕将这种草药带了回去，此后凡遇金疮之伤就敷上。后人便称此草为刘寄奴。

画蛇添足

中药的名称不可画蛇添足。虽然中药以草木为主，有的名中带有草字头，如白芷等。但更多中药名根本没有草字头（艹），如人参。现在很多人在处方中或商品标签上，给参字加上草字头，其实根本是错字。

石韦，一味利水通淋的药，因为该植物多长在石头上，叶子具有柔韧性，就像加工后的皮革，所以叫石韦。如果给韦加个草字头就错了，曲解了原本的意思。

白及，白指其颜色，及指其块茎一年长一块，一节节接在一起，称为及，也没有草字头。

辛夷也是一样，其味道辛辣，花蕾表面如初生草木状，毛茸茸的。但没有草字头，不可写成"荑"。

中药释名并不是用《本草纲目》就能解答所有疑惑。李时珍没有说到的地方或是解释不够准确的情况仍然存在，这项工作仍在继续。中药的药名还有很多尚不清楚的地方。在临床应用过程中，随时留心，会有新的感悟。

很多药物的命名体现出古人的生殖崇拜及对繁衍后代的重视，用词有时比较含蓄。这类药数量不在少数。比如，鹿鞭、驴鞭、海狗肾都是动物的生殖器官入药。

另外也有命名意义特殊的。肉苁蓉别名"寸云"。我百思不得其解。为此，我请教了郑金生教授。郑教授做学问向来是刨根问底的。他给了我解答，肉苁蓉从内蒙古经过山西由晋商输入内地，山西话"苁蓉"读音近似

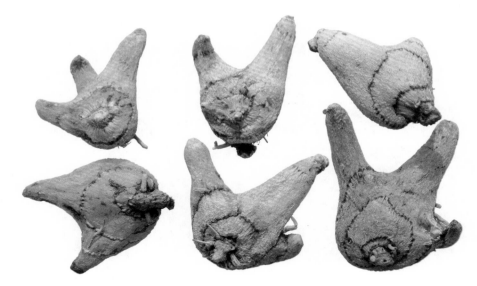

白及药材

"寸云"。肉苁蓉也就得了这个小名。因有南北肉苁蓉之分，所以药材行里还出现了南寸云、北寸云。

⟨ 正名治乱 ⟩

名称乱，不仅中国有，外国也有。世界上已知的高等植物有 30 万种，英文名字却有 160 万个，平均每个植物有五六个别名。瑞典著名的植物分类学家林奈，在 200 多年前创立了双名法，以拉丁文表述使用到了现在，为国际公认的植物命名法。现在生物界在基原上已经实现了一种植物一个名称。今后植物名不再混淆了。

澄清中药品种混乱，从药名做起。

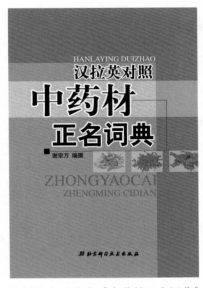

恩师谢宗万遗作《中药材正名词典》

中药名是和临床应用紧密相关的，今后也要做到一药一名，尽管还有很长的路要走。正如我的恩师谢宗万教授生前倡导的："药无重名惠万家。"为达此目的，我的老师整整用了六十年，可见难度之大。

中药的命名，含有历史渊源，也有文化内涵。李时珍曾不止一次地阐述编著《本草纲目》的初衷——澄清中药的混乱。而释名正是李时珍解决这一问题的切入点。了解了名称的由来，不但便于了解其特点、增强记忆，还可以得到很多的乐趣。

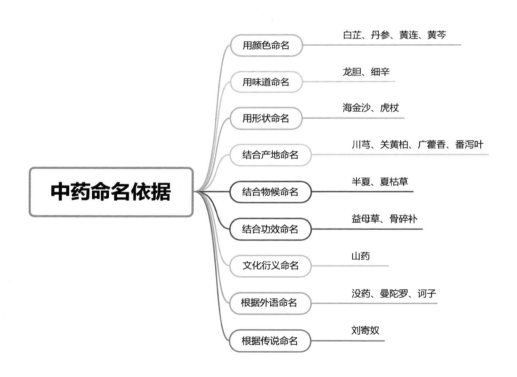

中药命名依据

- 用颜色命名 —— 白芷、丹参、黄连、黄芩
- 用味道命名 —— 龙胆、细辛
- 用形状命名 —— 海金沙、虎杖
- 结合产地命名 —— 川芎、关黄柏、广藿香、番泻叶
- 结合物候命名 —— 半夏、夏枯草
- 结合功效命名 —— 益母草、骨碎补
- 文化衍义命名 —— 山药
- 根据外语命名 —— 没药、曼陀罗、诃子
- 根据传说命名 —— 刘寄奴

中药鉴定
——望而知之谓之神

～～ 澄清混乱 ～～

吃中药，最怕碰上假药。中药是治病救人的，同时也是商品，可以牟利。有句俗话说："打铁的、劫道的，比不上卖药的。"以前，铁匠很重要，打农具、打兵器、钉马掌等都离不开铁匠，打铁讲究技巧熟练，也是铁饭碗。药品的市场利润颇高，不乏卖假药的牟取暴利。

因为市场上的中药品种混乱，常常引起医患纠纷。《本草纲目》引用了当时的一句谚语："卖药者两眼，用药者一眼，服药者无眼。"澄清中药品种混乱是李时珍编著《本草纲目》的初衷。

李时珍认为编著《本草纲目》是不得不做的一件事，也是不得已而为之的一件事。李时珍用了相当大的气力和相当大的篇幅记录中药鉴别的知识。

假药和劣药，古今中外均有之，对此人们深恶痛绝，恨不得把这些造假药的丧尽天良之人碎尸万段，打入十八层地狱。

"十八层地狱"的其中一种论述中，专门有惩治制造假药之人的一层，名字就叫灌药地狱。在中国香港慈云山的寺庙里，有一组琉璃砖制作的地狱造像。灌药地狱图旁边写着："私造假药，出售迷幻药剂，误人病情，视人命如草芥，罪恶滔天，死后应受灌药苦刑。"可谓以其人之道还治其人之身。

当然，要杜绝假药，单靠诅咒解决不了问题，要靠发展鉴别技术，靠法治管理。

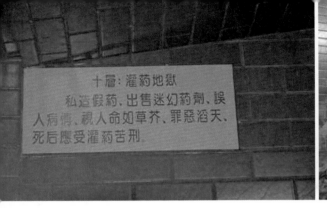
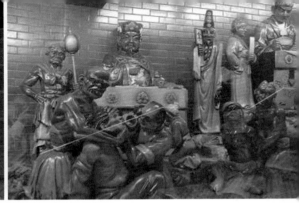

十层地狱之灌药地狱

经验鉴别

中医临床诊断是通过望、闻、问、切四诊合参，辨证论治。中药鉴别同样需要先从观察外观开始，可谓"望而知之谓之神"。

我的老师谢宗万教授针对中药的性状鉴别，曾提出过"辨状论质"的观

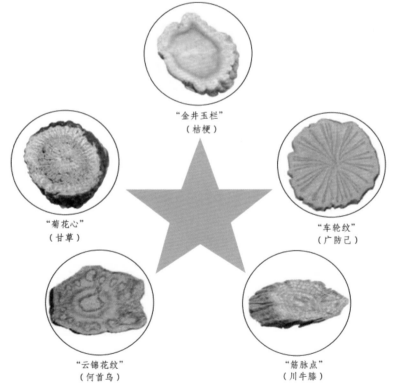

"金井玉栏"
（桔梗）

"菊花心"
（甘草）

"车轮纹"
（广防己）

"云锦花纹"
（何首乌）

"筋脉点"
（川牛膝）

中药鉴别术语示意图

点。辨状，辨别药材的质量，用眼、耳、口、鼻、皮肤对应的视觉、听觉、味觉、嗅觉和触觉，辨别药材的真伪优劣。用眼看、用耳朵听、用口尝、用鼻子闻、用手触摸，这种简便易行的方法就是性状鉴别法，又叫经验鉴别法。

经验鉴别法凝聚了千百年来中医药界前辈的宝贵经验，这些经验在民间也广为相传，很多鉴别术语都被记录在了《本草纲目》中。

❧ 望闻问切 ❧

第一，望。整体看药材的"精气神"。与日常生活中去菜市场买菜相似，有经验的人不需要用手挨个掐一遍，一眼看过去就知道哪棵菜好了。

许多容易混淆的中药也可以通过对外形的鉴别加以区分。中药界有不少经验术语可形象生动地传达鉴别特点。

例如，野山参的鉴别特点"芦长""碗密""枣核艼""锦皮细纹""珍珠须"。仅14个字，言简意赅，一语中的。

蛤蚧体表有"珍珠鳞"，指的是灰色圆形凸起。现在鉴别蛤蚧时需用放大镜观察，真佩服李时珍在明代就能精准生动地描述。

药材的颜色也是一个重要特征，需要察颜观色，很多药材的颜色和内在质量密切相关。比如，麻黄的鉴别特点——"玫

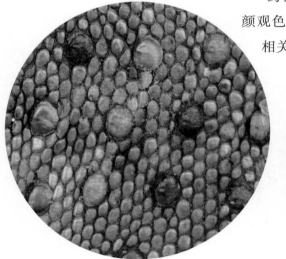

蛤蚧体表的"珍珠鳞"

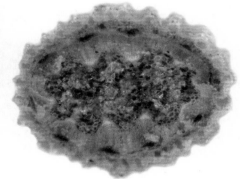

麻黄红棕色的"玫瑰心"

瑰心"，指麻黄呈红棕色的髓部。实验证明，"玫瑰心"的部分就是麻黄生物碱类成分的集中部位。再比如，呈黄色的黄芩是质量好的，变绿了就不堪用了，变绿说明药材的有效成分发生了变化。

第二，尝。神农尝百草的传说流传至今，中华民族祖先寻找中药的最初途径即身体力行。一个"尝"字道出了舌尖在中药材鉴定中的重要作用。舌尖是味蕾最为集中的地方。味，指口尝后所感觉到的真实味道，如酸、苦、甘、辛、咸、涩等。品酒师就是鉴别高人，长期训练后，他们的味觉敏感度胜人一筹，能做到对不同酒之间细微之处的鉴别。中药的味与其内所含化学成分以及含量都密切相关。黄连的苦味与所含的生物碱类成分有关。甘草的甜味与其所含的甘草甜素有关。龙胆及一系列名叫"胆"的中药都与内在的苦味成分有关。

切记，口尝药材只可浅尝，尝后需要漱口，没有必要把药吞咽下去。

第三，闻。气，指鼻闻后的感觉，有香的，也有臭的，包括直接嗅闻完整的药材，或把药材剥碎、搓揉、折断后闻到的气味。每种药材具有不同程度的特别气味，尤其是一些含挥发油的药材，香气尤为明显，如川芎、当归、辛夷、厚朴，还有臭烘烘的阿魏等。

说一千道一万，自己实际体会一下就更容易记住了。有的书中写的："当归有类似羌活的味道。羌活有类似当归的味道。"只让人越看越糊涂。

第四，听。听的过程就像买西瓜一样，用手拍一拍，听听声音闷不闷，看看熟没熟。《本草纲目》这样记载黄连："选粗大黄色鲜明，多节坚重，相互碰击有声者为胜。"我见过同仁堂的老师傅用脚踢装药材的麻袋，一踢就知道药材质量如何。一筐药材往地上一倒，一听声音就对品质几何了然于胸。

第五，摸。与中医号脉一样。用手触摸冬虫夏草的柔韧程度，便能知道是否被不法商人为了增重用碱水泡过。用手掂量一下三七的重量，就知道质地是否上佳。有经验的人用手摸一摸枸杞子，就会知道里边的糖分够不够、是新疆产的还是宁夏产的。

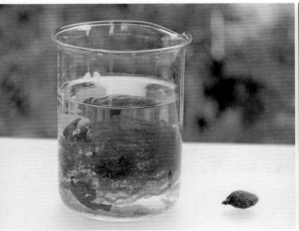

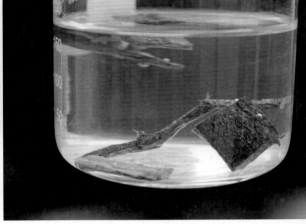

水中膨大的胖大海　　　　　　　秦皮浸出液在日光下显示蓝色荧光

中药鉴定的实际应用中，经常需要多种方法结合使用，除了上述方法，还有水试、火试等方法。

茶叶品质的评判总需要先泡一壶茶，看看汤色、茶叶延展的形状，品尝味道，才能得出结论。有些中药材入水后会产生特殊的变化，这些特点能帮助鉴别。

例如，番红花价格比红花贵将近 100 倍，市场上常见二者混在一起的情况。我在土耳其的番红花市场也发现了这种现象。只要水试，立刻就能分辨出番红花和红花，取一两条放到矿泉水瓶中，若浸泡后先呈现一条直线下垂的黄线，且花不褪色，那么这就是番红花。

《本草纲目》还有"牛黄挂甲法"的记载，用来鉴别真假牛黄，这个方法流传至今。取少许牛黄粉末和水调匀，涂于指甲上，若指甲被染上明亮的黄色且经久不褪，并有显著的清凉感，则为真品。

乳香的鉴别可以用到火试。乳香产地在非洲和阿拉伯半岛，中药用的都是进口的乳香，市场上的伪劣品很多，有的加松香掺假。将其点燃，闻一闻气味就知道了。火试也是鉴别海金沙的另一项标准，将少量海金沙撒于火焰上，会产生爆鸣声及明亮的火焰，无灰渣残留。

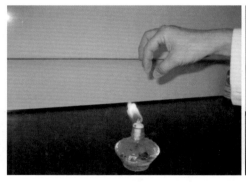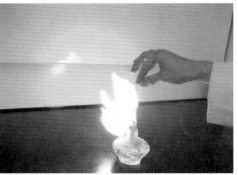

火试海金沙燃烧实验

鉴别实践

以上经验鉴别的方法，可用在日常生活中，也最为好用。

我和老搭档陈虎彪教授主编了一本《中药材鉴定图典》，对《本草纲目》中记录的经验鉴别方法和民间老药工口传心授的经验，进行了系统的总结。这本书已被翻译成英文、日文、韩文、德文、俄文、越南文出版，葡萄牙文、马来文正在翻译中。这本书的译本特点是由当地专家翻译，并由当地出版社出版，因为实用，在海内外都很受欢迎，也说明中国传统的方法并不过时。

我曾受邀到英国自然博物馆考察，鉴定300多年前输入欧洲的中药。那些样品不允许做任何破坏性的分析，只能用肉眼看。通过性状鉴别，解决了

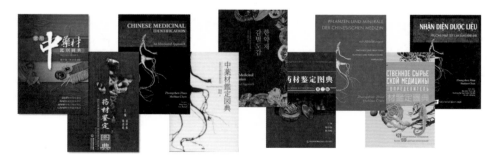

多语种版本《中药材鉴定图典》

很多难题。此法简单实用，没有污染，离开了实验室，也能用得上，是随身的功夫。

我当过多次认药知识比赛的评委。认药知识技能比赛活动很能调动参赛者的积极性，是最能检验中药从业者基本功的。有人问我招研究生都考些什么内容。我的试题是公开的，凡是中药专业毕业的一定要考认药。授课时要求学生要做到知行合一，既要有理论，更要有实践。

中国民间有这样一个习俗，据说就是李时珍时代传下来的。吃过药后要保留药渣，并将药渣倒在路边，方便复核鉴别。学习了李时珍的方法，我在教鉴定课时，也从药房拿来药渣让学生辨认，以此可以巩固各个药材的鉴别知识。

随着时代的进步，新的技术与手段不断应用到中药鉴定学科中，包括显微鉴别、理化鉴别、分子鉴别的手段等。中药与中成药的鉴别水平逐渐提高，"丸散膏丹神仙难辨"的时代已经逐渐成为历史。不论是过去、现在还是未来，《本草纲目》留下的中药性状鉴别的宝贵经验万万不能丢。

古今疾病
—— 欲助患者诊断先

❧ 百病主治 ❧

古人云："天不变，道亦不变。"今天人们生活的社会和 500 年前相比，不仅天变了、地变了，人也变了。常见疾病谱发生了许多变化。

《本草纲目》记载了立春的雨水可以入药。现在大气污染严重了，生活在城市中的人们可不敢直接取用雨水。而且，全球气候变暖越来越严重，更多地方出现沙漠化现象，人口的急剧增长，社会的快速发展，人类的饮食习惯与作息规律都发生了变化。

《本草纲目》中，李时珍在开始记述一味味药物前，先用两卷的篇幅写下《百病主治》的论述。李时珍是医药双圣，他的临床经验丰富，对各种疾病十分熟悉。

《本草纲目》列举了多种疾病，有中暑、伤寒、失眠、腰痛、健忘、痢疾、黄疸等，这些疾病现代人也很熟悉。

现代的癌症、高血压、高血脂、糖尿病、心脏病、焦虑症、骨质疏松、空调综合征、电脑综合征、飞行时差综合征等，能从《本草纲目》中找到参考吗？

总体来说，古时候人们要解决的主要是生存问题，古代疾病以传染性疾病、营养不良引起的疾病为主，如蛇虫咬伤、鼠疫、天花、疳积等，但随着生活和医疗环境卫生水平的提高，这些病在逐渐减少。

古人见面打招呼，常说："别来无恙。"

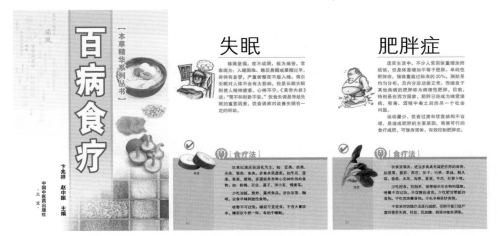

《百病食疗》卞兆祥、　　失眠（摘自《百病食疗》）　肥胖症（摘自《百病食疗》）
赵中振主编

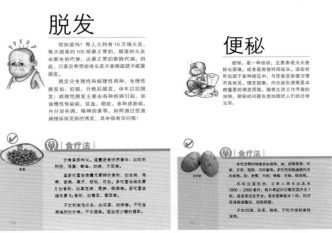

脱发（摘自《百病食疗》）　　便秘（摘自《百病食疗》）

　　别来无恙的"恙"，指小病小灾的意思。但《康熙字典》的解释引用了汉代《风俗通义》的记载："噬虫能食人心。古者草居，多被此毒，故相问劳曰无恙。"恙虫又称恙螨、沙虱，它能传染恙虫病，成虫对人的危害极大，与古代人的日常安危息息相关。古人卫生条件不好，很容易被虱子、恙虫等侵扰。别来无恙？更像是在问：最近没被小虫子、虱子咬到吧？

　　《本草纲目》的《百病主治》篇列举了诸虫所伤，而现代住宅环境相对比较密闭，避免了毒蛇猛兽的伤害。

《本草纲目》记载的一些病现在几乎没有了，比如杖疮，《水浒传》中说的"杀威棒"，不论那人是否冤枉，进来衙门一律先打几十大板再提审；《红楼梦》中贾政用家法给宝玉的一顿板子，打得宝玉皮开肉绽。李时珍记载的杖疮，在当时是普遍的。古代女子缠足，现在这项压迫女性的陋习早已废除，相关方面的疾病自然也就没有了。不过现代人的生活习惯会带来其他的疾病或隐患。

病变古今

《本草纲目》中有今天适用的内容，也有不适用的内容。

决定健康与否的因素，除了人体自身因素之外，导致疾病的外部因素主要有三种，一是生活环境，二是生活条件，三是生活方式。

生活环境分为自然环境和社会环境。自然环境变了，森林减少了，环境污染增加了，气候变化也很大，相应地，疾病谱也变了。

另外，因社会环境所致的疾病也增多了。现代社会人口密集，竞争激烈，导致现代人的生活压力增大，人际关系紧张。同古代相比，中医所说的情志病或心身疾病的发病率大为增加。其中一个典型的例证就是抑郁症，世界卫生组织推算，未来抑郁症将成为伤害性仅次于癌症的疾病。

现今人们的生活条件、饮食卫生环境大幅改善。

水源问题在古代是导致人体发病和死亡的重要原因之一。现在饮用水的卫生问题解决了，因此古代常见的胃肠病大为减少。但现在家家都有冰箱，过量食用冷饮、生冷瓜果造成的脾胃问题反而多了起来。

古时候的老百姓生活条件差，营养不良，饿死的人不少。在现代，营养过剩导致的疾病变成了主流。加上运动不足，肥胖、脂肪肝、心脑血管疾病等问题日益增多。

其实简单直接检验身体好不好的指标可有这三个：吃得下、排得出、睡得香。

古今生活方式可谓天差地别。现代人用计算机、手机引起的病痛，古籍中没有。古人日出而作，日落而息，熬夜带来的问题很少出现；现代很多人习惯熬夜，因为压力大或习惯问题成宿睡不着。现代社会将近 20% 的人受到睡眠障碍的困扰。《本草纲目》列出了十几种简便的治疗失眠的验方，如用灯芯草煎汤代茶饮。我也曾根据《本草纲目》提供的思路与验方，做出专治失眠的睡眠枕，效果很不错。而嗜睡可用茶叶、枣叶等治疗。

病名标准化

李时珍列出百种疾病，同时给出了许多常见病的小处方，有些只有一两味药。

针对中暑，常用"夏月解表之药"香薷。

饮酒过量，用葛花、白茅根汁解酒。

晕车晕船可以吃橘皮、金橘、杨梅来缓解。

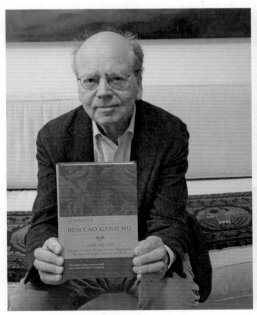
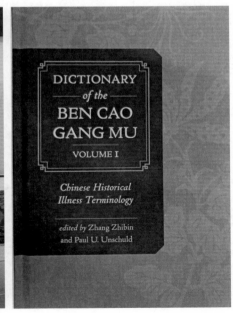

文树德与他翻译的英文版《本草纲目》 《本草纲目病名词典》张志斌、文树德著

还有简单的洗浴方，用白芷、艾叶、石菖蒲等煮水洗浴，可芳香辟秽。

治疗肾虚腰痛，可用山药、韭菜籽、茴香等补肾益精。

牙痛不是病，疼起来真要命。胃火牙痛用黄连，普通牙痛可试着用丁香、花椒末点在痛处。

便秘困扰着很多人。李时珍分析了七种不同病因的便秘，给出了相应的治疗方法。针对因血虚引起的便秘，李时珍提出需要养血润燥，可将芝麻油和麻子仁煮粥食用。一些老人便秘可以考虑用这个方法。

时至今日，《本草纲目》中的方法仍非常有用。

现在不仅中老年人关心养生保健，"80后""90后""00后"都开始关心保健，这是大好事。下气、轻身、耐老是从《神农本草经》开始就探讨的主题。瘦身、美容、健康安度晚年，需要有适合个体的限度。

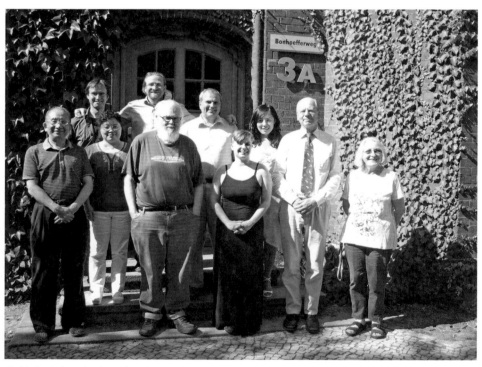

文树德（右二）的研究团队（左一为郑金生，左二为张志斌）

由中国中医科学院的张志斌教授与文树德教授多年研究《本草纲目》后共同完成的《本草纲目病名词典》，对学习理解《本草纲目》十分有帮助。

中国和其他国家一样，从古到今，瘟疫多发，历经过诸多磨难，但所幸有中医药保驾护航，中华民族得以繁衍生息，成就了中华泱泱大国。

2020年，新冠肺炎疫情在全球蔓延，对全世界来说都是一次新的挑战，面对新的疾病，中医药在抗疫之中所发挥的作用是有目共睹的。

李时珍在《本草纲目》的《百病主治》篇中专有瘟疫一节，记载了多种有效的预防方法与治疗的药物、复方。时至今日，其中一部分仍有参考价值。《本草纲目》留给人们的大智慧就是因地、因时、因人、因病的综合分析。扶正祛邪是中医以不变应万变的大原则。

水部
——天地之水生命源

生命之源

《本草纲目》各论按不同类别编录，16部为纲，60类为目，首先是水、火、土、金、石部，李时珍认为水火为万物之先，土为万物母，金石从土，所以从水开始。水、火、土、金、石部之后，接着是草、谷、菜、果、木、服、器、虫、鳞、介、禽、兽及人部，从微到巨、从贱至贵，以人部结束，李时珍以他的理解将诸般名目一一记录。进入《本草纲目》的系统从第一类水部开始。

海洋覆盖了地球表面约70%的面积，人体约有70%由水组成。人可以不吃药，但不能不喝水，其实水也是药。水为万物之源，所以李时珍将水放在《本草纲目》药物的第一部分。生命孕育于水中，水汽上升，变化为雨、露、霜、雪，下降到地面形成了江、河、湖、海，在地下则形成泉水、井水等。《本草纲目》总体将水分为了天水和地水共43种。

天之水

由液态的水凝固而成的冰，气态的水蒸气在空中凝结再下降到地面的雪，古人认为他们都属于天水。《本草纲目》记载，冰味甘，性寒，无毒，可消除心烦，除闷热。

原清宫收藏的清代《北京民间风俗百图》中有一幅《捨冰水图》。图中冰车前，挂着"皇恩浩荡"四个大字。过去的皇恩不仅实施在减税减息、大赦天下，闹灾荒的时候发粥，酷暑天发冰，为百姓解暑，也都是皇恩。

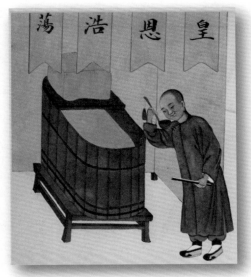

皇恩浩荡——捨冰水图（摘自《北京民间风俗百图》）

"冰，水为之，而寒于水。"冰虽可解暑，但如果贪多也不好。北宋张择端的《清明上河图》中，一处赵太丞家的诊所前，有一块幌子"理中丸专医肠胃冷"。《本草纲目》中特别记载了一段小故事，宋徽宗曾因夏天贪凉吃多了冰受了凉，就是服用理中丸治好的。

食用冰一定要保证冰洁净。南极的淡水资源约占全球的七成。我曾亲眼见到南极的冰山，没有污染，晶莹剔透，经过千年积淀的冰层内部没有气

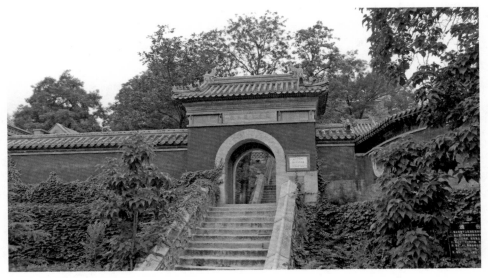

北京黑龙潭敕造龙王庙

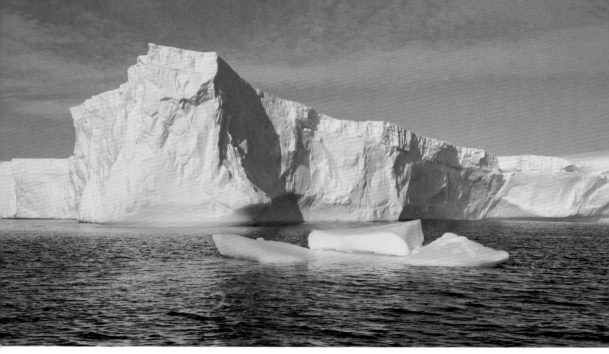

南极的冰——地球的净水源

泡，有的融化成浮冰漂浮在洋面上，阳光下映出梦境般的幽蓝。我将小小一块冰放进嘴里，甘甜润喉。

《本草纲目》记载十二月的雪——腊雪水，味甘，性冷，无毒，可解各种毒。我在北京长大，记得小时候北京冬天经常下大雪。打雪仗、堆雪人都成了我们体育课的项目。20 世纪六七十年代，很少有人吃得起雪糕，但孩子们在冬天吃雪也自得其乐。一般大人都会嘱咐孩子，头场雪不能吃，要吃也得等到第二茬的雪。那时的空气洁净度比现在的高很多，一捧雪化在碗里，水都是清澈透亮的。

在秋天的傍晚或夜间，当气温降到露点以下，空气中的水汽可能会凝结成露。《本草纲目》记载露水味甘，性平，无毒。《红楼梦》中，薛宝钗在谈到冷香丸的制作时，除了取四个季节的花蕊之外，还要用到四个季节不同的水，其中就有秋天白露时节的露水。这虽然是作家精致的创意，也反映出古人对用水的讲究。

李时珍在《本草纲目》中特别增加了节气水一项。我国是农耕大国，二十四节气是中华民族祖先的一大发明。有人说它是中国古代的第五大发明。

"春雨惊春清谷天，夏满芒夏暑相连。秋处露秋寒霜降，冬雪雪冬小大寒。"

李时珍认为，一年二十四节气，一节主半月，水之气味，随之变迁，此乃天地之气候相感，又非疆域之限也。立春、清明二节储水，谓之神水，制作脾胃虚损相关的各种丸散膏丹和药酒，久留不坏。寒露、冬至、小寒、大寒四节及腊日水，制作滋补五脏和去除痰火、积聚、虫毒的各种丸药比较合适，也适合制药酒，与雪水同功。

梅雨季节得名源于江南地区梅子成熟的季节。这段时间会出现持续多雨的现象，容易导致人们家里衣物发霉。

李时珍解释，梅雨等于霉雨，这时的梅雨水沾到衣物上，容易生黑霉点。性味方面，梅雨水味咸，无毒，治疗皮肤病，不留疤痕。正当北方雨贵如油时，南方则进入了漫长的梅雨季节。我是北方人，在南方生活，梅雨季对我来说是最不适应的季节。

并不是《本草纲目》记载的所有天水都可以食用，李时珍写到冰雹一定不可以吃，味咸，性冷，有毒，吃了会闹肚子。

地之水

《本草纲目》里李时珍共列了三十种地水，包括现在很多人喜欢的温泉。

唐代大诗人白居易的《长恨歌》里有一句："温泉水滑洗凝脂。"说的是

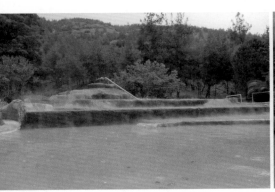

土耳其硫黄温泉

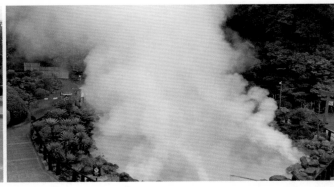

日本九州热泉

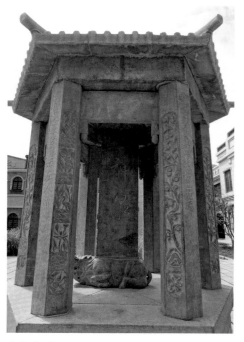

东阿阿井

杨贵妃在华清池沐浴温泉的场景。陕西临潼骊山的华清池我自己也实地体验过，的确，那里的温泉水质很柔软，还有浓浓的硫黄味。

古人称温泉为汤，这个叫法被日本人沿用了下来，且仍旧用汤的汉字。如果去日本泡温泉，大大的招牌上写着"汤"，"男汤"与"女汤"就是男浴池与女浴池。功效方面，《本草纲目》记载，温泉能解肌皮顽痹，手足不遂。日本人平均寿命位居世界前列，保持健康的因素之一就是常泡温泉。

中国人外出闯荡时说："背井离乡。"足见井在我们心目中有多重要。

在《本草纲目》井泉水项下，李时珍特别强调了新汲水，宜饮之。刚刚从井里打上来的水新鲜、洁净度高，用来治病、煎药最好，缸里面存放过久的水与之相比就差了很多。

有一处井水与中药制药密切相关，就是熬制阿胶用的阿井水。《本草纲目》详细记载了制阿胶需用阿井水，阿井还有单独的一幅图。现代研究发现，阿井水的矿物质含量较高，微量元素丰富，比重为1.0038。李时珍曾发出这样的感叹："水性之不同，陆羽烹茶，辨天下水性美恶，烹药者反而不知辨此，岂不戾哉。"烹茶讲究用水，茶圣陆羽早在唐朝就已言明，煮药时辨别水质优劣同样重要。

～～ 水之用 ～～

什么样的水可以喝，什么样的水不能喝，什么样的水可以治病，这里面大有学问！

水之所以重要是因为它已融入了生活习惯之中。中国人喜欢喝开水，一个小保温杯是我们中国人外出不离手的。现在中国人出去旅游的多了，国外凡是可提供开水的酒店都十分受中国游客欢迎。

喝开水的确对胃肠道有好处，从中医的角度看，胃是喜暖、喜温的，开水更适宜。喝开水也是有讲究的，《本草纲目》的热汤项下就特别提道："若半沸者，饮之反伤元气。"北方人讲半开的"乌涂水"，也就是南方人讲的"温吞水"，这种水不能喝，喝了胃里的确不舒服，还不如喝凉水。

水可载舟亦可覆舟，好水似良药，可以养人，污水赛砒霜，可以杀人。如今人类面临新的挑战，在工业化发展进程中，环境污染，特别是水污染的隐患已经日益显现，这些都是李时珍当年始料未及的。

> 一方水土养一方人，不同地方由于水质不同会影响到人的健康与容貌。山清水秀的地方，人们生存的质量与寿命自然会高出很多。中国人传统上讲风水，指的就是生活环境，"居必择邻""居必择水"。

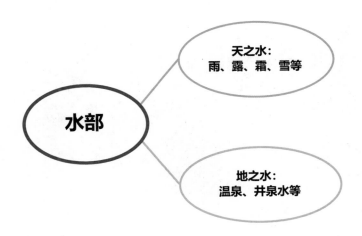

火部
—— 文明之始—火源

火神庙

在民间传统中，火已经被神化。北京什刹海周围庙宇众多，其中有一座唐代贞观年间的火神庙。全国各地大大小小的火神庙，说明了火在民众心目中的地位。

地球上能够驾驭火的只有人类，使用火是人类文明发展史上重要的里程碑。

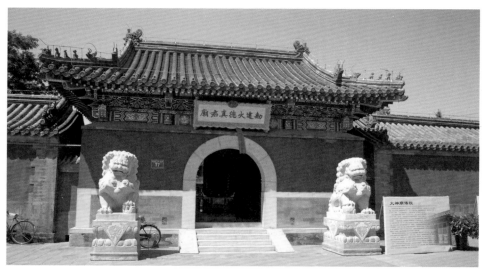

北京敕建火德真君庙（火神庙）

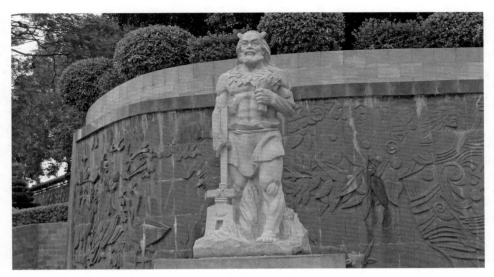

炎帝 神农氏像

常言道水火无情。远古时，自然界的大火，常会吞噬无数生命，但幸存下来的人类，从灰烬中寻找到了可以充饥的食物。人类同时意识到火可以取暖，从而产生了保存火种的意识。

位于北京郊外的周口店猿人洞穴中，考古学家发现了用火的痕迹，利用火的历史可以追溯到50多万年前。有了火，就有了熟食。熟食不但美味，更便于营养的吸收，还可以防治疾病，同时也促进了人类大脑的发育。

火还带来了冶炼技术，而后出现了青铜器、铁器，以及代表中国文明的瓷器。火对人类文明至关重要。

治病用火

在以往的本草著作中，往往只有水的记载，而忽略了火。《本草纲目》在火的记录方面首开先河。《本草纲目》火部将火分为十一种，燧火、桑柴火、炭火、芦火、竹火、艾火、神针火、火针、灯火、灯花、烛烬等。

这里大致可以将火分三大类：第一类治病用的，第二类煎药用的，第三类日常民生用的。

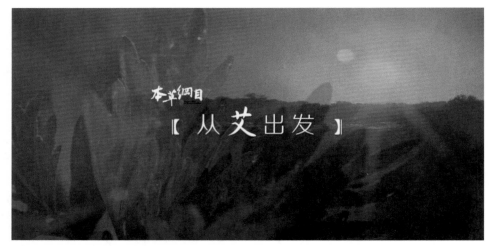

本草纲目
【从艾出发】

《从艾出发》纪录片（浣一平制作）

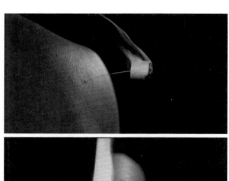

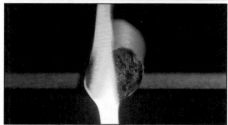

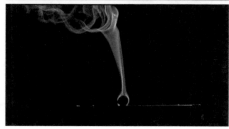

艾火

首先是治病用的灸火，也就是针灸用火。通常包含了艾火、神针火和火针。

针灸其实由针与灸两个部分组成。

艾灸火，即燃烧艾绒所生之火。"艾火可灸百病。"

2013年，我曾经参与制作过一部纪录片《从艾出发》，以艾叶为主题，围绕生活中的应用讲述日常的故事。李时珍在火部记载了艾火及其用法；在草部中记载了用艾叶做艾灸的疗效以及用灸治百病的功能。

神针火，指用桃枝或熟艾制成的针具燃烧所产生的火。神针与雷火神针都是灸法的一种，雷火神针较粗大，比拇指还粗，由多种药物组成。用它熏烤，火力比较猛烈。

火针就是将针高温烧到炙热状态，从红到白，白热化，迅速扎入相关穴位。

我长期居住在香港，夏天潮湿，关节常常不舒服。一次，我到马来西亚新山中医学院交流访问，碰到了首届国医大师贺普仁先生的大弟子，来自北京的陈医生。贺普仁是火针的泰斗，可惜已经过世。所幸衣钵相传，陈医生采用火针治疗二十年，治疗患者四万人次，将火针这一传统技艺在马来西亚发扬光大。当天我也体验了一下陈医生的火针，针烧得红里透白，进针神速，感觉就好像被蜜蜂蜇了一下，并没有以往人们描述的那样疼痛可怕，而且治疗效果很好，对我来说是一次难得的经历。

～ 煎药之火 ～

《本草纲目》谈到的第二类是煎药的火，包括桑柴火、炭火、芦火、竹火四种。

李时珍记载："烧木为炭。宜烹煎、焙炙、百药丸散。"治病其实用的是炭或炭灰，并不是直接用炭火。炭能生火，优质的木炭是无烟的，过去的主要用途是取暖。

白居易《卖炭翁》第一句："卖炭翁，伐薪烧炭南山中。"

现在大家接触的木炭多是用来烧烤的，烤羊肉串、烤海鲜。《本草纲目》中记载木炭可治疗肠风下血。方法是将炭与枳壳共研为末，每次服三钱，五更时服，用米汤送下，等到

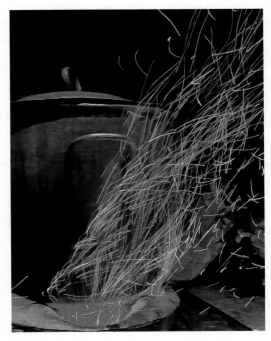

煎药火

天明再服一次，当天就可见效。外用可治疗阴囊湿痒，用麸炭和紫苏叶，研末擦患处。

煎药——在服用中药前的最后一步，也是最关键的一步。有了火的参与，药材中的有效成分才能被提取出来。药煎好了，药效倍增，煎不好，就如同做了夹生饭。就像李时珍说的："新水活火，先武后文，如法服之，未有不效者。"如同遵法炮制一样。煎药除了讲究用水，还讲究用火，分别用文火与武火。

李时珍在《本草纲目》中特别提到了芦火、竹火，用于煎煮一切滋补药。它们的火力不强，属于文火，小火慢熬，不会有损药物的疗效。煎药、做饭要掌握好火候，就是这个道理。

"凡服汤药，虽品物专精，修治如法，而煎煮者，鲁莽造次、水火不良，火候失度，则药亦无功。"前面准备得再精致，若药煎不好，火候掌握不好，最终会功亏一篑。

日常用火

《本草纲目》中收录的日常用火，也就是做饭用的炊火。

燧火，"四时钻燧，取新火以为饮食之用"。

燧人氏为远古时代三皇之一，相传他在今河南商丘一带观天察地，钻燧取火，是华夏文明中最早取火之人。

开门七件事，柴、米、油、盐、酱、醋、茶。柴列在了首位。北方人管发工资叫发薪水，薪就是柴火。北方天冷缺柴火、缺水，所以柴火和衣食都相关。南方没有北方那么冷，对于柴火来说，可能南方人没有北方人感觉那么强烈。南方人管发工资叫出粮，发粮食了。

李时珍记录了治疗小儿惊风，可以用灯火熏小孩的手心和脚心。

李时珍提到胡麻油、苏子油所产生的油烟不会对眼睛造成伤害，还可以治疗一些眼疾，但其他动物和植物的油产生的油烟，就要敬而远之了。这些方法掌握起来有些难度，现代并不推荐。

和灯相关的还有灯花。灯花就是灯芯燃烧后的花形残留物。李时珍记录了一则他的病案。电影《李时珍》中有这样一段情节，富顺王爷的小孙儿，见到灯花就哭着喊着要吃。全家人手足无措，李时珍看后，他知道这种怪癖是寄生虫所引起的，开了一副杀虫药，做成了丸药，让小儿吃了以后，很快就奏效了。

　　烧火可以取暖，还可以煮饭做熟食，以前的医生用火进行针具消毒。人类发明了和火相关的灯，灯火也有妙用。在人类发展史上，从来没有任何一项发明能像火的影响力这么大，是火将人类带入了文明时代。

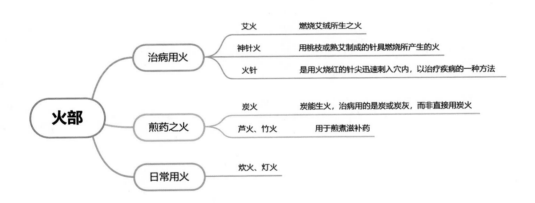

土部
——五行之主坤之体

❧ 五行之主 ❧

李时珍在《本草纲目》中写道："土者，五行之主，坤之体也"。土是五行的中心，也是最重要的一行。

北京中山公园内，有一座明清两代的社稷坛，以来自全国各地的五种颜色的土铺设，老百姓习惯称为五色土。按中黄、东青、西白、南红、北黑，五色对应五行及五个方位。

民间各地都建有供奉土地神的土地庙。

在《本草纲目》土部的导论中，李时珍提到了一本著作《禹贡》。《禹

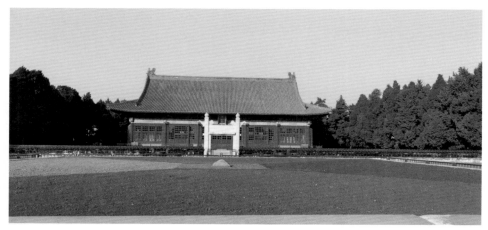

中山公园五色土

贡》是我国最早的一部综合地理著作，书中记载大禹治水以后，将天下分为九州，并且简明扼要地介绍了各地的山川、土壤、物产、交通地理等内容。

土的属性柔和而又刚强，沉静但又有规律地变化，可以滋生万物。人的脾胃和土的属性相对应。所以传统朴素的观点里各种土可入药，皆用其有利于脾胃的特质。

李时珍在《本草纲目》当中收录了可作为中药的各种土和土的相关制品，从远古的白垩土到蚯蚓做出的新泥，包括入地三尺的黄土等共 61 种。其中有的仅被保留在历史文献中，也有的至今仍在临床应用，行之有效。

伏龙肝

伏龙肝就是灶心土。以前在农村烧柴火，在灶里烧结的土块内部中间，有结成红褐色像猪肝一样的土，这就是灶心土。一般十年以上的土块才可以用。黄土经过多年的高温烧炼后，其药性由甘平变为辛温。原来人们认为灶有灶神灶王爷，便给灶心土起了个更有深意的名字——伏龙肝。

张仲景《金匮要略》中有一首非常著名的方，黄土汤，主要的药物就是伏龙肝。临床上黄土汤适用于脾阳虚导致的各种出血证，如便血、吐血、衄血、崩漏等。

曾经有一档电视栏目报道过一个病例，一位病患手术后内出血却查不到出血点，危在旦夕。他的儿子听闻黄土汤后，赶回乡下姑妈家，在旧土灶中找来了灶心土，煎服后老父亲被奇迹般地治愈了。

东壁土

东壁土，功效与灶心土类似。东壁土就是过去的土房子外，曙光初照时，得到阳气最多的那面墙上的土。李时珍在这里记载了一种他亲身接触的怪病。一女子喜欢吃河中的污泥，每天能吃上几碗，按照李时珍的诊断这是一种脾胃湿气重的症状，他的治法是用东壁土和新打上来的井水，搅拌均匀，待水澄清后服用。

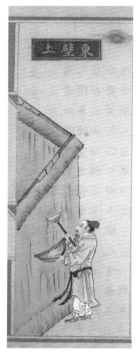

东壁土（摘自《本草品汇精要》）

另外，现在有些地方将李时珍的表字东璧写成了墙壁的壁，是不对的。

《本草品汇精要》中有一幅绘图，画的是一个人早上对着太阳直射的墙壁在铲墙皮，十分形象。

和灶心土一样来源于炉灶的还有百草霜——柴火烧尽后留在锅底或烟囱里的灰。李时珍记载其功效是消食化积，止上下诸血。当遇到流鼻血时，将百草霜末吹入鼻内，血马上可以止住。类似百草霜止鼻血这样的小验方，《本草纲目》中还有很多，李时珍就地取材，不少小方子就来自灶台边的学问。

药墨

"近朱者赤，近墨者黑。"孔子这里讲的"朱"和"墨"分别指的就是朱砂和写字用的墨。墨在《本草纲目》中归入土部。墨是文房四宝之一，徽墨已有上千年的历史。总的来说，墨大致可分为两类，一类是松烟墨，一类是油烟墨。我记得台北故宫博物院举办的医药文物展中，展出了很多古代的药墨。

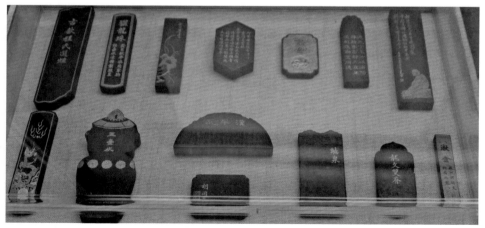

徽墨　胡庆余堂收藏

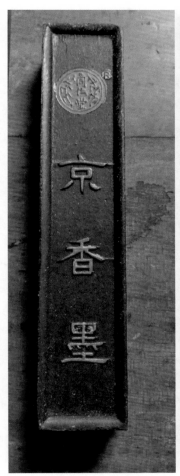

京香墨

本品为松烟加胶液、香料等经特殊工艺制成，以色黑纯亮、气清香为佳。具有凉血、止血之功效；亦为书写之佳品。

北京同仁堂（亳州）饮片有限责任公司

20世纪90年代初亳州
生产的药墨

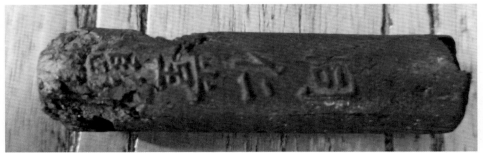

北京同仁堂药墨

墨以松为主要原料，以鹿胶为赋形剂，同时掺入多种天然原料。珍贵的药墨中就掺有名贵中药，如麝香、龙涎香等，也有苏木、紫草等。唐代大诗人李贺《杨生青花紫石砚歌》中有这样两句："纱帷昼暖墨花春，轻沤漂沫松麝薰。"墨之佳品中用到了松烟和麝香。

李时珍在其释名处记载，古者以黑土为墨。墨的药用功效在于止血、生肌。而好墨一定要色泽黑润、坚而有光，有馨香浓郁、防腐防蛀的特点。

～ 砂锅 ～

砂锅是被李时珍首次收录入本草专著的一味药。过去不论城里还是乡下出殡，都要由逝者的长子摔盆，叫"打砂锅子"。我小时候还见过这一景儿。摔盆儿也有讲究，要一次摔破，摔得越碎越好。民间有这样一种说法，盆儿摔得粉碎，逝者才能把这个盆儿带到阴间去用。

砂锅的材质非常均一。"打破砂锅问到底"的"问"原写作"璺"（wèn），是裂纹的意思，后演化成问，砂锅碎了就会一裂到底。《本草纲目》里提到砂锅使用时，要研末，以水飞法加工，做成丸剂与酒同服用，可消积块、黄肿。医学发展到今天，这种方法已经不适用了。

煎煮中药不能用铁锅，这是常识。现在研究表明了，很多中药的有效成分会和铁元素发生化学反应，从而影响药物的疗效。

李时珍记载的这些土类药物，灶心土、砂锅、百草霜是身边简便验廉之物。但因为现在几乎不用柴火灶了，医生即使知道有这个方，药源也很难找了。假如现在的人不整理，这些宝贵的经验将面临失传。如何将老祖宗的宝贵经验与精髓保存到新时代，是需要人们认真思考的问题。

～ 土生万物 ～

影响道地药材形成的因素有很多，土壤就是其中一个重要的因素。每个人都有自己的口味，酸甜苦辣，各有所好。药材也是一样。有时药材对土壤的要求十分挑剔。有的好酸，有的好碱，同时对土壤的含水量、透气性等条件也有要求。

百草之王人参喜欢肥沃、疏松、排水好的微酸性土壤，长白山原始森林的腐殖土就是最好的选择。

有南方人参之称的三七喜欢地势比较高的地方，在海拔约2100米，坡度30度的山地，中性到微酸性的红土壤最为适宜。云南文山、广西的山区环境最适合。

动物药中地鳖——土鳖虫是一种治疗跌打损伤、筋伤骨折、骨伤科的常用药，喜阴暗、潮湿、疏松的土壤。蚯蚓喜欢生活在南方湿润偏酸或中性的土壤中，又叫地龙，是治疗小儿惊风、咳喘的常用药。两广一带盛产的地龙，体长，有白颈，习称"广地龙"。

一方水土养一方人，一方水土出一方药。土就是道地药材的核心秘密之一。

天行健，君子以自强不息。地势坤，君子以厚德载物。皇天后土，表达的就是我们中国人对土的赞誉与感恩。土生万物，土是稼穑之源，衣食之根本。

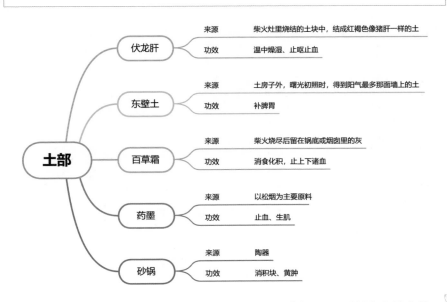

土部

伏龙肝
- 来源　柴火灶里烧结的土块中，结成红褐色像猪肝一样的土
- 功效　温中燥湿、止呕止血

东壁土
- 来源　土房子外，曙光初照时，得到阳气最多那面墙上的土
- 功效　补脾胃

百草霜
- 来源　柴火烧尽后留在锅底或烟囱里的灰
- 功效　消食化积，止上下诸血

药墨
- 来源　以松烟为主要原料
- 功效　止血、生肌

砂锅
- 来源　陶器
- 功效　消积块、黄肿

金石部之丹药
—— 为药慎用物非凡

金石矿物

中药中以植物药最多，以草为本，故称为本草。中药实际上还包括动物药和矿物药。

我国古代对矿物药的记载，最早见于先秦时期的《山海经》，其中有朱砂、砒霜等4种矿物药。《山海经》是一本具有历史价值的奇书，不仅包含神话，且涉及了地理、动物、植物、矿物、巫术、医药及民俗等方方面面的内容。

中医药经典著作《神农本草经》《黄帝内经》都记载了金石类药物，《神农本草经》收录了矿物药41种，上、中、下三品都有分布。

随着人类对矿物药认识的加深，记录也越来越多。到《本草纲目》时，共计收录矿物药161种，新增矿物药68种，1351个方中含有矿物药。李时珍首开矿物药分类，将金石部分为四卷五部分。

石者土之骨

现今矿物药的分类主要以内在成分为依据。而李时珍在明代对矿物药的分类，某种程度上与这个原则不谋而合。李时珍将矿物药分为金、玉、石、卤四类，其中金类收载的是金属和可以提炼金属的矿石，玉类及石类以非金属的矿物为主，卤类以溶于水的盐类为主。

李时珍认为："石者，气之核，土之骨也。大则为山岩，细则为砂尘。"石头是构成世间物质的核心，是泥土的骨骼。石可以是巨大的山岩，也可以是细小的砂尘。石中的精华可变成金和玉，石中的毒物则能成为砒石。石气凝结，可以成为丹砂和青腴，用作彩色原料。石气液化，可以成为矾和水银。

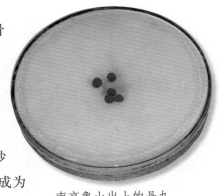

南京象山出土的丹丸

古人对矿物的认识对后世是有重大贡献的。

金箔

现代人对金属的理解多来自元素周期表中的金属，金、银、铜、铁等。《本草纲目》中记载金类药28种，有金、银、自然铜、铅、铁、古镜、古文钱等。

金，是金石部的第一个药，指的是人们佩戴的首饰金。

在古代"吞金而亡"的流言使人们对金不由地产生了恐惧。其实金本身无毒，通常所说的"坠金而死"，是因为金的比重太大，它的坠压使得胃肠不能蠕动，最后导致内脏大出血、感染、胃肠穿孔而死。红楼梦中的尤二姐便是"坠金而亡"。

李时珍记载金石药："借气生药力而已，勿入药服，能消人脂。"金、银、铜、铁这些矿物虽有药性，但是不能直接吃进肚子里，要有一定的加工及服用方法。

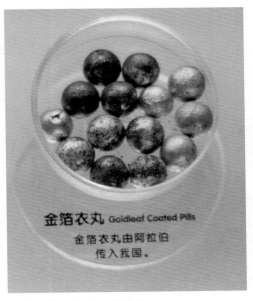

金箔衣丸 Goldleaf Coated Pills

金箔衣丸由阿拉伯传入我国。

金箔衣丸 胡庆余堂收藏

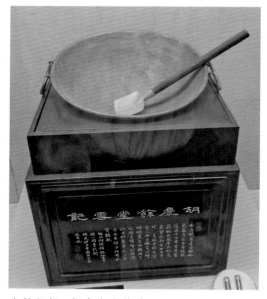

金铲银锅　胡庆余堂收藏

比如，杭州胡庆余堂和北京同仁堂制药过程中曾用金铲银锅，迄今其机理尚不清楚。

《药性赋》记载金箔："镇心而安魂魄。"《本草纲目》记载金可镇精神，坚骨髓，并收载了金、金屑和金浆3味药。

其实，金箔与金块是不一样的。而食用的金箔是另外一码事。金的延展性很好，1克金子可以打出3平方米的金箔。金箔比纸薄得多，放在手上能飘起来，可以用薄如蝉翼形容。食用的金箔是安全的，含在嘴里，通过食道，进入胃肠，人丝毫感觉不到它的存在。

银铜铁

银子也是中国古代的一种货币形式。李时珍在《本草纲目》中记载，银能安五脏，安心神，止惊悸，除邪气等。银本身没有毒，"今人用银器饮食，遇毒则变黑"。古代宫廷中验毒用银，主要针对砒霜等矿物类药。

银也具有很好的韧性和延展性，可达到高度抛光状态，银首饰也为大众喜爱。我身边有一个银手镯，可以刮痧，不伤

摩梭贡银手镯

皮肤，好似用银元刮痧一样。

铜类矿物药具有散血止痛的功效，主要用于骨伤科。不过，中药自然铜并不含铜元素，而是硫化物类矿物黄铁矿族黄铁矿，主要含二硫化亚铁（FeS_2）。

除自然铜外，《本草纲目》收载了12种含铁的药物。"铁，截也，刚可截物也。"铁于五行中属水，故曰黑金。这是铁又名黑金的由来。"铁皆取矿土炼成……以广铁为良。甘肃土锭铁，色黑性坚，宜作刀剑。"早在《黄帝内经》的十三方中便有生铁落饮。

生铁落，即铁匠打铁时四溅的火星落地形成的铁屑，也就是氧化铁，治癫狂发怒等情志病。但在《本草纲目》中，铁被认为是有毒的。李时珍认为凡诸草木药皆忌铁器，而补肾药尤忌之。中药煎煮过程中，很多有效成分容易与铁形成络合物，而降低药物的有效性，故而煎药时要避免使用铁器具。

汞与水银

金、银、铁都是常温下固态的金属。对于液态的水银，人们在很长一段历史时间内都不太确定其功能。《本草纲目》有了明确记载："状如水似银，故名水银。"并将其归在金类中。水银为化学元素汞。古人认为水银不腐，可以长生，常用于炼制丹药。特别在帝王的陵墓中多有使用。位于西安的秦始皇陵迄今未被打开。考古学家在周围进行过测试，发现秦始皇陵附近土壤中，汞的含量比其他地区超出20～30倍。

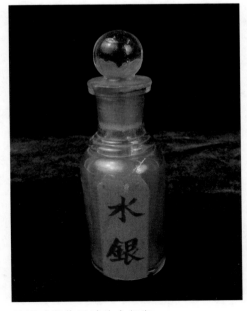

民国时期使用过的水银瓶

汞与汞蒸气对人体的危害很大。现代水俣病因最早发现在日本熊本县水俣湾而得名。水俣病就是含甲基汞的废水中毒导致的。李时珍在《本草纲目》中明确指出了水银的毒性，当他看到方士有关水银可以长生不老的异端邪说时，他怒不可遏，奋笔疾书："求生而丧生，可谓愚也。"

中药中有多种含金属的矿物药。这些含金属的矿物药及其制剂是中药用药极具特色的部分，有着不可替代的作用。

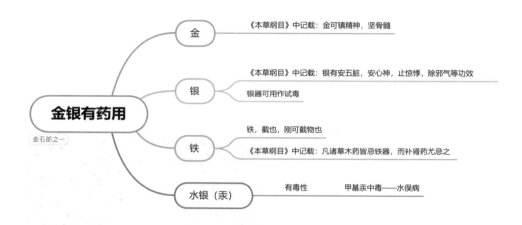

金石部之玉石
——药用配饰两相宜

～❦ 君子如玉 ❦～

中国喜爱赏玩玉石并被历史记录的人很多，这些年玩石头的人又多了不少。玉和石都是矿物药的重要组成部分。

《本草纲目》的玉类共收录了14种，如玉、白玉、青玉、珊瑚等。石类收录了71种，如丹砂、雄黄、雌黄、石膏等。这些都属于矿物药范畴。

水怀珠而川媚，石韫玉而山辉。

中国人爱玉，自古认为玉是美好、纯洁、高雅的象征，君子人格与美德的象征。李时珍引用《说文解字》的话语："玉乃石之美者。"

玉有五德，仁、义、智、勇、洁。君子必佩玉。一直到现在，人们对玉石仍然非常喜爱和推崇。传国玉玺更是中国历代正统皇权的凭证。古人

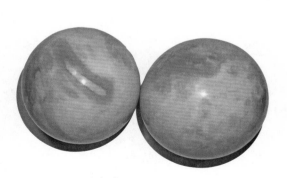

玉石手部健身球

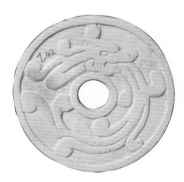

民国 龙纹玉璧

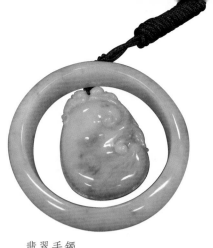

翡翠手镯

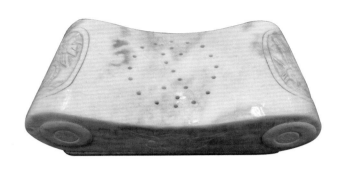

蓝田玉枕

认为玉不但可以相伴人的今生，还可以陪伴人的来世，甚至可以保持尸体不腐。

金缕玉衣

1968 年，在河北满城中山靖王墓中发现了一件金缕玉衣，以金丝编缀玉片制成，全长 1.88 米，共用玉 2498 片。

玉除了赏心悦目之外，也有独特的药用价值。中医认为，玉可以安定心神，我想这可能是现代仍然有很多人喜欢佩戴玉饰的原因之一。

玉可分为两类，软玉和硬玉。软玉通常是指角闪石类的闪玉，即和田玉一类。硬玉则指的是翡翠。

《本草纲目》记载玉的质地坚固，内服多用玉屑先煎，单独煎煮 30 分钟以上。玉石也不止这一种使用方法，另有佩服，既可以佩戴，又可以内服。供佩戴的玉石、珊瑚等饰品及把玩的手串等物，李时珍都将其一一载入了《本草纲目》金石部中。

这些饰物一般戴在颈项和手腕上，其实有一定的道理。人体脖颈的后部为项，那里有大椎穴、定喘穴、风池穴等。当人佩戴项链时，身体和项链的摩擦，好似轻微的按摩，可以起到解除疲劳的作用。

我还记得上中学时跟我父亲学针灸，开始要记住针灸的五大要穴："肚腹三里留，腰背委中求，头项寻列缺，面口合谷收，胸胁内关谋。"

内关穴在腕横纹上两寸两筋之间，手腕上戴着玉镯时，利用了玉的重镇清凉之性，不知不觉地刺激了内关穴。内关穴是一个和心脏相关的穴位，可调节心率，而且是双向调节。心跳快的时候可以调慢，心跳慢的时候又能调快回正常。遇到心悸、晕车、晕船或者呕吐时，可以按摩内关穴。

朱砂妙用

丹砂，又名朱砂。李时珍说："丹乃石名。后人以丹为朱色之名，故呼朱砂。"宋代《太平惠民和剂局方》中一些知名的药方，如紫雪丹、至宝丹、牛黄清心丸中都有朱砂。

丹药一般有层红色的外衣，那就是朱砂。平时人们盖章用的印泥、书画上的签章，所谓朱砂印都用到了朱砂。印章晾干之后，颜色经久不退。

《本草纲目》中还收载了朱砂的另一个名字——辰砂，这个名字表明了它的产地，古代辰州在今湖南。

朱砂的使用不局限于中国。对于朱砂的认识与利用是世界性的。

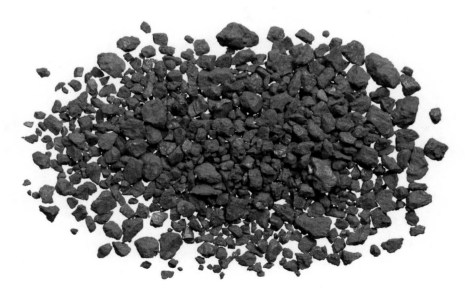

朱砂药材

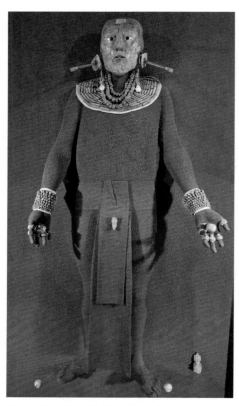

墨西哥人类学博物馆收藏的帕卡尔大帝尸体复制品（表面涂满了朱砂）

2019 年，我去墨西哥考察，在墨西哥人类学博物馆内，看到了一具古玛雅文明保存完好的国王的尸首，头上、胸前都有玉片做装饰，全身覆盖着朱砂，色彩非常鲜艳。我国古时候曾用朱砂保存尸体，没想到在异国文明中也用同样的方法。

朱砂对于中国人来说，并不陌生，早在《神农本草经》中已经有记载。朱砂作为镇静安神的代表性药物，使用历史超过千年。中医认为，朱砂甘、寒，能镇静安神，清热解毒，可治疗心悸、失眠、癫狂、惊风等。

关于朱砂的毒性，李时珍认为："丹砂性寒而无毒，入火、遇热则热而有毒。"朱砂最忌火煅，服之必死。

中药朱砂中所含的汞和水银的汞是两个概念。汞的毒性很大程度上取决于它的存在形式。水银的汞是游离的，而朱砂所含的汞是结合状态的汞，主要为硫化汞，化学性质相对稳定，溶解度极小，在人体的胃肠中难以被吸收。因此，对含朱砂中成药的毒性评价，不能简单套用汞的毒性数据来进行折算。

朱砂等中药虽有一定的毒性，但使用有毒的中药，不一定都会导致中毒。大多数有毒的中药，在使用之前是需要炮制的，且要严格控制用量。

朱砂的炮制需经过水飞法。水飞法是中医炮制药物的常用方法之一，操作很简单，却要下功夫。这种方法是在逐渐加水的条件下将药物反复研磨至极细的粉末。水飞朱砂，就要使朱砂的细粉漂浮于水面或混悬于水中，再把这些极细的粉末收集起来。

现在的《中国药典》亦有水飞朱砂粉的记录，需用磁铁吸去铁屑，或按照药典通则中水飞法进行水飞，鉴别检查符合标准后可使用。

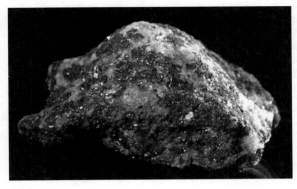
朱砂

朱砂通过水飞这一看似简单的操作后，游离汞和可溶性汞的含量大大降低。炮制减毒，朱砂水飞，这也显示出了古人的智慧。

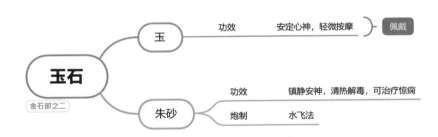

金石部之砒霜
——是非曲直待评说

❧ 灵丹妙药 ❧

"灵丹妙药"最初指的是炼丹的丹药。《西游记》里孙悟空偷吃太上老君的仙丹是书中一个经典情节。

东床快婿，这个成语典故出自《世说新语》，与丹药还有些联系。东晋太尉郗鉴想和丞相王导攀亲，希望从王家弟子中挑个女婿。他先派人去王家求亲。差人回来禀告，王家的子弟不少，都是青年才俊。只有一人与众不同，躺在床上，袒胸露腹。郗鉴听后，认为此人与众不同，于是选了袒腹仰卧东床之上的年轻人。被选定的这位女婿，不是别人，正是日后大名鼎鼎的书圣王羲之。那一年，王羲之刚满20岁，从此有了"东床快婿"的称谓。

与王羲之这种敞着衣衫类似的行为状态，在那时的书籍和书画中常被提及。其实，魏晋南北朝时文人雅士中流行一种名为五石散的药物。五石散服后，人会变得很兴奋，燥热难当，即使寒冬腊月，也要宽衣解带以驱散身上的热气。

五石散，又叫寒食散，相传由东汉名医张仲景所发

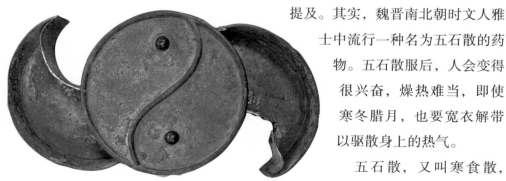

清代锡制八卦丹药盒

明，其中有五种矿物药，分别是石钟乳、紫石英、白石英、石硫黄和赤石脂。这些药的药性极热，本是治疗伤寒的药，后来被滥用了。

这种服食丹药之风，一直流行到明代。明代有 6 个皇帝因迷信并服用丹药而丧命。

一些方士胡吹乱侃炼丹可以长生不老，对此，李时珍进行了不留情面的抨击："贪生者服食，致成废笃，而丧厥躯，不知若干人矣，方士固不足道，本草岂可妄言哉。"

乱服丹药不好，但不可否认正确使用矿物药的功效。李时珍也在积极吸收和利用炼丹术中提炼矿物药的技术成果。

葛洪炼丹

东晋的医药学家、道家葛洪，他的著作《肘后备急方》中第一次记载了青蒿治疟疾，在他的另外一篇名著《抱朴子》（内篇）中记载了炼丹实验。

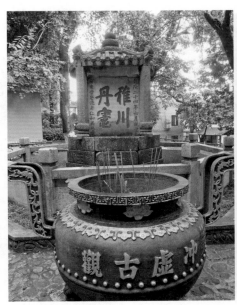

罗浮山葛洪炼丹炉

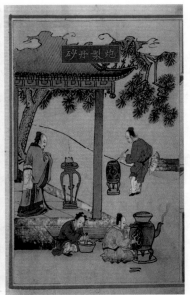

炮制丹砂图（摘自《补遗雷公炮制便览》）

葛洪炼丹地广东罗浮山是一块人杰地灵的宝地。苏轼曾被发配到此地，写下了："罗浮山下四时春，卢橘杨梅次第新。日啖荔枝三百颗，不辞长作岭南人。"现在罗浮山景区中有葛洪洗药池，又修复了八卦炼丹炉。相传葛洪就是在那里从朱砂中煅烧出水银的。

他还炼出了一价的氯化亚汞——轻粉，二价的氯化汞——白降丹的主要成分，以及氧化汞——红升丹。这些药在后来都发展成了特效的外科用药。

软硬石膏

石膏有生、熟二种。艺术领域中石膏这种材料十分常用，有很多以石膏为原料的雕塑，李时珍的石膏造像也不少。骨折后用来复原固定的石膏板也是这种石膏。这些都是用熟石膏加工而成的。

生石膏是含水硫酸钙（$CaSO_4 \cdot 2H_2O$），经过加热失去了部分结晶水之后，就成了熟石膏。熟石膏与水相遇又可变为具有黏性的固体，在固定的模具中可以制成艺术品。

中药石膏是一味常用的清热良药。张仲景《伤寒论》中有一首名方白虎

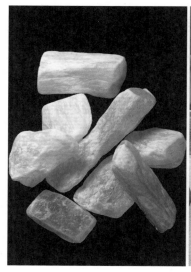

石膏药材

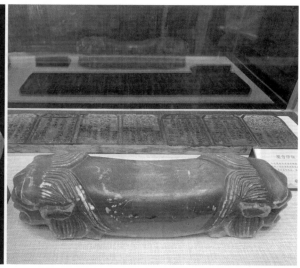

天然石膏药枕

汤，可以清热生津，主治阳明气分热盛证，以生石膏为主药。

道家有四神，分别是青龙、白虎、朱雀、玄武。白虎为西方的金神，西方清凉，此方可清热，取名为白虎汤，并且石膏也是白色的。另外，有些人的口臭、牙痛实际是胃火导致的。明末《景岳全书》中有首玉女煎。主药是石膏，与知母、牛膝、熟地、麦冬同用，是治疗胃火亢盛所导致的头痛、齿痛、牙龈肿痛的名方。

本草中的石膏有软、硬两种。药用的时候，究竟是用软石膏还是用硬石膏为好呢？一千多年来这话题有诸多争论。金元四大家的朱丹溪从临床的角度提出他的论证，白虎汤中应当用软石膏。李时珍赞同朱丹溪的说法，并给出了两种石膏的分辨方法。

软石膏（生石膏），可以入药，而且还可以用来制作豆腐。其外观是一层一层的，形似压扁的米糕。它的主要成分是含水硫酸钙（即生石膏）。

古人所认为的硬石膏其实是天然的碳酸钙（$CaCO_3$），即方解石，一般不入药也不能点豆腐。李时珍记录硬石膏像马的牙齿一样，击之便会段段横解，光亮如云母。

雄黄雌黄

世间万物皆分阴阳，动物分雄雌，矿物也分。《本草纲目》引用古书的记载："雄黄生山之阳。"李时珍又补充："生山之阴者，故曰雌黄。"为此，

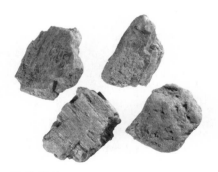

雌黄药材

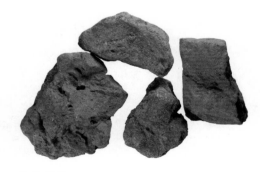

雄黄药材

我向矿物药专家张志杰教授求证。雄黄与雌黄是共生矿物，都是含砷的硫化物，雄黄是硫化砷，雌黄是三硫化二砷。

端午节时，蛇、蝎、蜈蚣、蟾蜍、壁虎五毒出洞。这时候要悬挂艾叶、菖蒲，用雄黄泡酒洒在墙根角落，用于辟邪驱妖，杀虫解毒。《白蛇传》中白娘子喝了雄黄酒现出了原形，蛇最怕雄黄酒这个认知深入人心。

除了可以药用，雄黄、雌黄也是古代常用的矿物颜料。雄黄是橘色的，雌黄是黄色的。成语"信口雌黄"比喻没有依据随口乱说或妄做评论，来自雌黄可作涂改工具的特点。古时写字用的纸都是偏黄的，以前的造纸技术难把纸张做成纯白色的。质量差的纸叫马粪纸。质量好的黄色较深的是染黄纸，用黄柏汁染成，可以防虫蛀，分为硬黄纸和软黄纸。《新修本草》《本草品汇精要》用的都是这种纸张，写错了可用雌黄涂抹重写，作用类似现代的"涂改液"。

人言信石

《本草纲目》收载了砒石一药，李时珍记载："砒，性猛如貔，故名。"貔是传说中凶猛的瑞兽，有口无肛，有进无出，可以守财。因为砒石主产地在信州（今江西省上饶市信州区），故称为信石。有的书中又含蓄地将信字分开写为"人言"二字。

人言可畏，背后的流言蜚语伤人。人言作为砒石或砒霜的别名，可见其药性猛烈。雄黄和雌黄可以加工成砒霜，砒霜便是信石升华精制的三氧化二砷（As_2O_3），为白色粉末，微溶于热水，其毒性较信石更烈。

古典文学作品中经常出现砒霜毒死人的情节。《水浒传》中武大郎就是被潘金莲灌下含砒霜的药而身亡的。

砒霜是药还是毒，关键在于谁来用、何时用、给谁用。1971年，科学家张亭栋教授发现砒霜可用于治疗白血病，后来砒霜联合疗法进一步应用于白血病的治疗研究，所取得的成果在国际上引起了很大的震动。这是对"以毒攻毒"的继承、发掘、整理研究，也是一个划时代的成果。

无论金玉、石膏，还是雄黄、砒霜，这些矿物均可入药。敦煌壁画历经千年艳丽如初，壁画用到的颜料都来自天然的矿物，很多也是中药，使得中医药世界更为精彩。

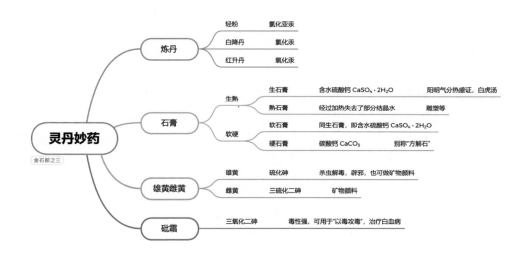

金石部之盐卤
—— 百味之王效堪夸

《本草纲目》金石部的最后一种卤石类共收载了 20 种药，主要是可以溶于水的盐类化合物矿物，如食盐、卤碱、硝石等。

～✦ 百味之王 ✦～

盐是中药，早在《神农本草经》中已有记载，产自西戎，名叫戎盐。古代称自然盐为卤，称经人力加工过的为盐。古时在荒漠地带，人们跟着动物寻找自然盐，因为动物舔饮盐水。牛舔地出盐，牛羊出自生理本能寻找到盐地。

都说民以食为天，但是再好的食材没有盐也是寡淡无味，盐有百味之王之称。

盐不仅是重要的调味品，也是维持人体正常生长发育必不可少的营养物质。盐可以补心气、通心神。没有盐，人就觉得浑身没劲。跑长跑途中要补充淡盐水和热量。古代荷兰、瑞典等国家有一种刑罚，在一定时期内控制犯人不许吃盐。英语的工资是 Salary，词根是盐 Salt，也可见盐的重要性相当于俸禄。

20 世纪 70 年代有一部红遍大江南北的电影《闪闪的红星》。当红军被围困在江西，国民党守军控制了盐的来源。没有盐，整个部队没了战斗力，聪明的潘冬子把盐水浸透在棉袄里，躲过了敌人的封锁，把盐送到了红军部队里。

盐可算是第一大药。盐水有杀菌、保鲜、防腐的功能。在抗生素出现之前，盐是外伤第一大杀菌药。现在预防感冒或缓解嗓子发炎的最好方法，依旧是用淡盐水漱口。

但是盐摄入过多也不是什么好事。早在元代，人们就认识到摄入食盐过多会导致一些疾病。患高血压的人更要注意控制食盐的摄入量。过度嗜盐会耗损人体骨骼内的钙，最终导致骨质疏松而失去健康甚至危及生命。由此可见，凡事都要适度。

天工开物

在我国，盐的生产有五六千年的历史。《本草纲目》中也有晒盐图，证明明代已经有了相当成熟的盐业生产技术。

明代科学家宋应星1637年问世的著作《天工开物》是中国古代一部综合性的科学技术著作。书中记载了明代中叶之前中国的各项技术，其中制盐有详细的记载。

我国的食盐种类很多，大致可以分为海盐、池盐、井盐、土盐、崖盐和砂石盐六种，海盐的产量约占五分之四。有的盐是靠人工提炼出来的，有的则是天然的。

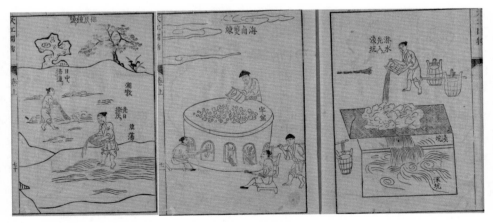

《天工开物》制盐图

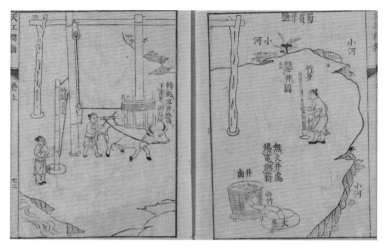

《天工开物》制盐图

南方药都江西樟树现在不但是药都，也是盐都。20世纪70年代，樟树岩盐的发现，结束了江西"贫盐"的历史。那里不再是《闪闪的红星》中缺盐的地区，成了著名的盐都，还有了盐浴池。

岩盐通常需要钻井汲取地下天然卤水，开采地下岩盐再经加工制成盐。盐井开采的洞口不大，但深度必须达到三十多米才能到达盐卤水层。在古代，因凿井的代价很大，花费时间很长，过程格外艰难，盐就显得十分珍贵了。所以运销食盐的盐商都是富甲一方的巨贾。

《本草纲目》收载了盐胆水，也就是卤水、胆巴水。盐有可食用和不可食用的区别。卤水是在熬盐过程中提取了氯化钠后的副产物。《本草纲目》明确记载："六畜饮一合，当时死，人亦然。"现代芭蕾舞剧《白毛女》中有一段情节是杨白劳喝卤水自杀身亡。那卤水就是盐胆水。盐卤可以用在制作豆腐中，卤水点的豆腐比石膏点的更有豆腐味。盐卤外用还可以治疥癣，同时它还是炮制中药附子的主要辅料。

芒硝朴硝

与植物药、动物药相比，矿物药的作用往往更强。《神农本草经》中记载："朴硝主百病，除寒热、邪气，驱六腑之积聚。"朴硝就是芒硝。现代研究发现朴硝为较不纯净的硫酸钠，芒硝主要成分是含水硫酸钠结晶，外观略呈芒刺状。《本草纲目》记载芒硝消化诸物，故谓之消。

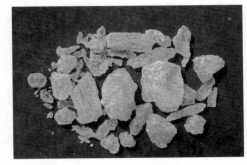

芒硝药材

大承气汤与小承气汤都是张仲景所创，是治疗阳明热结腑实证的代表方。二者的区别就在有无芒硝。大承气汤峻下热结，常用于治疗重症患者，组方中有芒硝、大黄、枳实与厚朴。方中去掉芒硝即为小承气汤，药力大为减弱。

芒硝这味药咸苦而寒，润燥软坚，用于协助大黄去积通便之力，有它则起效更快，效力更大。

滑石妙用

李时珍记载："滑石利窍，不独小便也。"小儿皮肤细嫩，夏天出汗容易起痱子。中医有一个小验方，六一散。六一指的是处方中六份滑石和一份甘草，它是清热利湿的常用代表方，对于小儿身热烦渴、小便不利很有效。除了内服，滑石还可以外用，痱子粉中滑石也是主要成分。

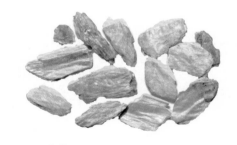

滑石药材

滑石是已知质地最软的矿物，极易粉碎成极细粉，我上小学的时候，还把滑石当粉笔用过。滑石敷于发炎或破损组织的表面，可形成保护膜，减少局部摩擦，并有吸收分泌液，促进干燥、结痂的作用。临床上与湿气相关的一些皮肤疾病，往往会用到滑石。

古人观察在河边的石头，长年累月被水浸泡，但不被湿邪侵袭。古人以取类比象的思维应用于临床，试过发现有的石头还真的能收湿敛疮，如滑石。取类比象有时是一种启发，但不是招招都灵验，须以临床的效果为定论。

大自然千奇百怪，变化无穷。有的由柔变刚，如钟乳液变成钟乳石；有的从动变静，如勃勃生机的草木、远古时期能飞能跑的鸟兽变成了现在无生命的化石。反之，顽固不化的金石经过熊熊炉火的煅制可以成为对人类健康有用之物。

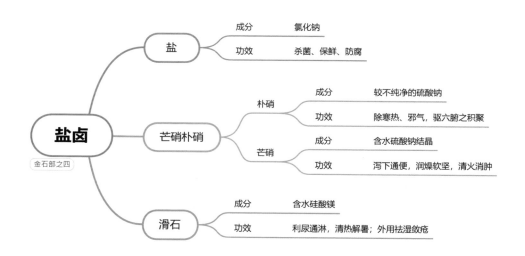

人参
——补虚神草药中王

中药里的百草之王，人参当之无愧。李时珍的父亲李言闻曾写过两本书，一本是有关家乡蕲春道地药材艾叶的《蕲艾传》，另一本便是《人参传》。

李时珍对人参推崇备至，《本草纲目》中人参条目的记载共用了9300多个字，可见李时珍对人参的重视程度。

人参的大名常被提及，中医认为人参能够大补元气，补脾益肺，安神益智，生津止渴。从药学专业的角度看，人参是来自五加科（Araliaceae）植物人参 *Panax ginseng* C. A. Mey. 的干燥根和根茎。植物学当中，科是一个大家族，种是一个基本单位。市面上可以见到山参、园参与炮制过的红参。

《本草纲目》记载："人参年深，浸渐长成者，根如人形，有神，故谓之人参。"

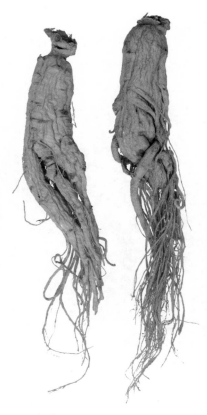

人参药材

人参的"参"繁体字为"參",字形就像一株人参的形态。甲骨文和金文中都有"參"字。"參"字上半部形似人参伞形花序上的三个浆果,下面是迈开双腿的人形并带有三条须根。

寻觅野山参

现今野生人参已经相当罕见。2003年,我收到有"长白山药王"之号的严仲铠教授从吉林打来的电话,长白山里发现了一株野生人参。我马上订了张机票,飞了过去,希望一起见证采获野生人参的全过程。

中国采人参的传统有很多讲究。采人参的"老把头"先用一根红绳子拴在人参的茎上,口中要喊着:"棒槌。"据说这样拴住是因人参有"灵气",怕它跑掉。我们都屏住呼吸,只见老师傅小心翼翼地用鹿骨制成的工具将人参起出,确保这株人参毫发无损。这株"人参娃娃"个头儿虽不大,但正如李时珍所言,呈明显的人字形,仿佛正在行走。

商品人参有野山参、林下山参和园参三大类。在市面上售卖的标名山参的商品,实则不一定是山里的人参。目前人参已大面积栽培成功了。种植林

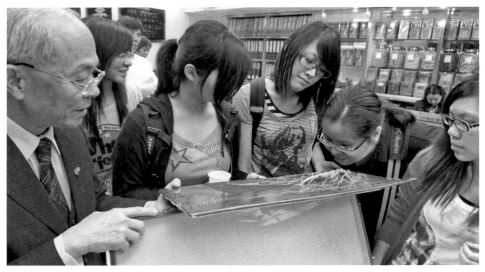

学生们参加校外实习参观价值不菲的野山参

下参，需要人工将人参的种子播种在森林中，使其自然生长，一般 15 年以上方可采收，也有保留 20 年或 30 年的。林下参不仅在长白山森林中，东北三省都有分布，但因为种植时间长，对土壤要求严苛，所以林下参并不是市场主流。市场上供应的人参以栽培品为主，也称为园参，一般种植 5 年以上才可药用。

真伪鉴别

人参市场上，以次充好、以贱品卖高价、用年限不足的来冒充年限长的情况很常见。但更要注意的是，在挑选时可别买到了假人参，人参的伪品多种多样。历史上一度有用桔梗、商陆冒充人参的，现在基本见不到了，但是其他方法的造假情况时有出现。

了解人参一些标准的外观特点，可帮助识别人参、判断年限。判断人参的年限有一个简单的方法。人参是五加科植物，具有典型的五加科外观

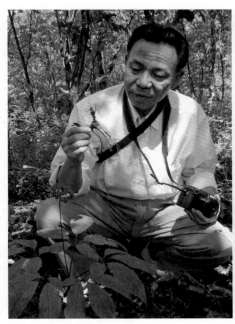

人参鉴定专家严仲铠在长白山

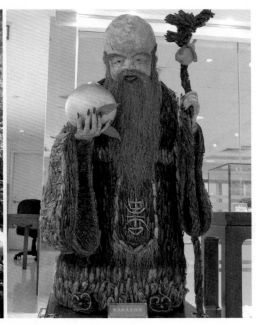

2374 棵人参组成的寿星公

性状特征。它的叶片多为似五指分开状的掌状复叶。第一年人参生三片小叶，第二年长成五片小叶的掌状复叶，以后每年增加一片掌状复叶，有规律且排列自然。当人参长到第七年形成 6 片叶的掌状复叶（六枇叶）以后就不增加复叶了。园参可根据掌状复叶的数量推断生长年限。

人参并不是越粗大参龄越长，可以从根茎部位判断真伪与年限。人参是多年生草本，每年都会在其根茎顶端长出一个芽苞，芽苞会长成地上茎，每年地上部分脱落后，会留下一个茎痕，药材行内称为芦碗，一个芦碗代表年限增加一年。数芦碗的数目就像数树木的年轮一样，可以大致数出人参的年龄。

野生人参
芦碗多

大补元气

关于人参的功效，《本草纲目》中记载了这样一个故事。故事发生在宋代，有两个人一起跑步，一个人口含人参，一个人不含。跑了三五里路后，口含人参的人呼吸均匀，神态自如，而不含人参的人，则累得上气不接下气。说明人参能补虚，李时珍写明人参能治男女一切虚证。

中医理论认为"虚则补之，实则泻之"。不虚不要补，不要乱吃补品，否则会出问题的。前些年国外出现了一个词"人参滥用综合征"，由于一些人滥用人参，导致高血压、失眠、烦躁不安等症状。特别是身体健壮的青少年，不推荐随意食用人参。

坊间一直流传着"用人参吊命"的传说。老人在病危的时候用野山参熬的独参汤能再坚持一段时间，是有一定道理的。但也有一部分患者就算药不对症也要吃人参，而酿成一出出悲剧。

百草之王的光环，容易让人觉得得了最难治的病，就得找最难得的人参去治。人参仿佛拥有"挡箭牌""免死牌"，病治不好也不怪人参。所以中医自古就有"人参杀人无过，大黄救人无功"的说法。这是盲目地崇拜人参，把人参神话了。

"人参杀人无过"之说其实在李时珍的年代已有，为此，李时珍特别在人参下写了【正误】一栏。李时珍的观点很明确，人参是否杀人，不能偏执一端。人参是药，不能随便使用。应当在了解人参的药性后，综合用量、炮制及配伍几个方面来考虑，配合得宜。《中国药典》规定，用于煎煮的人参，用量一般是每天3～9克。研成粉末吞服的话，一次2克，每日两次。凡事都要有个度，用药时需要格外注意。

红参高丽参

很多人误认为红参和人参是不同的品种，实则红参是人参的炮制品，它们来源于同一种植物。

现在《中国药典》已将人参与红参分列条目。红参与仅洗净干燥加工的生晒参相比，性味功效有别。中医认为，红参的药性是偏温热的。体质偏寒的人多适合用红参。

高丽参特指朝鲜和韩国加工的红参。我曾先后几次到韩国人参的主产地大邱、大田一带，对韩国红参的栽培与加工进行了系统考察。他们大多选用六年生的人参，将人参蒸制以后，除去不定根及一部分支须根，再烘到全干。市场上将这种高丽参分为天、地、良三个商品等级。

记得有位朋友去韩国旅游，询问我韩国有什么值得买。我推荐了高丽参。过了不久，他回来哭丧着脸对我说："你告诉我高丽参好，我吃完怎么直流鼻血呀？"我问他吃了多少，他回答："3根。"我开玩笑说："你要是再多吃点，我可能

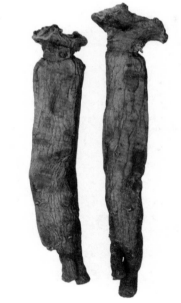

红参药材

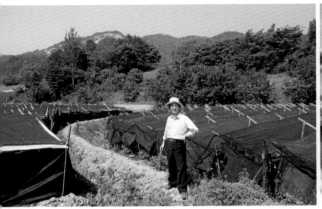
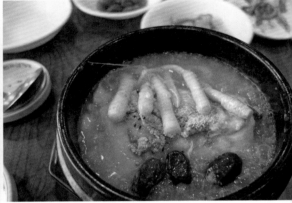

笔者在韩国人参栽培基地　　　　　　韩国人参鸡汤

就要去医院看你了。"这就是乱吃了人参的结果，幸亏没出大事。

> 气虚可吃人参补气，但是吃人参又容易上火，这时就可以考虑用人参的另外两位兄弟，一个是位于大洋彼岸的洋兄弟西洋参，另一个是驻守在祖国西南边陲的亲兄弟三七。

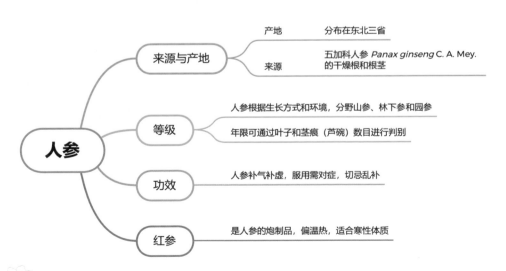

人参
- 来源与产地
  - 产地　分布在东北三省
  - 来源　五加科人参 *Panax ginseng* C. A. Mey. 的干燥根和根茎
- 等级
  - 人参根据生长方式和环境，分野山参、林下参和园参
  - 年限可通过叶子和茎痕（芦碗）数目进行判别
- 功效
  - 人参补气补虚，服用需对症，切忌乱补
- 红参
  - 是人参的炮制品，偏温热，适合寒性体质

三七
——人参兄弟金不换

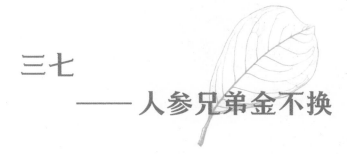

～ 后起之秀 ～

在今天，三七是活血化瘀的常用药物。可回溯到初见记载时，一般人还不知道三七是何物。它原本是一味少数民族药，李时珍第一次将三七载入《本草纲目》中。从此，三七名声大震。

三七驻守在西南边陲，与人参是"亲兄弟"。

三七和人参一样，同是五加科，同在一个属，亲缘关系很近。所以有人

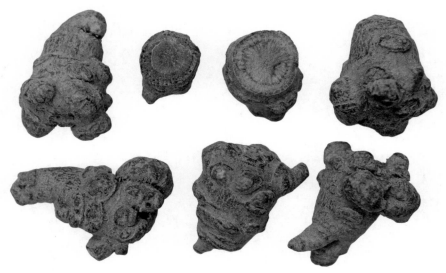

香港市场中常见的三七药材

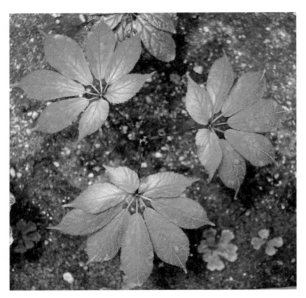

三七叶子

把三七叫作"参三七"。三七有个很出名的别号"田七"。它并不生长在田间，而是长在山坡之上，水多了反而长不好。之所以有田七的别号，是因为最早的三七产在广西的田州，即现在广西百色市，因地名而得名。

现在市场上的三七基本都来自云南。云南文山壮族苗族自治州和广西百色之间地理位置相距不远，古代的田州涵盖了今广西与云南相邻的地区。我曾到这两个地方考察，发现这两处的地质、水质、红色土壤都十分相近，三七生长在这块狭窄的云桂交界地区。三七的栽培方法同人参一样，需要轮作，培植过程中需要换地方。历史上三七药农也是游走于广西、云南两地。

云南近几十年来大力发展三七种植，后来居上，如今三七的主要产地已经在云南了。因此市场中标注云三七、滇三七、云南三七等名称的现象十分普遍。

商品规格

三七的商品有春三七和冬三七之分。不需要留种的三七，不待其开花结籽，在6～7月剪去花苔，秋季采收，地下的三七丰满质优，称为春三七，并不是春天采收的。而在初冬采收留种的三七，营养被花和种子消耗了，干瘪质差，称为冬三七。

不同商品规格的三七价格相差很远。传统上认为个头儿越大越好，市场上以"头"为计量单位来定价，也就是一斤（500克）里有多少个三七就是多

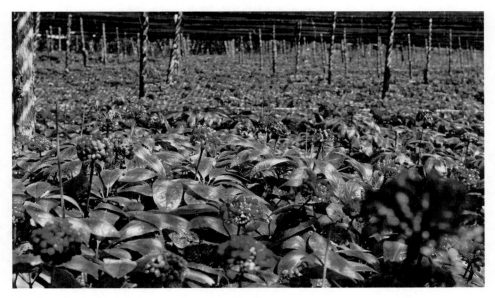

云南三七栽培基地

少头。比如，一斤称了20个三七就是20头，100个就是100头，超过120个就不算具体数字了，简称无数头。头数越小，说明三七的个头儿越大，价格就越贵。

这种算法到今天有些靠不住了。有些地方用化肥催着三七生长，药材被催大，块头并不能决定质量了。挑选三七，更重要的是看生长年限。这方面三七就和人参不一样了，人参可以数芦头上的芦碗。三七年限越长外皮越显苍老，有经验的人看看，上手一掂量就知道了。目前市面上的三七商品大多是三年采收的。

～ 伤科要药 ～

三七还有一个名字叫"山漆"，与三七的功效有关。李时珍记载三七能祛腐生肌。如果皮肤有伤口、溃疡，它就像漆一样可把伤口粘住。三七就是从这个名字的谐音化来的。

三七是一味止血药。戏传于明代奇书《金瓶梅》中，在给李瓶儿治疗血崩时，就用到了三七。

李时珍在《本草纲目》里记载："此药近时始出南方军中，用为金疮要药，云有奇功。"古代兵器多以金属制作，由兵器所致的伤为金疮。受到杖扑伤损瘀血淋漓的患者，可服三七，"先服一二钱，则血不冲心，杖后尤宜服之，产后服亦良"。罪犯过堂前或受杖刑后会用到三七，即使被打得皮开肉绽，体内也不至于留下瘀血。止血不留瘀是三七药性上最大的一个特点，从金疮用药到活血化瘀，三七因其功效显著得来"金不换"之美誉。

现代家庭常备的中成药——云南白药，对各类外伤和出血都非常有效，三七是组方中重要的一味。

有一次我带学生上山，一不注意把脚崴到石缝里了。我当时强撑着走下了山，本来以为没事，等到上地铁10分钟后走不动了，发现脚脖子肿得老高。好不容易回到家里，我赶紧找出云南白药用酒化开，涂在伤处。第二天早上，瘀血都拔了出来，脚也不疼了，行走自如。

铜皮铁骨

三七和人参同科同属，所含的化学成分也有些相似，均富含三萜皂苷、多糖等成分。人参偏重补气，三七偏补血。清代赵学敏《本草纲目拾遗》记载三七补血第一。四川与云南曾有习俗，产妇在气血亏虚的情况下常用三七

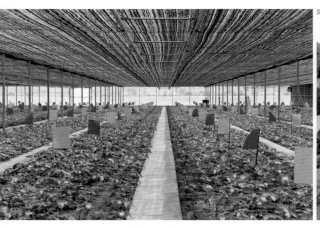

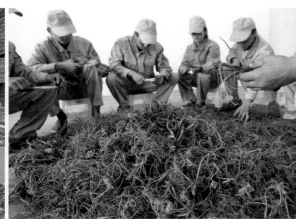

云南三七栽培基地　　　　　　　　工作人员在拣选三七

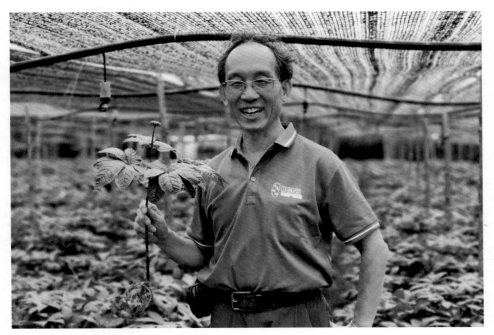

笔者在云南三七栽培基地

炖鸡、三七蒸鸡蛋来调理。

现代药理研究表明，三七具有止血、抗血栓、抗心肌缺血、抗脑缺血等多方面的作用。现在的临床应用中，三七不只是伤科要药，还开发出了新的用途，如用于心血管疾病。

三七一身是宝。除了根及根茎外，三七的叶、花也可做药用，分别称为三七叶和三七花。三七叶亦有止血散瘀，消肿定痛的功效。三七花有清热，生津，平肝的功效。

相对于人参而言，三七的药用历史并不长，如今深受大众欢迎，我觉得很大原因在于人们生活方式的改变。古人大多从事体力活，温饱是大问题，当时的民众体质偏虚的比较多。现代人营养丰富，城市居民体力劳动大为减少，营养不缺而缺乏锻炼，容易导致血行不畅，造成瘀血。三七就派上用场了。

三七质地坚硬，行内人习称"铜皮铁骨"。所以三七打成粉更容易服用。但三七是破血的，用量不当也会损伤正气。三七粉一次的用量不宜太多，有时还要适当进行配伍，这些都需要在医生的指导下合理使用。

由国家中医药管理局组织编著的《中华本草》，代表我国当代本草学的最高水平，出版于20世纪90年代。这套巨著正文共十册，补编的四册是民族药。三七是源自少数民族用药的一位后起之秀。中医药王国是一个多民族的大家庭，民族药不容忽视。

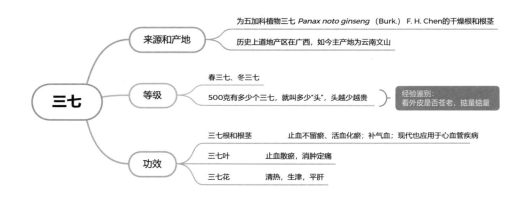

西洋参
—— 西洋有物类人参

～ 外来人参 ～

西洋参与人参都是五加科（Araliaceae）植物，还是同属的亲兄弟，入药的是西洋参 *Panax quinquefolium* L. 的干燥根。它的原产地在北美。论外观，西洋参的叶子偏窄一点，叶子边缘有刺，药材口尝味道有点苦。

李时珍的《本草纲目》里还没有记载西洋参。明朝时中国人还不知道西洋参的存在。直到清代，西洋参才在大洋彼岸被发现。

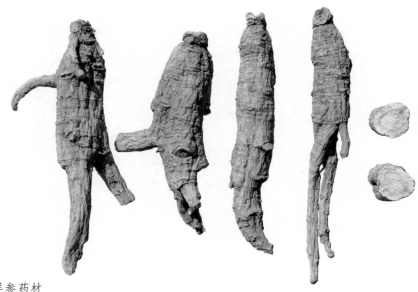

西洋参药材

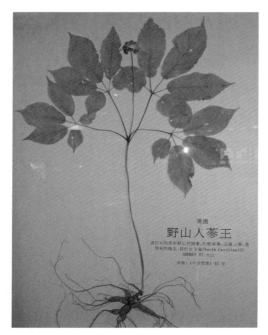

珍贵的北美野生西洋参标本

清朝时，中国对人参用药需求越来越大，野生资源是越来越少。一方面要发展栽培，另一方面就是要寻找人参的替代品。

1702年，正值清朝康熙年间，这段时间也是中西文化交流的一个小高峰，不少西洋传教士被召入朝廷供职，其中有一位擅长植物学、地理学的法国传教士杜德美（Pierre Jartoux）。

杜德美曾奉康熙皇帝之命前往东北一带测绘地图，亲眼见到了人参的生长环境，并且还亲身体验了人参的神奇功效。有一次他很疲倦，几乎要从马背上摔下来，服用人参后很快便恢复了精力。从此他特别关注人参，发表文章介绍人参，并大胆推测在地理环境相似的北美洲加拿大，有可能找到此种植物。

远在北美洲的一位传教士拉费托（Father Lafitau）被杜德美文章中的人参所吸引。于是，他按图索骥，在相似的自然环境中寻找。果不其然，在当地印第安人的帮助下，他终于在加拿大蒙特利尔的原始森林中找到了类似植物，也就是西洋参。

1718年，一家法国皮货公司开始做西洋参出口到中国的生意，西洋参的到来大受中国人欢迎。从此，北美野生的西洋参源源不断地运往中国，每次来华的船上必有西洋参。中国的西洋参消费量占据世界第一位。

我找到了当年的一张货单，翔实地记载了一次西洋参的贸易记录。1784年2月11日，一艘"中国皇后号"商船，装载的都是中国人喜欢的商品，从纽约起锚驶向中国，货物包括40吨西洋参、2吨胡椒、大量的毛皮和棉花等。西洋参运来了，船再回北美洲的时候，船舱里则装满了中国的茶叶、瓷器、丝绸和白花花的银子，满载而归。这一来一往，商人可以从中获得3倍以上的利润。

寻找西洋参

西洋参因为长在西洋而得名，别名花旗参，因主产地美国的国旗也叫花旗。

2018年，我和专业团队在拍摄大型文献纪录片《本草无疆》时，和现居美国的金鸣博士一起，从纽约出发到达美国中东部的宾夕法尼亚州，进入原始森林，进行了一次美国野生西洋参的探索发现之旅。

与中国采挖野山参不同的是，西洋参在美国开发的历史并不长，当地也没有烦琐隆重的采参仪式，采挖时也不用特制的采挖工具，用一般的改锥与

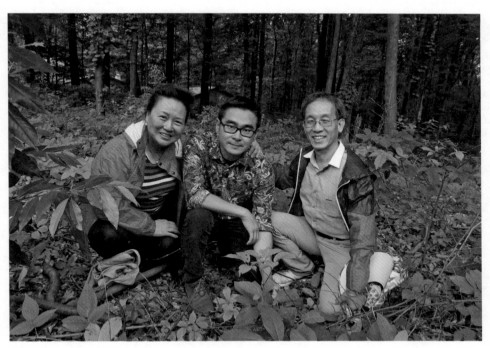

笔者与金鸣（左）、林西（中）在北美洲找到野生西洋参

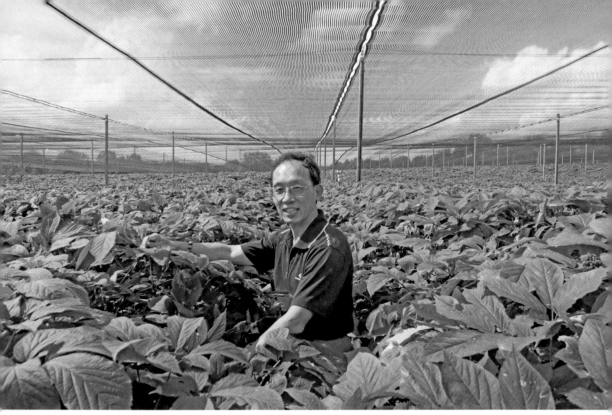

笔者在加拿大西洋参栽培基地

可以完整采挖的工具即可。进山不多久，我们就发现了一株野生的西洋参，原始森林的腐殖土又厚又松软，采挖并不费力。美国各个州对采挖时间、采挖方法、售卖规范都做出了严格的规定，即便是种植的人也必须严格遵守。因法律规定，西洋参须在9月以后才能采收，在果子成熟后把种子留下，再取走根。我们在7月份踏入西洋参的"领地"，只能小心浅挖出来，记录拍照，再把西洋参放回原处并培好土，让它继续生长。

目前美国和加拿大已有不少西洋参栽培基地，栽培技术已经很成熟，西洋参也已经不是稀有之物。我到加拿大多伦多地区参观过西洋参的栽培大棚。不仅北美洲在栽培，中国内地从20世纪七八十年代开始，已经成功地大面积栽培西洋参。所以现在市面上见到的西洋参不一定都是进口的。多种历史上只供达官贵人享受之物，现在寻常百姓照样可以吃到。正是"旧时王谢堂前燕，飞入寻常百姓家"。

最初，人们分不清人参和西洋参，它们的英文名都叫 Ginseng。后来瑞典植物学家林奈（Carl von Linné）和俄国分类学家迈耶尔（Carl Anton Meyer）才把它们分开，并给它们取了不同的拉丁学名。西洋参定名为 *Panax quinquefolium* L.，人参为 *Panax ginseng* C. A. Mey.，从植物分类学的角度结束了二者混为一谈的历史。西洋参已经被收入《中国药典》和《美国药典》中，我也参加过这些标准的制定工作。

我曾对香港市场中的西洋参进行过系统的考察，在现在可以见到的商品中，西洋参分为 12 个等级，即野生的 6 个等级和栽培的 6 个等级。西洋参和人参一样，数一数芦头就可以断定年龄。西洋参的商品分级基本上是以生长年限和外观来综合划分的。

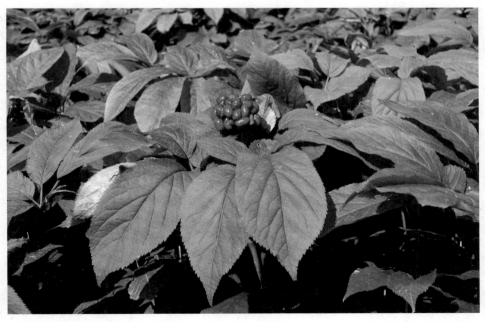

西洋参原植物

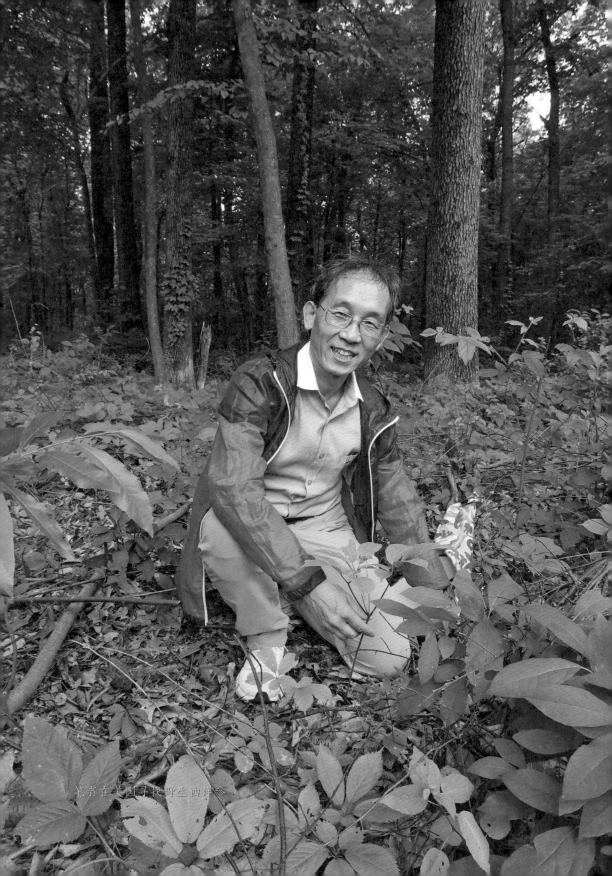

笔者在美国寻找野生西洋参

西洋参的根中主要含有三萜皂苷类成分，实验结果表明，西洋参植物的根、茎、叶、花、果实、种子等部位都有三萜皂苷类成分。现代药理研究也表明，西洋参具有调节免疫功能、改善记忆、抗心肌缺血、抗肿瘤等作用。

当我问起金鸣博士在美国行医三十年用药的心得时，她告诉我，其中一个用于肿瘤治疗的常用药就是西洋参，而且效果非常明显。

临床应用

西洋参补气火力不如人参，与人参相比药性偏凉一点。除了补气之外，西洋参还有一个特点，滋阴生津的能力强于人参，可用于以阴虚为主的气阴两虚证。

我有长跑的爱好，跑了有三十多年。在日本，我参加过一个马拉松俱乐部。3个半小时跑完全程马拉松42公里195米，作为业余选手，我还有点成就感。

跑马拉松的中途需要补充一些能量和水来支撑体力，前提是不违反比赛规则。我给团队开了一个方子——生脉饮。生脉饮原组方是人参、麦冬、五味子。但那时队员们个个年轻体壮，用人参容易上火。我便将人参改为药性稍微温和一点的西洋参。这样可滋阴，补气，生津，还不上火，对身体也有好处。

日常生活中，若有口干舌燥、痰比较黏稠的时候，可以试试含一片西洋参，可能会有改善。我打个比方，人参七分属阳，三分属阴。西洋参则五五开，五分属阳，五分属阴，既可以补气又可以补阴。

历史上西方人不用西洋参，现在也很少用。美国人常笑中国人乱吃没用的草根，中国人笑美国人真傻，守着好东西不会用。这涉及人类对大自然逐渐认识的过程，同时也有西方人对东方中药文化的认同问题。

一部西洋参的开发利用史，就是一部中医药的贸易史，更是一部东西方文化的交流史，至今仍在不断前进。

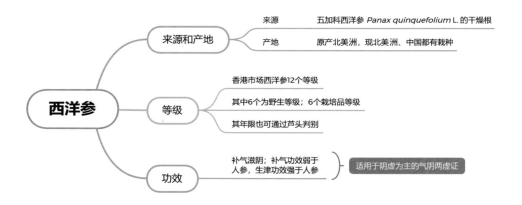

来源和产地
　来源　　五加科西洋参 *Panax quinquefolium* L. 的干燥根
　产地　　原产北美洲，现北美洲、中国都有栽种

西洋参

等级
　香港市场西洋参12个等级
　其中6个为野生等级；6个栽培品等级
　其年限也可通过芦头判别

功效
　补气滋阴；补气功效弱于人参，生津功效强于人参　　适用于阴虚为主的气阴两虚证

党参
——同名异物参几多

"冒名顶替"

大洋彼岸有人参"替代品"西洋参；在人参的原产地山西也有一个"替代品"，就是来源于桔梗科的党参。

《本草纲目》没有党参的记载。最早记载党参的本草文献是清代医家吴仪洛所写的《本草从新》（1757年）。虽然《本草纲目》中记载了在中国古

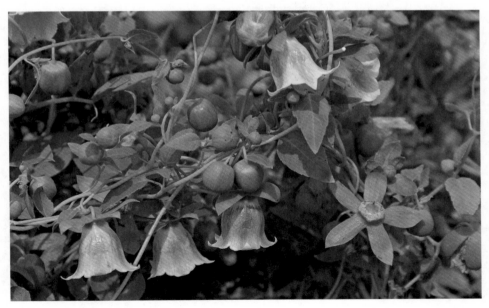

党参原植物

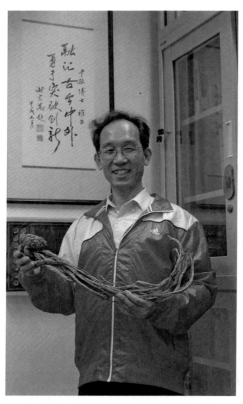
喜获大党参药材标本，狮子头特征明显

代上党人参是最好的人参，但李时珍同时也记载了人参相关的社会现象："民以人参为地方害，不复采取。今所用者，皆是辽参。"说明在李时珍时代，上党人参已少做药用了，而东北辽地的人参更常用。

上党是今天的山西长治，位于太行山南部，地势非常高，与天同党，称为上党。1945年解放战争中的上党战役就发生在那里。物产丰饶是好事，但有时也会给当地的百姓带来沉重的负担，甚至是杀身之祸。唐代柳宗元的《捕蛇者说》记述的是当时湖南永州地方被朝廷征收苛捐杂税，乡民宁可收集毒蛇抵税，使得百姓不堪重负，家破人亡。同理，广西合浦采珍珠是极其艰辛和危险的工作，常常以生命为代价。

太行山地区的一本地方志《清凉山志》记载，在明代永乐年间，上党的树都被砍光了。人参是在林荫处生长的，没了树也就没有了人参的栖息之地，人参的产量自然就越来越少了，以至于后来在上党绝迹了。

上党的人参没了，税收不能减，还得向朝廷进贡人参。当地人找出了一种状似人参，也有一定补益功效的药物——党参。可能因为党参也是补益药，鲜少有毒副作用，党参就"冒名顶替"地问世了。

补中益气

20世纪80年代，我曾到山西长治去考察。上党是历史重镇，如今那里再也见不到人参了，有的只是党参。党参 *Codonopsis pilosula* (Franch.) Nannf. 是桔梗科多年生草质缠绕藤本植物，新鲜的党参折断之后会流出乳汁。

党参真的可以代替人参吗？党参和人参有什么区别？

首先，最关键的区别是人参可以大补元气，党参没有补元气的作用。所以对于元气虚脱的症状，党参代替不了人参，即使加大党参的剂量也没有用。

其次，在补脏腑之气方面，党参主要补肺脾二脏之气，不像人参可以补心气、补肾气。

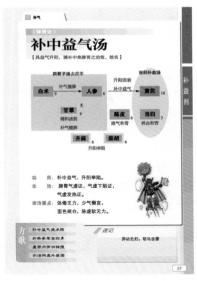

补中益气汤（摘自《百方图解》）

最后，党参也能够益气生津，有一定的生津止渴作用，这类功效类似于人参。如果用在生津上，党参可以代替人参。

著名的方剂补中益气汤，有方歌："补中益气芪术陈，升柴参草当归身。"原组方中的"参"指的是人参。金元时期发明此方的医家李东垣用的是人参。但是现在日本人使用该方时，将里面的人参换作党参，因为党参相对药性平和，没有人参的燥热性，比较适合多数日本人的体质。现在国内很多补中益气汤的衍生药品有的用党参，有的用人参。

小小太子参

在清代以前的本草著作里提到的太子参，指的是比较幼嫩的人参。

现在谈到药食两用的人参时以年限为界。5 年以下的可药食两用；5 年以上的专为药用。

韩国的名吃人参鸡，一锅人参鸡里有四五根人参，人参与鸡肉都是热性的，但二者用的材料都是幼嫩的，吃了不易上火。

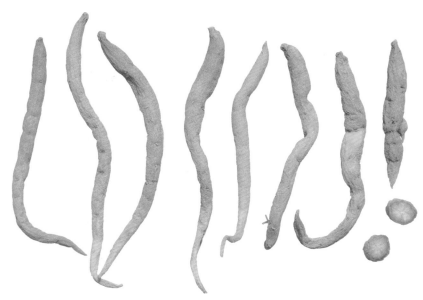

太子参药材

现在《中国药典》里收载的太子参是与古代记载的太子参（幼嫩人参）完全不同的药材，它是源自石竹科植物孩儿参 *Pseudostellaria heterophylla* (Miq.) Pax ex Pax et Hoffm. 的干燥块根。从功效上来说，类似于西洋参，能气阴双补，又补气、又补阴，作用非常平和，但对于元气虚脱之证，则无能为力了。

儿童补气是可以用太子参的，因为小儿体质往往不需要大补，尤其补肾气的药，更不能乱服。服用太子参时，不用太担心像人参一样容易上火，

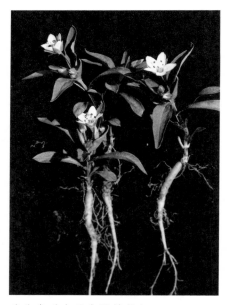

孩儿参（太子参原植物）

正好符合儿科用药的特点。对于成人的肺脾气阴两伤，也可以用太子参。常见的药膳方，如太子参煲无花果瘦肉汤，有健胃，益气，润肺的功效。

南北沙参

沙参有南北之分。

南沙参，来源于桔梗科，因为它的根质地非常疏松、松泡，有一点像泡沫塑料，所以很多地方索性就把它叫作泡参。

《神农本草经》里的沙参就是南沙参，因为后来又出现了北沙参，需要区别开这两味药，才在原本的沙参名字前加上了"南"。虽然叫作南沙参，其实在北方也能生长，只不过在长江流域产量较大。

南沙参主要具有养阴清肺，益胃生津，化痰等功效，在补气祛痰方面见长，是治疗肺气虚的药。

北沙参的原植物是伞形科的植物珊瑚菜，最早记载出现在明末《本草汇言》一书中。北沙参主产地在山东。不过，也并不是只有北方才长。一次我在香港大浪西湾的海滩上跑步，竟然找到了几株野生的北沙参。由于浸会大学中医药学院持有相关牌照，可以采集适量教学科研用的标本，我采回来一株栽培在大学的小药园里，至今长势良好。

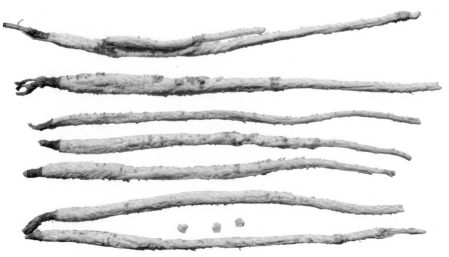

北沙参药材

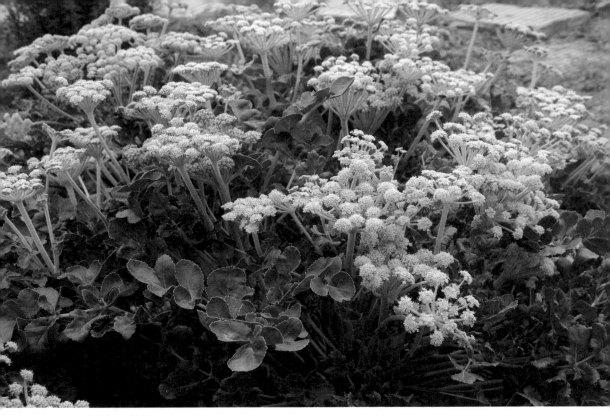

北沙参原植物

北沙参是一味典型的清补的滋阴药，但是有一点偏寒，味苦淡，作用主要是养阴清肺，祛痰止咳。煲汤时用的大多是北沙参，如沙参玉竹老鸭汤。北沙参可润肺清心，益胃生津；玉竹可养阴，润燥，除烦，这款药膳非常适合秋冬季食用。

中药配伍禁忌中的"十八反"说到"诸参辛芍叛藜芦"，意为各种参、辛夷和芍药不能与藜芦一起用。"十八反"是金元时期提出的，那时候还没有西洋参、党参、北沙参、太子参，"诸参"并不包含所有的"参"。

> 党参是中医药王国中的后起之秀，清代中期才开始使用。太子参的药用历史更短，从 20 世纪 50 年代算起，也不过 70 年的历史。谈起"十八反"不必草木皆兵，藜芦也不是逢参必反，不可眉毛胡子一把抓。

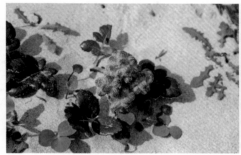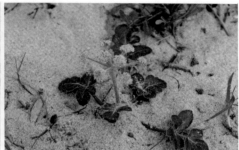

香港沙滩上发现的野生沙参

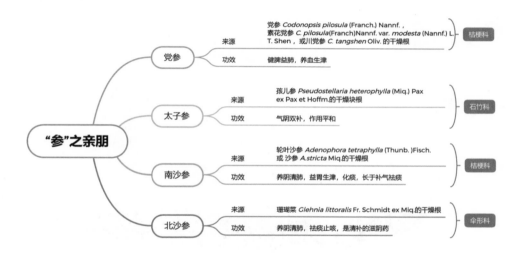

"参"之亲朋

党参
　来源　党参 *Codonopsis pilosula* (Franch.) Nannf.，素花党参 *C. pilosula*(Franch)Nannf. var. *modesta* (Nannf.) L.T. Shen，或川党参 *C. tangshen* Oliv. 的干燥根　〕桔梗科
　功效　健脾益肺，养血生津

太子参
　来源　孩儿参 *Pseudostellaria heterophylla* (Miq.) Pax ex Pax et Hoffm.的干燥块根　〕石竹科
　功效　气阴双补，作用平和

南沙参
　来源　轮叶沙参 *Adenophora tetraphylla* (Thunb.)Fisch. 或 沙参 *A.stricta* Miq.的干燥根　〕桔梗科
　功效　养阴清肺，益胃生津，化痰，长于补气祛痰

北沙参
　来源　珊瑚菜 *Glehnia littoralis* Fr. Schmidt ex Miq.的干燥根　〕伞形科
　功效　养阴清肺，祛痰止咳，是清补的滋阴药

丹参

——一味能同四物功

中药材名称中带有参字的中药很多，如人参、西洋参、党参等，但也有不以补益作用为主的"参"。

其中有一种独树一帜的"参"，不以补为主，而以活血祛瘀为主要功效，这就是丹参。

丹参作为一种常用中药，具有悠久的应用历史，上溯到最初的记载，始于《神农本草经》，被列为上品。

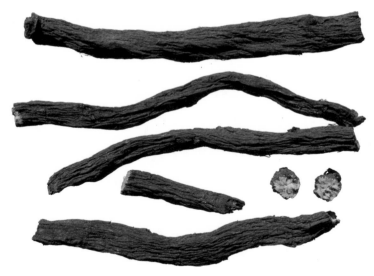

丹参药材

《本草纲目》里，丹参被收载在草部第12卷，属山草类。

❧ 独当一面 ❧

李时珍在《本草纲目》中对丹参的植物形态进行了翔实的描述："处处山中有之。叶如野苏而尖，青色、皱皮。小花成穗如蛾形，中有细子。其根皮丹而肉紫。"从李时珍的描述，可以判断出丹参为唇形科植物，与现代植物学分类相吻合。

丹参植株的茎是方形的，叶是对生的，花的形状好似人的上下嘴唇一样。因为其根表面呈明显的红色，形状有些似人参，而名丹参。

丹参主要在四川、河南、陕西、山东、河北种植，四川中江县已有近百年的栽培历史，为传统的道地产区，目前四川的丹参产量居全国第一。

丹参散是以丹参为主药的名方。《本草纲目》记载每次服二钱，用温酒调下。主治妇科月经不调，产前胎动不安，产后恶血不下。

宋代名医陈自明提出"一味丹参散，功同四物汤"。这种说法很有影响力。四物汤主治营血虚滞

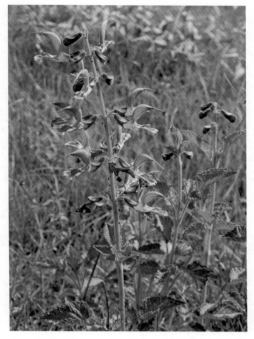

丹参原植物

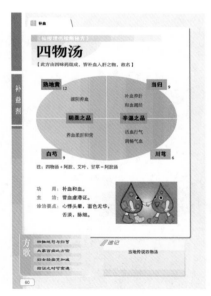

四物汤（摘自《百方图解》）

证，症见头晕目眩、心悸失眠、女性月经不调等。四物指的是熟地黄、当归、川芎、芍药。

李时珍非常赞同这种说法，并且补充了它的功用："丹参能破宿血，补新血，安生胎，落死胎，调经脉。"这也是它与四物汤功效相似的缘故。

丹参临床应用广泛，不少中成药当中都可以见到丹参的身影，例如，复方丹参滴丸、扶正化瘀片等。治疗心血管系统、皮肤等方面的疾病，用药更是离不开丹参。

冠元颗粒

丹参历史久、疗效好，在中药走向国际方面也是起到了马前卒的作用。

畅销日本的中成药冠元颗粒，在中国输入日本的中成药中名列第一。

1977 年，曾有一部话剧《丹心谱》，红遍了全中国，作者是原北京中医药大学宣传部的苏叔阳老师。我刚上大学时还听过他讲课。这部话剧描写的是中国中医科学院西苑医院研究冠心 II 号的故事。

冠心 II 号是治疗心血管系统疾病疗效显著的成药，但要走出国门谈何

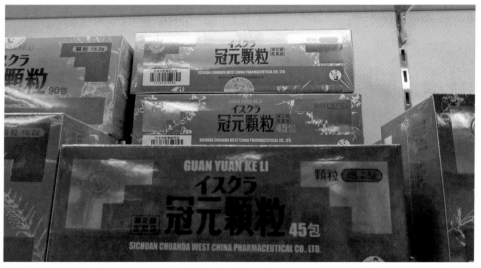

冠元颗粒

容易。酒香也怕巷子深。中国人看中药，是从里向外看，像"情人眼里出西施"，日本也有类似的说法叫："情人脸上的麻子都能变成酒窝。"外国人看中药是从外向里看，好似别人给介绍对象一样。如果一开始看着不顺眼，就很难往下谈了。

丹参在日本的记载始见于《本草和名》，这是已知日本最早的本草学著作，成书于公元918年，相当于中国的五代十国时期。但由于日本没有野生的丹参，即使在药学典籍中有丹参的记载，也都含糊不清。以前，丹参在日本临床上很少应用。

将冠心Ⅱ号介绍到日本传统医药界的，是一家中日友好医药企业星火株式会社，我曾经在这家企业的汉方研究中心工作了整整七年。星火企业是得到过周恩来总理认可的，致力于中日友好的日本中药株式会社之一，并在日本全国建立了超过1000家中成药会员店。

冠元颗粒是在中国冠心Ⅱ号的基础上加减而成的复方颗粒剂。中日双方共同携手，经过八年的反复研究探讨，终于在1991年，研制开发出了既符合日本药事管理审查标准，又适合日本患者体质的新产品——冠元颗粒。

冠元颗粒的名字取得也非常好。"冠"，冠军的冠、冠心病的冠；"元"，元气的元、元祖的元，人们会很自然地联想到它的功效。冠元颗粒四个字，"KAN GEN KA RYU"，日语的发音也是铿锵有力，朗朗上口。冠元颗粒进入日本医药市场之后，引起了相当的轰动。

奥窪夫妇

中药走出国门，造福了人类，传播了友谊，也谱写出了一段段感人的故事。

2008年11月初，我收到一封令人心碎的电子邮件。邮件来自一位日本友人奥窪先生。

从信中我得知，奥窪夫人身患肝癌，已经发展到了晚期，医生预期她的生命只能维持2～3个星期了。然而，令我心颤的是，他们来函并不仅为了告知这个悲痛的消息，而是表达奥窪夫人的强烈愿望：她愿意捐款10万美

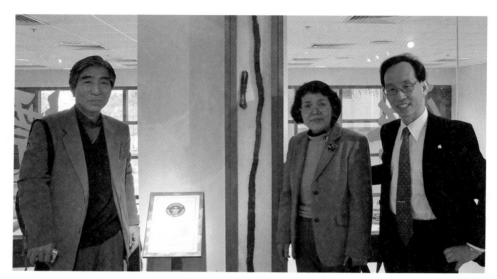

2006 年初春，笔者与奥窪夫妇在香港浸会大学中药标本中心

元，设立一个中药奖学金，用以培养英才！

我和奥窪先生很有缘分。1992 年，我在东京药科大学取得了博士学位后，进入日本星火株式会社的汉方研究中心工作。奥窪先生当时任公司总部中国部部长，他是战后成长起来的日本人，在那一代人身上体现着勤奋、刻苦、奋发向上的优秀品质。

奥窪先生是在事业上十分执着的人。20 世纪 60 年代，中药输入东瀛之初，日本民众对于中成药可以说是一无所知。奥窪先生作为公司的推销员，他手里拎着一个小包，挨家挨户地推荐中成药。他凭着蚂蚁啃骨头的精神，从华佗膏、六味地黄丸、补中益气丸、舒筋丸、至宝三鞭丸，到冠元颗粒，逐步把一个个中国的名优中成药带入了日本市场。

奥窪夫人是位典型的日本家庭主妇。他们与一般的日本工薪阶层一样，都住在普通的居民公寓楼中，平日过着十分俭朴的生活。可是每逢新年之际，她都会盛情地把公司里的中国员工、来日进修生和他们的家属，请到家中共度佳节，十几年如一日。

奥窪先生对中国的文化、风土民情有着很深的了解。他对夫人关爱有

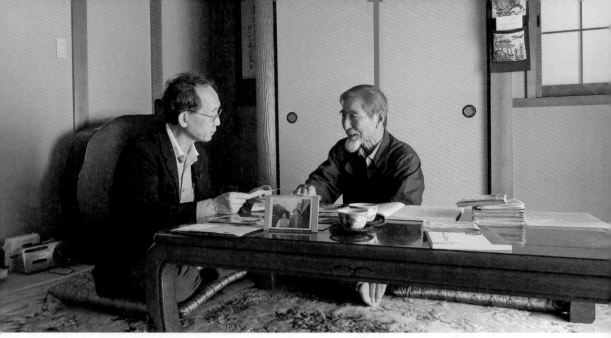

2018 年笔者与奥窪先生重聚于其家中

加，但从来公私分明。四十年来，他往返中国超过 200 次，但从来没有带过夫人出游。

人生病的时候，最需要用钱。我深深知道奥窪夫妇作为普通的工薪阶层，勤俭持家，节省下 10 万美元是何等不易。夫人看病需要钱，未来奥窪先生养老也需要钱，我真的不忍心接受这笔捐款。当我婉言谢绝此笔馈赠时，电话中传来了奥窪先生像以往一样爽朗而坚定的声音，再次表达了他与夫人的肺腑之言："请理解我们的心愿，赶快办，拜托了。"

我明白"拜托了"三个字的含义，这不单单是对我个人工作的支持，更是一种重托，是对中日友好交流的珍视，是这对日本友人，对中医药事业发展的期盼。

2008 年 11 月 19 日，奥窪夫人与世长辞。奥窪先生来电转达：夫人在上路前得知，我们已用最快的速度落实了奖学金事宜，对此她深感欣慰。能够为中医药事业的发展做到不遗余力，奥窪夫人可以含笑九泉了。

2009 年，奥窪先生手捧夫人的遗像，不顾病体，如期赴约，参加了在香港举办的奖学金捐赠仪式。在此之前，他刚刚驾车陪伴夫人的骨灰，完成

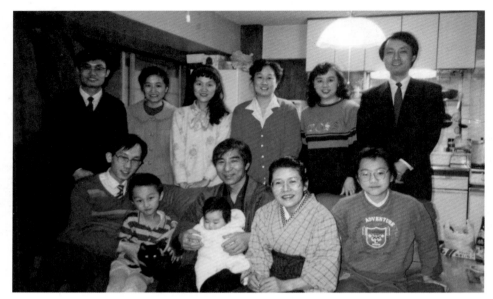

在日中国员工及家属于奥窪夫妇家中过新年

了环日本旅行的遗愿。

《传中药于东瀛，遗大爱在中华》这篇报道曾在《人民日报》海外版发表。尽管奥窪夫人已经离开了我们，她除了留给我们一笔奖学金之外，还留下了一笔宝贵的精神财富。

惠泽邻里，普济天下。中药的传承从《神农本草经》到《本草纲目》，从丹参到冠元颗粒，从中国大地到日本列岛，中成药进入国际市场，走过了漫漫不凡之路。

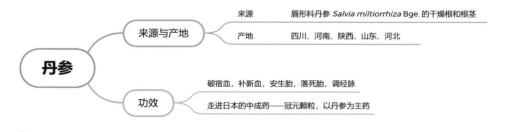

甘草
——功高不负国老名

甘草素有"国老"之称，国之元老、国之重臣，可见甘草在中医药王国中的地位之高。

在《本草纲目》中，甘草被分类在山草类。中药中有"十方九草"的说法，也就是十个方子里九个有甘草。方子里配伍甘草具有十分重要的作用。

甘草在方剂里起着"和事佬"的作用，中医一张张处方里的各味药能在

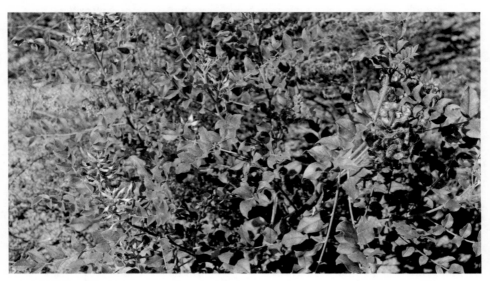

甘草原植物

甘草的协调之下，和谐相处，共同作战。如若用一个字来代表甘草，我的理解就是和谐的"和"。"和"也是我国传统文化核心精神的集中体现。家和万事兴，方和百病除。

吃中药和吃西药一样，不仅要关心有没有效，还要注意有没有毒副作用。

甘草能调和诸药，缓和其他药物的烈性。

甚至还有一种说法，中药之所以毒副作用小，是因为几乎中药复方中都有甘草。唐代甄权在《药性论》中讲述得更具体，甘草能解1200种草木之毒。现代的药理研究和临床实践结果也表明，甘草确实对多种药物和食物的毒素有一定的化解作用。

国老功用

甘草除了可以调和诸药外，它也有着自身独特的功效。甘草不仅当配角如鱼得水，它当主角时也能不负众望。

甘草始载于《神农本草经》，被列为上品。中医理论认为，甘草补脾益气，清热解毒，祛痰止咳。

甘草补气主要补的是心气和脾气。比如，补气代表方有四君子汤，方歌是："四君子汤中和义，参术茯苓甘草比。"炙甘草和人参、白术、茯苓一起用，主治脾胃气虚。

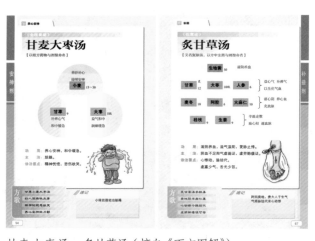

甘麦大枣汤、炙甘草汤（摘自《百方图解》）

补心气还有一个代表方是《伤寒论》中的炙甘草汤，又叫复脉汤。顾名思义，可以恢复脉搏、止心悸，滋阴养血。这条方要用炙过的甘草，经考证，当时的炙甘草相当于清炒甘草，现在则多用蜜炙的甘草。

再有常用方甘麦大枣汤，具有养心安神，和中缓急的功效。常用于治疗更年期综合征（又叫围绝经期综合征）。妇科的更年期症状每位女士都会经历，只是反应程度各有轻重。我有一个美国朋友正处于更年期，身体很不舒适。她跟我诉说了自己的症状，我推荐了甘麦大枣汤。方子中只有三味药：甘草、大枣、浮小麦。这位朋友服用了几次，非常见效。她的症状十分典型，甘麦大枣汤正好对症下药，先贤留下的这个方子太适用了。

❧ 中西兼用 ❧

针对甘草祛痰止咳的功效，不光是中医用，西医也在用。

我从小身体不好，经常感冒、咳嗽。父亲是西医，他常给我开甘草片、让我喝复方甘草糖浆。

甘草的甜味来自甘草甜素，这也是甘草主要有效成分之一。西医用甘草甜素当作祛痰药，也可作为药剂里面的矫味剂和黏合剂等。甘草酸及其他的多种盐类，如甘草酸铵、甘草酸锌，还可以用于治疗慢性肝炎。

甘草是中西兼用的，用途广泛，但用得过多也会产生不良反应。过量服用会影响体内钾离子与钠离子的代谢，可能会出现浮肿等症状。

❧ 天外有天 ❧

我国是甘草主产国之一，国产药用甘草的分布几乎横跨整个中国北方，东北、华北和西北地区都有，其中甘草分布最广、产量最大的地区在内蒙古和宁夏。

对于甘草的产地，古人已经有论述。南北朝时期的《名医别录》记载甘草生长在今天河西走廊和陕西一带。李时珍形容："甘草枝叶悉如槐……子扁如小豆，极坚硬，齿啮不破，今出河东西界。"由于古代对内蒙古、新疆地区及国外的甘草资源还不够了解，所以本草古籍中并没有对这些地区甘草的记载。

甘草主要生长在半荒漠地区，其地下根系极为发达，具有很好的防风固沙作用。

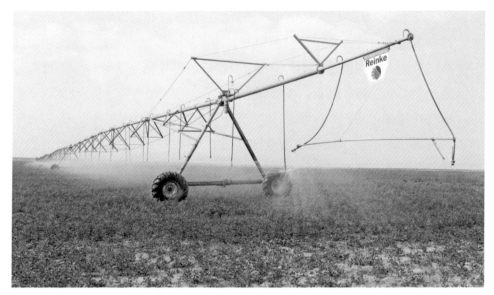

内蒙古鄂尔多斯现代化甘草栽培基地

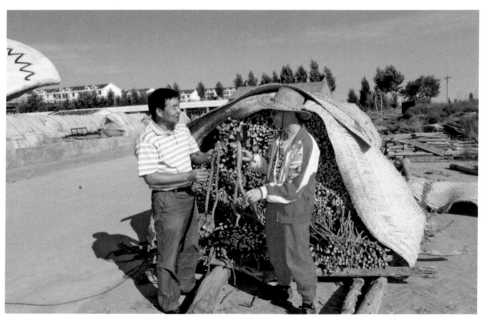

笔者与王文全在甘草基地

中国甘草资源分布区虽不算小，但野生甘草毕竟是一种有限的植物资源。过去这些年，人们对甘草需求量越来越大。过度采挖造成野生甘草分布急剧减少，过度放牧也会使甘草生长缓慢，资源退化。

有"中国甘草王"之称的王文全教授，一直在做中药资源研究。他学农出身，与甘草打了三十多年交道。过去十几年，我也同王文全教授一起到野外考察，在成吉思汗征战过的鄂尔多斯高原，见到过生长茂盛的甘草基地，那里的甘草外皮呈枣红色，而且有光泽、质地脆、容易折断，断面黄白色，特别鲜艳。在那里我甚至见到了2米多长的大甘草。

现在《中国药典》收载了豆科三种甘草入药，有甘草 *Glycyrrhiza uralensis* Fisch.、胀果甘草 *Glycyrrhiza inflata* Bat. 和光果甘草 *Glycyrrhiza glabra* L.。这三种植物作为中药甘草的正品原植物来源种，以干燥根和根茎入药。

第一个品种，又称为乌拉尔甘草。这个名字会让人联想到欧亚两洲分界线的乌拉尔山脉、乌拉尔河。王文全教授曾深入中亚哈萨克斯坦等地考察，他告诉我，甘草属（*Glycyrrhiza*）植物全世界约有20种，遍布全球各大洲，以欧亚大陆最多，又以亚洲中部分布得最为集中。除了巴基斯坦之外，土库曼斯坦、塔吉克斯坦、吉尔吉斯斯坦和乌兹别克斯坦分布的甘草也颇多。

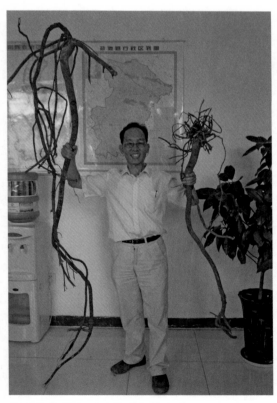

野生甘草原来可以长到如此之大

现在我国已经开始从这些国家进口甘草。从长远考虑，应加强人工栽培，才能从根本上解决资源开发与资源保护之间的矛盾。

2004 年，我们在编撰《当代药用植物典》的时候，曾经做过一个统计，当时海内外甘草的研究论文已经有 6000 多篇。甘草不仅是古代处方中使用最多的药材之一，也是现代研究中最受关注的药物之一。

甘草有崇高的地位，巨大的用量，广泛的应用，无限的潜力。除了药用以外，甘草还是食品、烟草、日用化工等方面的原料和添加剂。在熟悉的食品当中，甘草话梅、九制陈皮等蜜饯也少不了用到它。

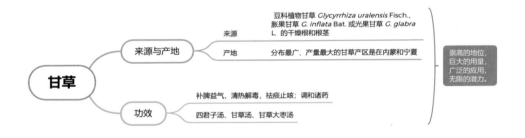

黄芪
—— 补气固表此为先

金盏银盘

黄芪被收录在《本草纲目》草部第 12 卷，属于山草类。黄芪的芪字，曾写作耆。李时珍谓之："耆者，长也。"为补气之长，故有此名。

在预防新型冠状病毒肺炎的中医处方当中，黄芪是出现频率很高的一味中药。用于新冠肺炎重症治疗的化湿败毒方中就有黄芪，此方是国家卫健委、国家中医药管理局筛选出来有明显疗效的中医药抗疫的"三药三方"之一。

从植物来源来说，黄芪的两种基原都来自豆科植物，一个是蒙古黄芪 *Astragalus membranaceus* (Fisch.) Bge. var *mongholicus* (Bge.) Hsiao，

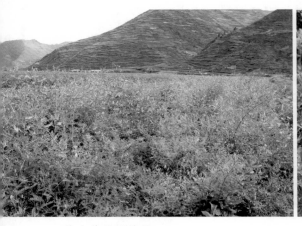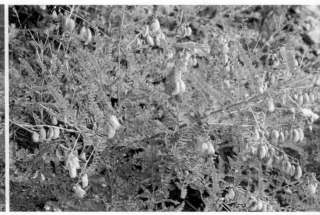

蒙古黄芪原植物

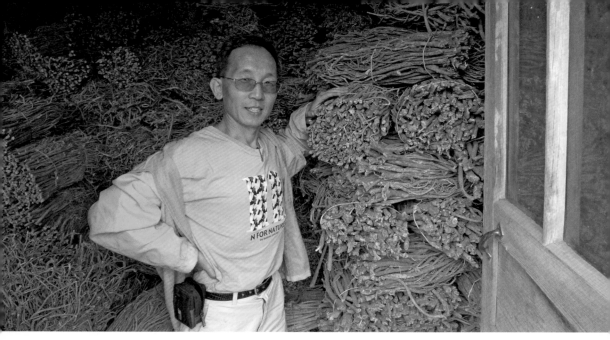

在产地的野生黄芪药材

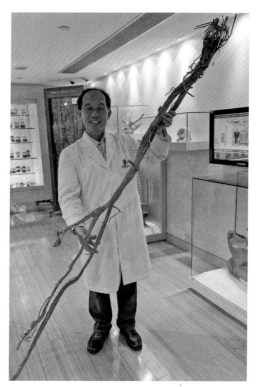

特大黄芪药材标本

另一个是膜荚黄芪 *Astragalus membranaceus* (Fisch.) Bge.。黄芪耐寒耐旱，怕热怕涝，喜欢凉爽气候，主要分布在中国的北方。

历史上，黄芪以野生为主，由于大量采挖野生资源，致使重点产区也发生了变迁。近年人工栽培的力度在加强，已经有了一定成效。

因产地的不同，黄芪拥有不同的商品名。产于山西雁北地区浑源县、应县等地的称为浑源芪；产于黑龙江、内蒙古地区的称为卜奎芪或者正口芪。

中药行业还常用绵性和柴性来形容黄芪的品质。从植物解剖学的角度来看，绵性指的是韧皮

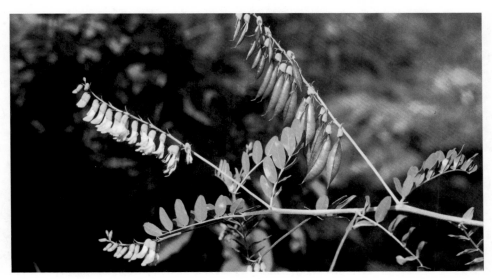

膜荚黄芪原植物

纤维的多少，柴性则是指木质纤维的多少。野生蒙古黄芪和栽培在山西、内蒙古的黄芪都以绵性大、柴性小著称，品质为佳。

中药行业内有几个经验术语来表述黄芪的性状。"菊花心"：指黄芪的横断面有放射状的纹理与裂隙，类似一朵菊花的形状。"金盏银盘"：指黄芪横断面中心木质部呈黄色、外缘皮部呈白色，像一个金银相映的盘子。

几年前，我和王文全教授、陈虎彪教授一起到五台山附近采黄芪。那里有很多野生黄芪，当地农民把挖来的野生黄芪当作宝贝存在自家院子里，有的干脆就存放在屋里。有个姓张的老汉，家院前门的锁好好的，屋里的黄芪却不翼而飞。原来是盗贼把他家后墙给掏开了，开着拖拉机进去，直接把家里的黄芪全给拉走了。这个故事说明野生黄芪奇货可居。盗贼以身犯险，看来抢黄芪等于"抢钱"。

补气之长

黄芪不仅药名里有玄机，本身确实也是一味补气的良药。

中医认为，黄芪味甘，性微温，有补气健脾，益卫固表的作用。长沙马王堆汉墓出土的帛书《五十二病方》当中，就有以黄芪为主的组方。张仲景的名著《金匮要略》中有八首方剂用到了黄芪。补中益气汤是金元四大家李东垣以脾胃立论，创建的名方。方歌："补中益气芪术陈，升柴参草当归身，虚劳内伤功独擅，亦治阳虚外感因。"君药是黄芪，除了常常治疗中气下陷所致脱肛、胃下垂等病症外，还能达到以甘温之品治疗气虚发热的目的。是为甘温除热法，也称甘温除大热。

现在以黄芪为主的常用经典方剂还有很多，如当归补血汤。当归补血汤只有两味药：黄芪和当归。它是补血的著名方剂，其中黄芪的用量是当归的五倍，通过补气来达到补血的目的。

黄芪食养

民间有："常喝黄芪汤，防病保健康。"以黄芪煎汤或泡水饮用，可补气，迅速解乏。

以我个人举例，我喜欢长跑，2000 年我在香港参加了"毅行者"越野长跑大赛。这个活动要求参与者在 48 小时内穿越 100 千米山路——香港著

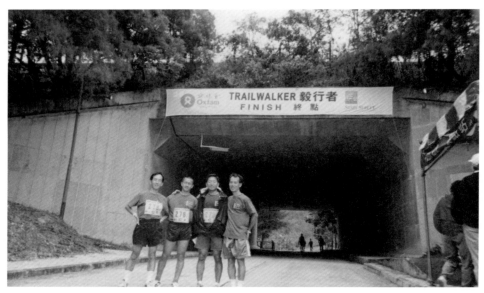

挑战毅行者——100 千米越野大赛

名的麦理浩径山路，沿途都是养眼的青翠风景。

我当时整整跑了一天一夜，将近27个小时，对体力、毅力的确是一大挑战。跑完了以后，我真是筋疲力尽。当时我的博士生彭勇想得很周到，他给我熬了一大锅黄芪汤。我喝下去以后睡了一大觉，第二天疲劳就都解除了。

黄芪的特点是补气不壅气。一些过甜的补气药容易产生腹满气胀等不良反应，但黄芪一般不会。所以常常用在中医补气方和日常食疗保健膳食中，需要补气时都离不开黄芪。

具有补气功效的中药不少，人参重在大补元气，兼生津止渴，用于补气救脱。黄芪重在补气升阳，兼具固表止汗。

2003年，卞兆祥教授和我共同编写了一本小书《百病食疗》，出版后很受欢迎，有繁体版、简体版。此书中就收载了几个含有黄芪的药膳方。

比如，参芪鸡，用党参30克、黄芪60克，装入一个布袋，放到一只处理好的老母鸡肚子里炖煮，可以根据个人的口味加适当的佐料，鸡肉炖烂后，拿出药包，就可以享用了。可以吃鸡肉，也可以喝鸡汤，功效好，味道也香，益气补血，适合脾虚的患者。

黄芪用来煮粥也很好。历史上著名的美食家、文学家苏轼在不惑之年曾大病了一场，病愈后就用黄芪来慢慢地调理虚弱的身体。有诗为证，苏轼写道："黄芪煮粥荐春盘。"

〰️ 南芪北芪 〰️

在南方药店，一般民众都称黄芪为"北芪"。岭南的中医泰斗邓铁涛活了103岁，他生前善用黄芪。老人家是香港浸会大学中医学院的客座教授，有一次他来讲学，特别介绍了用黄芪治疗重症肌无力的经验。临床上，邓老使用黄芪的量很大，而且是长期使用。说明黄芪就像《神农本草经》所说的那样，久服下气、轻身、耐老。

黄芪虽好，但性温，容易助火。南方人，特别是在广东、香港生活的人

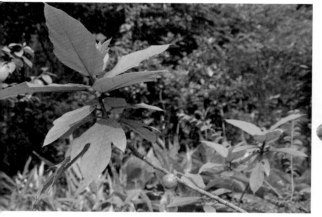

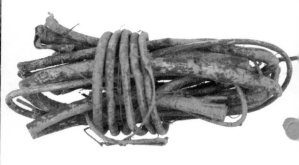

五指毛桃原植物粗叶榕　　　　　　五指毛桃药材

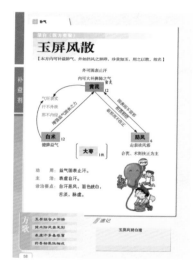

玉屏风散（摘自《百方图解》）

会觉得黄芪有点偏燥，劲儿太大了。南方有一种习用替代品，那就是有"南芪"之称的五指毛桃。在广东、香港的超市里、街市菜摊上都可见到五指毛桃。五指毛桃来源于一种桑科小灌木粗叶榕的根，是岭南常见药材之一。粗叶榕的叶子常为五裂，像五个手指一般，是为"五指"；果实毛茸茸的，是为"毛桃"，名字十分形象。南方人喜欢用五指毛桃煲汤。我也曾指导博士生区靖彤做五指毛桃这个课题。五指毛桃和猪肉一起煲汤带有牛奶香味，所以五指毛桃又被叫作五指牛奶。

市场上还可见到一种叫红芪的药材。红芪在《中国药典》中也有收载，并单独列了条目。红芪和黄芪都来自豆科家族，但属不同。黄芪是黄芪属的；红芪是岩黄芪属的植物多序岩黄芪，因其根部表面偏红色，所以叫红芪，功效类同黄芪。

萝卜青菜各有所爱。红芪在中国台湾比较流行，药膳里也常用红芪。其实黄芪和红芪吃起来都有浓郁的豆腥味，区别在于红芪更甜一点。

玉屏风散是中医扶正固本的经典名方。屏风是传统的可以遮风、隔断空间的物件。玉屏风散的功效就是可以抵御外来的风邪，功效之好，珍贵如玉，因而叫玉屏风。黄芪是一味补气药的代表，是黄土地里长出的长寿草，可药用、可日常泡水代茶饮。

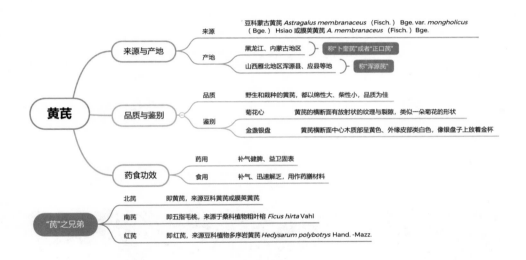

桔梗
——观花药食伴歌声

～ 桔梗谣 ～

1976年，我高中毕业后，曾经下放到农村当过两年的知青。当时常听农民讲，种庄稼不如种菜、种菜不如种药、种药不如种花。也就是说种粮食的收入不如种菜的，种菜的收入不如种药的，种药的收入还比不了种花的。中药之中不乏药食两用的药材，许多药材原植物也是可观赏的花卉，桔梗便是其中之一。

有一首朝鲜族民歌叫《桔梗谣》，韩语发音是"道拉基"，这首歌在朝

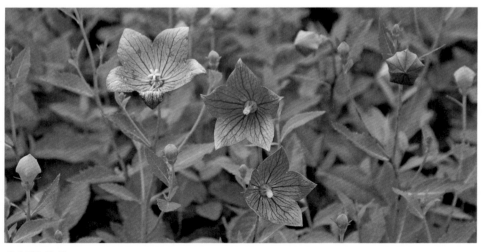

桔梗原植物

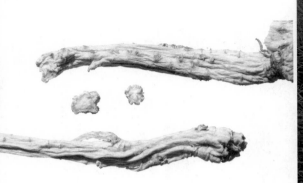

桔梗的"金井玉栏"　　　　　　　　　笔者自己种自己挖的桔梗

鲜半岛以及中国都是广为人知的古谣。歌中唱道：道拉基（桔梗哟），道拉基（桔梗哟），道拉基（桔梗哟）。白白的桔梗哟长满山野，只要挖出一两棵，就可以装满你的小菜筐。

　　"一两棵，就可以装满小菜筐。"一两棵真能装满小菜筐吗？我曾在自己的小院子里种过桔梗。桔梗是多年生的草本植物，生命力极强。种在地里就不用管它了，等着五六月份开花，有紫花、有白花。大概十年后，我连根挖出来了一棵，洗净切完了以后，真是能装一筐。连绵深远的桔梗根昭示着它强大的生命力。

桔梗汤

　　中药桔梗是指桔梗科植物桔梗 *Platycodon grandiflorus* (Jacq.) A. DC. 的干燥根。桔梗之药用始载于《神农本草经》，中医理论认为桔梗具有宣肺，利咽，祛痰，排脓等功效。

　　在《本草纲目》里，李时珍记载因为根结实，梗非常直，才有了这样的名字。关于桔梗的临床应用，李时珍又记载："又治肺痈唾脓，用桔梗、甘草，取其苦辛清肺，甘温泻火之功效。"

　　李时珍的《本草纲目》是其继承与创新结合的著作，书中记载了大量的

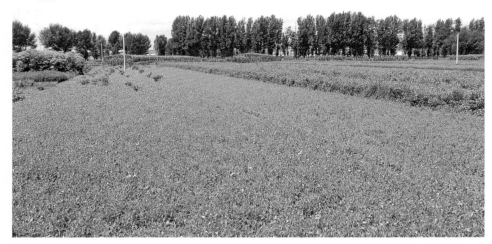

桔梗种植基地

古方，以简单实用的方剂为主。

李时珍收录了一万多首方，与明代初年朱橚的《普济方》六万首相比，《本草纲目》只有它的六分之一，但李时珍所载都是经过自己甄别的实用小药方，四味药、六味药、八味药、十二味药，体现了简、便、验、廉的特点。

桔梗汤，又名甘桔汤，最早是出自张仲景的《伤寒论》，桔梗甘草两味药就是全部组成了。桔梗辛、苦而平，辛则散，苦则降，有宣肺止咳，祛痰排脓的功效。甘草甘、平，泻火解毒，润肺祛痰，并能够缓急止痛。这两个药是一个药对，二者配合相得益彰。此方是治疗咽喉痛的基本方，广泛见于内、外、儿各科医著方剂中，尤其在治疗各类感冒的方剂中，桔梗汤使用频率很高。

桔梗甘草汤再加上滋阴清热的玄参和麦冬就是玄麦甘桔汤，药店里可以买到它的中成药玄麦甘桔颗粒，对阴虚上火的咽喉疼痛效果明显。

《神农本草经》将桔梗列在了下品，凡列入下品的药，用量都要特别注意，且往往不可以久服。但幼嫩的桔梗做成泡菜之后，可算是常用食品。

桔梗不仅是一种传统中药，还是一种美味食品，是我们国家规定的药食两用品种之一。它在我国已经广泛栽培，目前有三个主要基地，安徽太和基地、内蒙古赤峰基地和山东基地。

桔梗的根部营养丰富，含多种氨基酸、大量的亚油酸、不饱和脂肪酸和多种人体必需的微量元素等，具有降血压、降血脂、抗动脉粥样硬化等作用。

桔梗泡菜

韩餐馆子里，习惯给每位客人送上几碟开胃小菜，多数是泡菜，有白菜、萝卜、豆芽、海带，桔梗也在其中。在中国东北地区及日本、朝鲜半岛，桔梗经常被做成腌渍菜品、功能性食品。

众多泡菜中，最便宜的是大白菜，上一个档次的是白萝卜，再上一个档次就是桔梗了。

之前我在日本生活的时候，我的一个邻居就是位韩国大哥，他很喜欢做泡菜，常与我分享各类泡菜，也教我做过。

韩国人做事有股执着的劲头儿，一旦选择了目标，便锲而不舍。他们在打造品牌、营造产品文化方面，高丽参和泡菜都是成功的范例。

据我观察，韩国的日常餐饮有汤、泡、饭三大主旋律，酱汤、泡菜和米饭为主，再搭配以辣味为主的各式小菜，爽口开胃。

韩国电视剧中常演出如何做泡菜，韩国泡菜一度风靡亚洲。我在国内吃过中国特色的茅台酒心巧克力，在韩国就吃到过韩国特色的泡菜夹心巧克力。

泡菜文化已渗透到韩国的每一个角落，现代化的仁川国际机场里还摆放着大泡菜坛子。

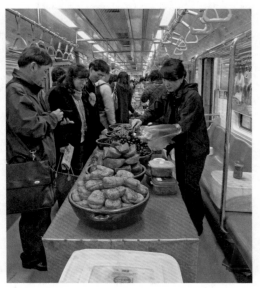

请看这趟韩国泡菜列车

东医宝鉴

回顾日本和韩国传统医学的发展历史，他们主要源自中国传统医学，在各自发展过程中，又形成了自身的特色。

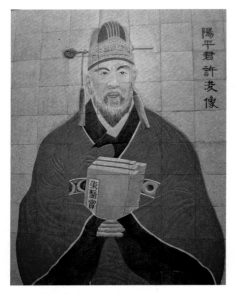

许浚博物馆内许浚像壁画

韩国最早有记载的医学就是中医学。1613年，韩国人许浚编著的《东医宝鉴》问世了，"东医学"一词成为韩国传统医学的特定名称。

彼时朝鲜半岛以汉字为流通文字，《东医宝鉴》全是用汉字写的，书中有三分之二的内容源于中国的古医书，许浚在其中都做了标注。这部书分为内景篇（内科）、外形篇（外科）、杂病篇、汤液篇（药学）、针灸篇五大部分。日本占领朝鲜半岛期间，"东医学"跟随日本改称为"汉（方）医学"，战后复国至今则称为韩医学（Korean Oriental Medicine）。

《本草纲目》到目前还没有被翻译成韩文，这是因为韩国人希望读原汁原味的《本草纲目》，应该从学习中文开始，深入领悟中医药。韩国的传统医药大学里可见韩国大学生刻苦地学汉字、学中医、学《论语》的身影。

韩药市场

在韩国各地分布有大大小小的药材市场，其中最出名的是首都首尔药材市场。这个药材市场位于首尔东大门一带，也是韩国最大的药材市场。它的牌楼上写着"药令门"三个汉字。中间的"令"有"命令""发号施令"之意。传统药材市场冠以此名是为了彰显药市的权威。

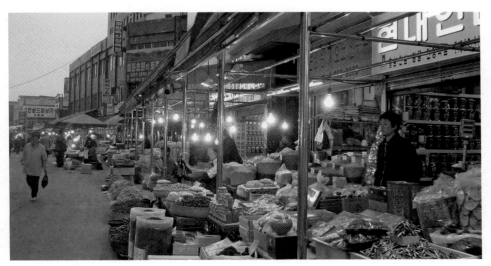

韩国药材夜市

　　除了首尔的"药令市"，大邱药市也是著名的药材市场。大邱为韩国第四大城市，原名大丘，孔丘的丘，韩国很尊崇孔子。为避孔子的名讳，取名大邱。大邱是一个活力四射的现代化都市，且以传统医药贸易著称。我每到韩国一定去药令市看一看，在那里可以了解真实的市场最新情况。

　　　　孔子说过，三人行，必有我师。韩国人在学习中医药、从事传统医药行业时，以此为生、以此为业、以此为乐、以此为荣。他们形成了自己的风格，也有很多地方值得我们学习。

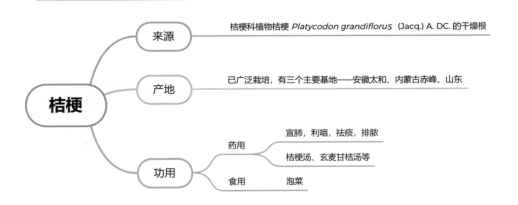

桔梗 —— 来源 —— 桔梗科植物桔梗 *Platycodon grandiflorus* (Jacq.) A. DC. 的干燥根

产地 —— 已广泛栽培，有三个主要基地——安徽太和、内蒙古赤峰、山东

功用 —— 药用 —— 宣肺，利咽，祛痰，排脓
　　　　　　　　　桔梗汤、玄麦甘桔汤等
　　　　　食用 —— 泡菜

黄精
——仙风道骨异凡尘

❦ 坤土之精粹 ❧

中医认为，土者乃五行之主，坤之体也。土是五行的中心，黄是其代表颜色。由此亦想到，黄土地、黄龙、黄河、黄皮肤的中国人。

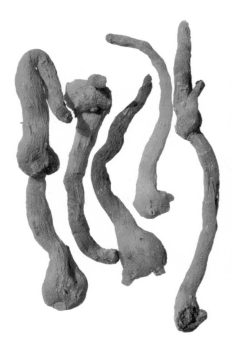

黄精药材

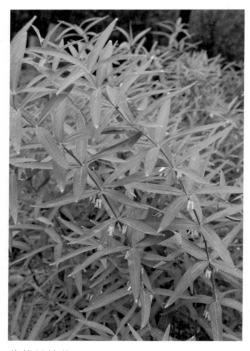

黄精原植物

黄精是一味可以药食两用的药材。李时珍在《本草纲目》中记载，黄精为服食要药，所以《名医别录》把黄精列于草部之首，仙家以为芝草之类，以其得坤土之精粹，故谓之黄精。

道家的修炼故事里总少不了黄精。《本草纲目》里记载了黄精"久服成仙"的传说。宋代神怪小说《稽神录》中有一篇关于黄精的故事。在临川（现江西省抚州市）有个小丫鬟，不堪主人的虐待，只身逃到了深山老林中。当她饥饿难忍的时候，找到一种很高的植物，把这植物肥大的地下根茎挖出来，吃了之后，解饥又解渴，就以它为食生活在山里。一天夜里，她为了躲避猛兽上树休息，当她从树上下来的时候发现自己的身体轻飘飘的，好似插上翅膀一般。她就这样在山里待了几年，家人上山偶然发现了她，却发现她身轻如燕，行走如飞，根本赶不上她。后来村里人都一同追她，追到断崖边，她竟然能腾空而起，飞到另外一座山顶。人们都以为这个女孩子沾上仙气，成了仙姑。后来这个女子说出了真相，并把所吃的植物指给人们看，原来那就是黄精。这段传说寄托了一种朴素的愿望，也止步于传说。

道家养生

湖北武当山是道教名山，李时珍是湖北蕲春人，与神农有关的神农架也在湖北。李时珍生前多次到武当山、神农架等地寻觅草药,《本草纲目》中可见他的寻药记录。

我在武当山上采集过黄精，黄精也是湖北武当山的特产。

那次有从小在武当山长大的杨光义教授为我当向导。我那时体能也充沛，但都跟不上杨教授爬山的速度。途中我留意到，在路边草药摊卖得最多的就是黄精了。我顺便收集了很多黄精与道教的故事。

道教是中华大地土生土长的宗教。道教的形成与发展对中医药学都产生了深远的影响。道家思想强调人与自然的关系。李时珍本身也是道家中人。他在《本草纲目》里引用《五符经》的记载，黄精获天地之淳精，别名为戊己芝。"戊己"是天干，属中央，于五行中属土，"戊己"是土的代称，"芝"

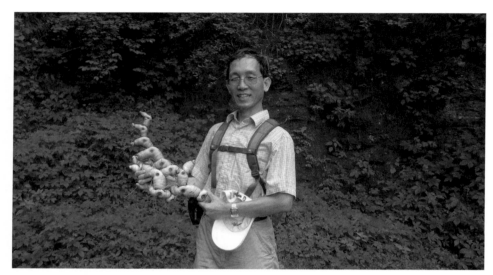

武当山采到大黄精

意为灵芝。戊己芝的名字体现了黄精得到了土之精粹。

修道之人服食黄精最早的记载出现在汉代，充满了神话色彩。陶弘景的《洞玄灵宝真灵位业图》里面写到一个汉末的道士张礼正服用黄精，一直活到北魏时期，仍然"颜色丁壮"，面色如同小伙子一样。

隋朝末年，道士岑道原因为常吃黄精，活到一百多岁了，皮肤还很白嫩。元朝有个道士罗霎震，也常吃黄精。道家中人爱服食黄精蔚然成风，这样的例子不胜枚举。

黄精入药，从《神农本草经》就有记载了，被列为上品。《神农本草经》中的上品有120种，上品可久服，下气，轻身，耐老。久服，意味着它可以长期服用，相对安全。下气，则指气以降为顺。轻身是保持身体健康的过程，耐老是目的。

黄精的功效是润肺滋阴，补脾益气，偏于养阴，所以滋阴方面临床运用相对比较多。民间也有用黄精泡酒的。《本草纲目》言及黄精，说其美容养颜，驻颜有术。

黄精被列入了国家药食两用的药材名单，服用相对比较安全。现代药理

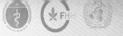

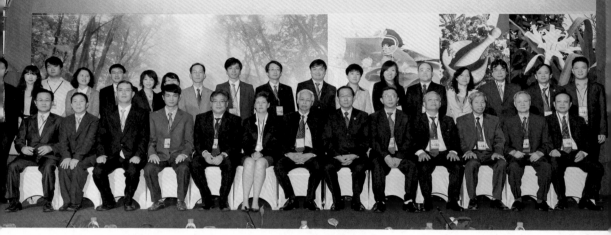

THE 9th STANDING COMMITTEE MEETING OF THE WESTERN PACIFIC REGIONAL FORUM FOR THE HARMONIZATION OF HERBAL MEDICINES

Hanoi, 17-18 November 2011

在越南河内参加世界卫生组织西太平洋地区草药论坛的代表

研究表明，黄精在降血糖、降血脂、调节免疫功能、延缓衰老方面都有一定的作用。近年市场上可以见到很多与黄精相关的药食两用产品。

其实不只根茎，黄精的根、果实、茎、叶、花皆可入药，唐代《食疗本草》就有此记载。葛洪《抱朴子》写道："服其花胜其食，其食胜其根。"黄精花的效果比果实好，果实比根茎好。不过黄精的花太难得，道家中人主要服食其果实，但生食容易刺激咽喉，所以要九蒸九晒后再食用。也有打成粉末做散剂或做成药丸服用的，还有蒸熟直接服用的。

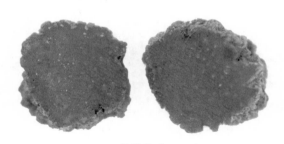

黄精饮片

鸡头黄精

黄精早在南北朝时期，就有种植的先例了。《中国药典》收载的黄精基原植物有三种，百合科植物滇黄精 *Polygonatum kingianum* Coll. et Hemsl.、

黄精 *Polygonatum sibiricum* Red. 或多花黄精 *Polygonatum cyrtonema* Hua。按形状不同，习称"大黄精""鸡头黄精""姜形黄精"。鸡头黄精采挖出新鲜的根茎呈圆柱状，一端粗一端渐细，而且根茎上一个个圆圆的茎残基和鸡头上的眼睛十分相似，鸡头黄精由此而得名。

　　黄精反复蒸制以后就会变成黑色，外形有一点像熟地黄。在药材鉴别考试的时候，我经常拿炮制后的黄精和熟地黄来考学生。如果一眼看不出来，放到嘴里尝一下也就知道谁是谁了。与黄精相比，熟地黄比较黏牙，闻起来有甜香气。

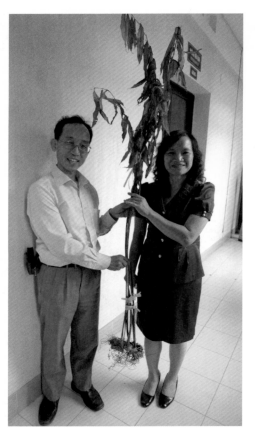

越南国家药物研究院收藏的野生黄精（滇黄精）

越南黄精

　　我在越南考察时也见过很大的黄精。

　　1989 年，我参与承担世界卫生组织药用植物系列丛书英文版的工作，编辑出版了《中国药用植物（*Medicinal Plants in China*）》第一册，越南的专家负责第二册。当时中越双方专家相互校勘，也是我第一次与越南传统医药专家合作。黄精是一味在中越两国都常用的药材。

　　20 年后，我到越南河内参加世界卫生组织的一个工作会议时，访问了河内的药物研究院。研究院的院长专门找了些当地的特色药材来展示，我见到了一株 2 米多高的野生黄精，从品种来源上讲是滇黄精。

越南对于我们这一代中国人来说是再熟悉不过的邻国。越南的传统医药高等教育和中国内地、韩国情况相似，差不多都是从 20 世纪 50 年代起步的。在越南传统医药领域有几个里程碑式的标志：1957 年越南传统医学医院成立，1961 年越南国家药物研究院成立，1988 年世界卫生组织第 22 个世界传统医学合作中心在越南建立。

越南传统医药称为东医、东药，与西药相对应，与现代医学并行。在传统药物中，来自中国的药都叫"北药"，本地生长的药都叫"南药"。

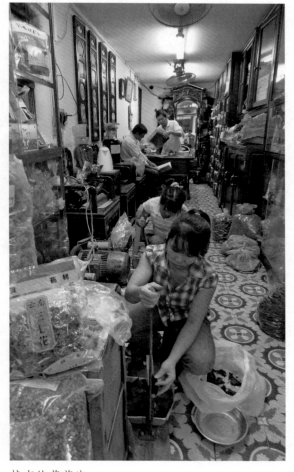

越南的草药店

历史上，中华文化对于周边国家的影响很大，在中国周围形成了由日本、朝鲜半岛、越南组成的"儒文化圈"。中医药在对外传播时与当地文化结合、生根、开花、硕果累累。

越南的传统医学源于中国，在发展过程中融入了自身特色。我曾经引用"同干异枝、同源异流"来比喻中日与中韩传统医学，我想也同样适用于中越传统医学。

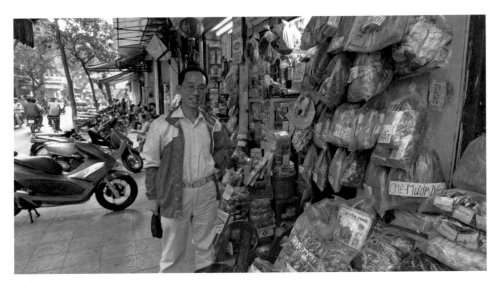

越南的草药市场

　　黄精是药食两用的常用中药，也是一味道家常用的药物。道教是发祥于中国的宗教，包括儒、释、道在内的理念都对中医药的发展产生了深远的影响。相较之下，道家更注重人与自然的关系。《本草纲目》体现出李时珍正是这样一位融入天地之间的大学者。

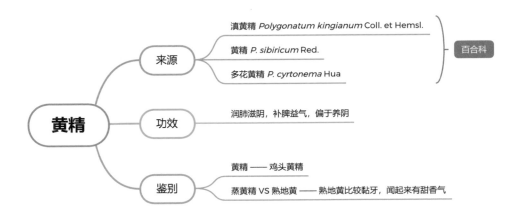

黄精

来源
滇黄精 *Polygonatum kingianum* Coll. et Hemsl.
黄精 *P. sibiricum* Red.
多花黄精 *P. cyrtonema* Hua
百合科

功效
润肺滋阴，补脾益气，偏于养阴

鉴别
黄精 —— 鸡头黄精
蒸黄精 VS 熟地黄 —— 熟地黄比较黏牙，闻起来有甜香气

肉苁蓉
—— 曾助天骄气势虹

初识肉苁蓉

中药肉苁蓉有"荒漠人参"之称。

我初识肉苁蓉时还在日本。20 世纪 80 年代末到 90 年代初，日本电视节目里每天都播养命酒的广告。养命一词，使用的就是《神农本草经》上品中药"主养命，以应天"的概念。畅销国际市场的日本"养命酒"里面含有十几种中药，其中之一便是肉苁蓉。

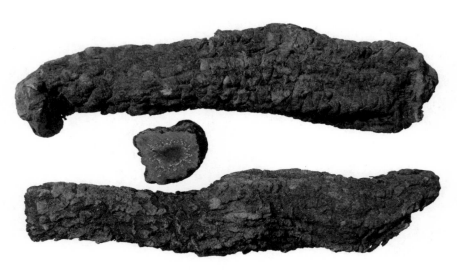

肉苁蓉药材

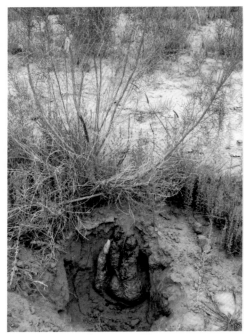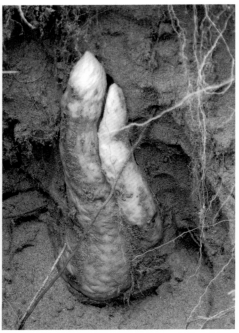

肉苁蓉原植物与其寄主梭梭

　　在日本留学期间，我曾受邀到长野县养命酒的工厂去参观，还做过一次学术讲座。到讨论环节时，对方向我提出了一系列问题。比如，肉苁蓉的肉是什么样的？肉苁蓉有什么功效？肉苁蓉生长在哪里？肉苁蓉的花是什么样的？肉苁蓉与寄主关系如何？肉苁蓉现在的资源有多少？我逐一回答了对方的疑问，因此还获得了十万日元的奖学金。

　　我想日本人提出的这些问题，也是现在很多中国人想了解的，下面逐一解答。

　　肉苁蓉被收录在《本草纲目》草部第 12 卷，属山草类。

　　关于肉苁蓉的名称由来，李时珍解释道"补而不峻，故有从容之号"。从容，是和缓的意思。肉苁蓉药性和缓，可从容进补，加之是草本，所以就加了个草字头，得"苁蓉"二字。

　　《本草纲目》记载，肉苁蓉补肾阳，滋肾阴，益精血，润肠通便。用于男子绝阳不兴，女子绝阴不产。

肉苁蓉补肾壮阳，并不像其他补肾壮阳药那样燥热。所以，吃这个药比较温和，是一种缓补的药物。

肉苁蓉除了补虚以外，还有一个功效就是润肠通便。尤其是精血亏损引起的肠燥便秘，这是一种困扰现代人的常见疾患，老年人尤其多见。如果患有此类型的便秘，不妨用肉苁蓉煮水喝，起效较快，同时还有温和的滋补作用。

《本草纲目》解决了不少问题，也留下了众多的未解之谜。肉苁蓉的来源就是其中一个。

关于肉苁蓉的来源，《本草纲目》中记载了一些古人的传闻，其中提到陶弘景说过"言是野马精落地所生"，听来就是神话传说，还有几分荒诞。但也说明肉苁蓉不是一般的植物，古人对其并不了解。《本草纲目》中就记载肉苁蓉十分罕见。那么肉苁蓉究竟是怎么来的呢？

荒漠人参

我第一次实地考察肉苁蓉是在内蒙古。在内蒙古鄂尔多斯草原上的成吉思汗陵前，我感受到了广袤草原的苍茫气魄。

蒙古族有这样一段传说：当年成吉思汗率领蒙古大军，在大漠鏖战几天几夜。正当将士们筋疲力尽、饥渴难当之时，天神派来神马，踢开梭梭树的树根，露出了肥壮鲜嫩的肉苁蓉。将士们食用之后，不但解饥解渴，而且精神抖擞，一个个变得生龙活虎，一举击溃了敌军。

在中药当中，有几种药物具有特别的传说故事，如冬虫夏草、天麻、肉苁蓉、茯苓、珍珠、石斛等，从而演绎出了"仙草"之名。一个比一个有名，一个赛一个奇特。"仙草"除了是形容其疗效之外，多数是人们搞不清它们的基原，因此就笼罩上了一层神秘的色彩。

肉苁蓉生长在海拔1200米以下的沙丘荒漠，生存环境十分恶劣，它属于列当科的寄生植物。

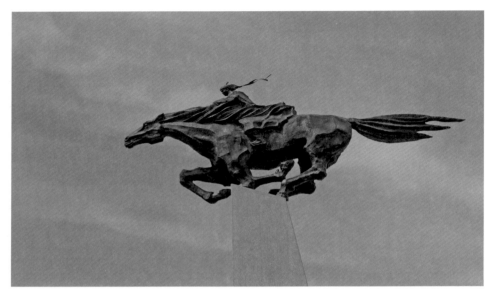

一代天骄　内蒙古自治区鄂尔多斯市成吉思汗陵雕塑

《中国药典》收载入药的肉苁蓉有两种，肉苁蓉和管花肉苁蓉。前者寄生在藜科植物梭梭和白梭梭的根部，后者寄生在柽柳科植物柽柳，也就是红柳的根部。

梭梭是防沙固沙的优良树种，也是骆驼的优质饲料。大自然中每千株梭梭，仅7株根部生有肉苁蓉。肉苁蓉长成熟需3～5年，每5千克鲜品才可晾晒出1千克干品。

〜 吉尼斯纪录 〜

肉苁蓉药用部位是茎——生长在地下的茎。这种茎肉质，形似膨大的芦笋，高度一般为40～80厘米。如果不断往上面培土，肉苁蓉可以在地下一直生长。

2004年，香港浸会大学中药标本中心收藏了一棵1.74米高的肉苁蓉，被列入了吉尼斯世界纪录。这是第一个，也是目前唯一一个被列入吉尼斯世界纪录的中药。

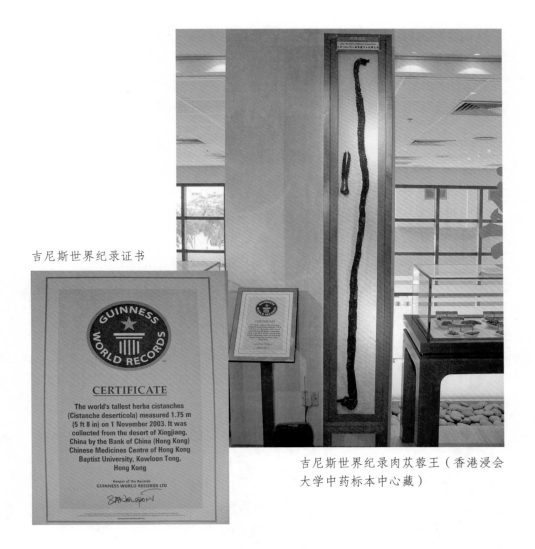

吉尼斯世界纪录证书

CERTIFICATE

The world's tallest herba cistanches (Cistanche deserticola) measured 1.75 m (5 ft 8 in) on 1 November 2003. It was collected from the desert of Xingjiang, China by the Bank of China (Hong Kong) Chinese Medicines Centre of Hong Kong Baptist University, Kowloon Tong, Hong Kong

Keeper of the Records
GUINNESS WORLD RECORDS LTD

吉尼斯世界纪录肉苁蓉王（香港浸会大学中药标本中心藏）

　　肉苁蓉开花前是在地下默默生长的。等到春暖雪融，顶端美丽的花序露出地面，这时才能见到它的真面目，给寂静荒凉的沙漠增添一缕缤纷的色彩。

　　肉苁蓉一般4～5月开花，花冠白色，顶端裂片为紫红色，非常漂亮，5～6月结果。结的果是蒴果，成熟开裂后，细如尘埃的种子在沙漠中随风飘扬，散落到浩瀚的沙漠之中，等待着与寄主的相遇。

肉苁蓉种子具有顽强的生命力，可以和千年的古莲子相媲美。沙漠夜晚最低温度可降到零下30℃，白天最高温度能到50℃，在经历过这样80℃温差的历练后，肉苁蓉的种子依然保持数十年生命力，难怪人们称它为"地精"！

肉苁蓉之父

说到肉苁蓉，我还要介绍一位被誉为"肉苁蓉之父"的科学家——北京大学的屠鹏飞教授。

认识屠教授还是在三十多年前，他虽然比我小五六岁，那时候我就叫他老屠了。1997年我和老屠一块儿去南京，探望他的博士指导老师——病中的徐国钧院士，才知道早在读书时，徐先生就叫他老屠。他少年老成，这对于他是一个永不过时的、长青的称谓。

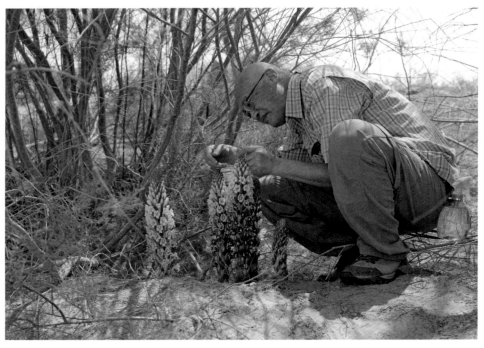

屠鹏飞痴迷肉苁蓉三十年

老屠是让我非常佩服的人，不是因为他在药典委员会中是药材组的组长、是我的领导，而是因为他是一个脚踏实地的人，是把青春贡献给了祖国医药事业的可敬之人。

一提到新疆，人们可能会想起王洛宾那首浪漫的民歌《达坂城的姑娘》，会想到抱着火炉吃西瓜的景象和烤全羊、羊肉串的美味，似乎全是和乐、怡然的印象。但是到肉苁蓉生长的地方看一看，便能了解老屠在新疆开展的这项研究工作有多么不容易。

人类生存最基本的需求是：阳光、空气和水。荒漠中有空气、阳光，就是缺水。在那个地方，蓝蓝的天空没有白云飘，因为缺水，没有水蒸气，何谈遮阳的白云。当地有个顺口溜："和田人民苦，一天半斤土，白天吃不够，晚上还得补。"

在荒漠中寻找野生肉苁蓉的工作，需要拿着铁钎子当探针，真有点像考古探查古墓一样。我在那里也只是尝试性地寻找了一下肉苁蓉。白天在酷暑高温下，就连汽车的车门都烫得不能碰，能把手烫起疱。

老屠形容肉苁蓉与寄主之间，就像情人谈恋爱一样。肉苁蓉的种子与寄主的根能相互吸引。寄主的毛状根长到肉苁蓉种子附近时，种子也能够感到这种气息。于是种子便开始萌发，主动与寄主结合在一起，然后从寄主根中获取水和养分，形成幼苗，逐渐长大，直到长出地面、开花、结果。

人何尝不是如此，老屠与大漠，与肉苁蓉，三十年间也是发生了这样一场"苦恋"，最终修成正果。三十年前我认识老屠的时候，他的头发还是茂密乌黑的，如今他的头上已是"不毛之地"。他的付出换来的是荒漠上的片片绿洲。

一个数字让我记得很清楚，李时珍用了三十年写了 190 万字的《本草纲目》，老屠用了三十年帮助当地治理荒漠 190 万亩。

经过三十年的努力，屠教授的团队研究发现管花肉苁蓉与肉苁蓉具有类似的化学成分和药理作用。如今，管花肉苁蓉已被收入了《中国药典》。

　　药源解决了，农民致富了，环境改善了，昔日漫漫黄沙变成了"金矿"。屠鹏飞教授也被当地群众誉为"肉苁蓉之父"。大漠风情，陶冶出老屠开朗的性格、平和的心态，他的网名就叫"苁蓉一生"。

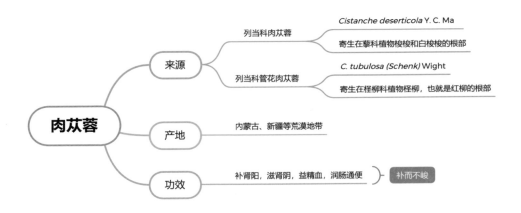

肉苁蓉

来源
　列当科肉苁蓉
　　　Cistanche deserticola Y. C. Ma
　　　寄生在藜科植物梭梭和白梭梭的根部
　列当科管花肉苁蓉
　　　C. tubulosa (Schenk) Wight
　　　寄生在柽柳科植物柽柳，也就是红柳的根部

产地
　内蒙古、新疆等荒漠地带

功效
　补肾阳，滋肾阴，益精血，润肠通便 　补而不峻

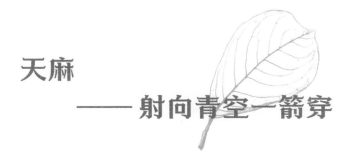

天麻
—— 射向青空一箭穿

　　中国人好客，重友情，礼尚往来。亲朋好友相互送礼时，往往会把稀有的、新潮的东西作为礼物，很多还都是自己舍不得用的、舍不得吃的。有时候也不管对方是不是需要，表达的是自己的心意。名贵中药常常被人们当作礼品相赠，如人参、西洋参、鹿茸、天麻、石斛等。

　　以前，天麻特别珍贵，属于紧缺物资。有一次，一个朋友找到我说他家

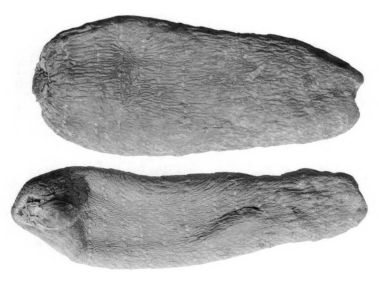

天麻药材

里保存了一块天麻，40年都没有舍得吃。我拿来看了看，外面包裹的红布上都发霉了，我劝他可千万别吃了。

神秘面纱

天麻在历史上有些神秘，不亚于现在网上盛传的所谓仙草。带着传闻名头的"仙草"大多历史来源不太明晰，留下的传说让人捉摸不定，蒙上了一层神秘的面纱。

一说到植物，人们马上会想到绿色。的确，大多数植物都是绿色的，但天麻却是个例外。天麻浑身上下，找不到一点绿。

天麻是多年生腐生草本植物，无根、无叶、无绿色。从天麻地上部分看，茎直立，叶子就像鳞片，通体黄赤色，远远望去，就好似一支赤色的箭杆插在那里，因此又名"赤箭"。天麻的地下部分只有根状茎，没有根，所以不能直接从土壤里吸收营养成分。

另外，天麻植物分类上属于微子目，种子非常小，它的果实只有一粒花生米大小，却装着3万～5万粒种子，真正的细若粉尘，肉眼难见。

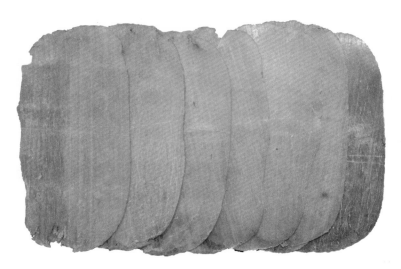

天麻饮片

天麻有这么多与众不同之处，难怪古人把天麻当成了天外来客、天赐之物。

天麻以"赤箭"之名最早见于《神农本草经》，被列为上品。"天麻"这个药名出现在南北朝《雷公炮炙论》中。此后的历代本草著作都是将赤箭与天麻分为两条记载的。古人对天麻的认识如同盲人摸象，众说纷纭，描述得都沾边，又不全面。致使人们误以为它们是两种植物。

在《本草纲目》【释名】项下，李时珍列举了古书中与天麻相关的别名，有七八个，如定风草、神草、独摇芝等。他经过详细的考察，在《本草纲目》中，第一次将赤箭和天麻合并在了一起，人们才明确知道原来这是一种药。

～ 天麻之父 ～

回顾历史，祖辈曾无数次尝试对天麻进行人工栽培，但一次又一次地以失败告终。曾经药农间还流传这样一段歌谣："天麻是个宝，栽了就会跑。天麻是个怪，栽了就不在。"

现在人工种植天麻很容易了，伪品基本上也见不到了，这还要归功于一位可称为"天麻之父"的药用植物学家徐锦堂教授。

我第一次见到天麻的原植物是在1985年，在北京西北旺刚成立的药用植物研究所里。我们当时接受了世界卫生组织的任务，在编著一本《中国药用植物（*Medicinal Plants in China*）》，书中向全世界介绍中药。这张照片里

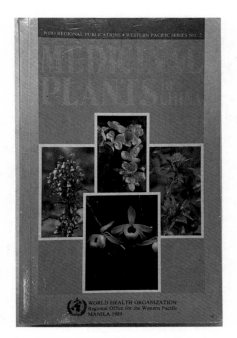

《中国药用植物（*Medicinal Plants in China*）》

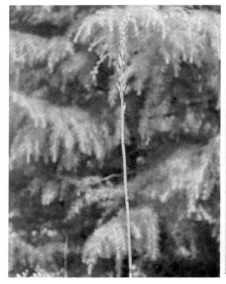

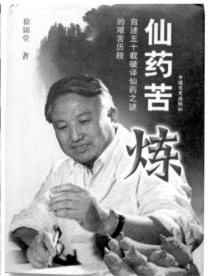

徐锦堂亲手栽种的天麻　　　　　　《仙药苦炼》徐锦堂著

的天麻原植物就是由徐锦堂教授亲手栽种的。那一年，天麻的栽培技术刚取得成功不久，我听徐老师讲述了他如何研究天麻栽培的故事。

从事中药栽培的研究耗费的时间非常长，几年、十几年都是常事。有时即使是搭上一辈子，也不见得能得到预期的结果。急功近利的人是干不了这行的。为了获得第一手资料，从1963年到1965年的三年时间里，徐锦堂老师风里来雨里去，对野生天麻进行生态调查。

那个时代，山村里还没有电灯，要用油灯照明。有一天夜晚，徐老师像往常一样在观察挖回来的天麻。突然，他看到天麻发出了微弱的荧光，遂把天麻掰开一看，发现荧光来自一些快要腐烂的天麻，且里面长满了白色和黑褐色的菌丝。经过进一步分析，徐老师从这些菌丝中分离出了蜜环菌，天麻生长的秘密终于被揭开了。

以前人们只知道，天麻和天麻表面上一环一环的蜜环菌有一种共生的关系，但实际上并非如此。徐老师明确指出，共生指的是相互依存的关系，是相依为命的。天麻却以蜜环菌为营养，本质上是一个吃掉另外一个的关系。

蜜环菌找上天麻是自投罗网。

在大自然中，食虫的植物，如猪笼草，以小昆虫为食，诱捕小虫子再将其溶解吸收养分。天麻是一种食菌的植物，吃的就是蜜环菌。

前面提到，天麻没有根，不能直接从土壤中获得营养，地上部分没有叶绿素，也不能进行光合作用来制造养分。天麻获得营养的唯一途径就是依靠自身含有的一种溶菌酶，可溶解、吸收侵入它体内的蜜环菌，从而获得营养，生存下去。

1984 年，徐锦堂教授发明了"天麻有性繁殖——树叶菌床法"，后被推荐为"新中国成立 35 年来 20 项重大医药科研成果"之一。

徐教授历尽千辛万苦，扎根在天麻产区，教会了千千万万的山区农民种天麻，脱贫致富。现在天麻已经在陕西、四川、贵州等地大规模地栽培了。百姓心中有杆秤，2001 年，陕西勉县张家河的农民自发集资，为徐锦堂教授制作了一尊 5 米多高的汉白玉雕像。

人们将永远记住这位将论文写在祖国大地上的科学家、"中药界的袁隆平"——徐锦堂。

～～ 定风草 ～～

因为天麻息风止痉、平抑肝阳的效果特别好，金元四大家之一的李东垣曾称天麻为"定风草"。有一首半夏白术天麻汤，就是治疗风痰眩晕、头痛最有名的方剂。

李时珍在《本草纲目》天麻的【发明】项下，记载了一首方——天麻丸。方中只用了天麻和川芎两味药，用来消风化痰，清利头目。

话说，清朝慈禧太后曾患面风，太医用天麻治好了她的病。光绪皇帝有头痛眩晕的毛病，也常常会用到天麻。这些不是戏说，都是有案可稽的，详细记录于《清宫医案》中。

天麻是药食两用的药材。天麻炖猪脑、天麻炖鸽子、天麻蒸鸡蛋、天麻枸杞粥……药膳菜式也是丰富多彩的。

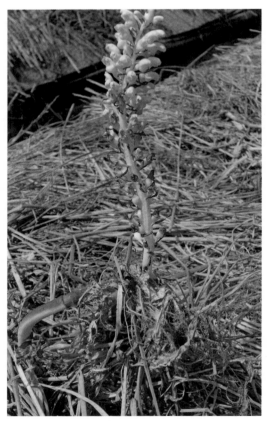

韩国栽培的天麻

天麻当中的有效成分天麻素并不稳定，遇热容易被破坏。用天麻煲汤时，一定要后下，最好在出锅前半小时加入，这样才不会把有效成分破坏掉。天麻虽好，但它属于平肝息风药，并不是补益药，不能随便吃，应在医生建议下使用。

真伪鉴别

从古代到20世纪80年代，天麻的来源都是野生的，所以价格很贵，贵重程度并不亚于野生人参。

正是因为天麻珍贵，价格高昂，有利可图，那个时候以假乱真的现象比较常见。天麻的伪品有不下二十种。

其中让我印象最深刻的是有人把土豆蒸熟，然后用针在土豆的表面扎出一个个针眼，形成一圈一圈的环纹，再晒干，且从断面看照样有光泽。这种伪品天麻还真的能蒙骗外行人。

天麻的商品规格有很多。《中国药典》规定可供药用者仅天麻 *Gastrodia elata* Bl. 一种。根据不同的采收期，天麻可以分为春麻和冬麻，市场上普遍认为冬麻比春麻质量好。

冬麻，指在冬至以后，地上茎枯萎后采挖的天麻，顶端有一个红棕色的顶芽。仅从外形看，这个顶芽就好像鹦鹉的嘴一样，称为"鹦哥嘴"。冬麻的块茎比较饱满，品质也比较好。

春麻，指在立夏之前，刚出土还没有抽苔时采挖的天麻。由于地上部分已经开始生长，已经消耗掉了一部分营养，所以这时采的春麻干燥以后，表面皱缩明显，中空，品质也没有那么好。

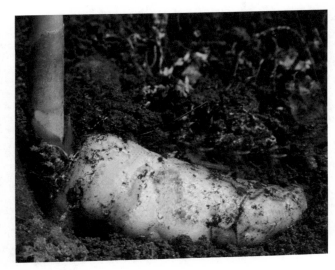

天麻的块茎

点状环纹、鹦哥嘴、圆肚脐这三点是冬麻必不可少的鉴别关键。有个歌诀可帮助天麻鉴别：天麻长圆扁稍弯，点状环纹十余圈，头顶芽苞鹦哥嘴，底部疤痕似脐圆。

天麻并非个头儿越大越好，也不是越小越好。上手掂一掂，质地坚实坠手的一般品质较好。

随着中药栽培技术不断发展，多种曾经难得一见的药材，今已不为稀奇。正是因为有徐锦堂教授这样献身中药栽培事业的科学家，解决了天麻栽培的难题，才让天麻这味好药能够造福于大众。药材的产量上去了，满足了市场需求，伪品自然也就消失了。

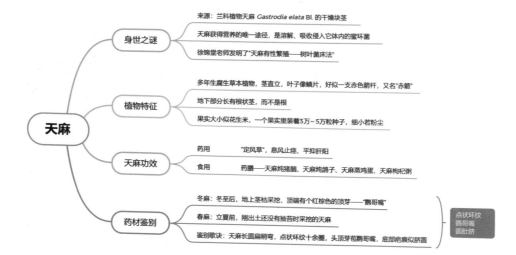

天麻

- 身世之谜
  - 来源：兰科植物天麻 *Gastrodia elata* Bl. 的干燥块茎
  - 天麻获得营养的唯一途径，是溶解、吸收侵入它体内的蜜环菌
  - 徐锦堂老师发明了"天麻有性繁殖——树叶菌床法"

- 植物特征
  - 多年生腐生草本植物，茎直立，叶子像鳞片，好似一支赤色箭杆，又名"赤箭"
  - 地下部分长有根状茎，而不是根
  - 果实大小似花生米，一个果实里装着3万~5万粒种子，细小若粉尘

- 天麻功效
  - 药用　"定风草"，息风止痉、平抑肝阳
  - 食用　药膳——天麻炖猪脑、天麻炖鸽子、天麻蒸鸡蛋、天麻枸杞粥

- 药材鉴别
  - 冬麻：冬至后，地上茎枯采挖，顶端有个红棕色的顶芽——"鹦哥嘴"
  - 春麻：立夏前，刚出土还没有抽苔时采挖的天麻
  - 鉴别歌诀：天麻长圆扁稍弯，点状环纹十余圈，头顶芽苞鹦哥嘴，底部疤痕似脐圆

  - 点状环纹
  - 鹦哥嘴
  - 圆肚脐

白术与苍术
—— 弟兄联袂理沉疴

白术与苍术在历史上是一对孪生兄弟，就像白芍与赤芍一样，最初在本草书上是不分家的。

评书《岳飞传》里面有个金国的元帅叫金兀术。白术与苍术就是这个"术"字。现在术与术有时可不区分书写，可古时是两个完全不同的字。"术"是一撇一捺，而"术"左边是撇，后一笔是竖折。现在《中国药典》也用"术"字，但读音还是 zhú。"术"念 shù 时指武术、技术、学术，在苍术与白术的药名里念 zhú。

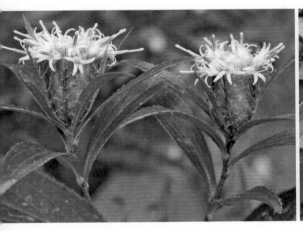

苍术原植物

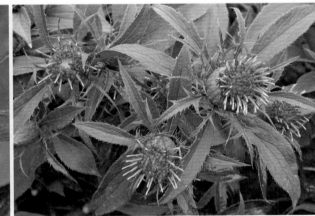

白术原植物

1987年4月，我初到日本一个星期，导师带我去东京大学参加了东京生药学会的研讨会。那次会议的主题就是"术"类药材。当年去日本的中国学者还不太多，专门搞生药的更少。会议主席把我请到了台上，让我解释一下"术"的历史。说实在的，当时我对苍术与白术的区别还不甚了解。

记得我在会议室的黑板上，凭着以前在学校学到的一点知识，写了白术 *Atractylodes macrocephala* Koidz. 与苍术的拉丁学名，并在苍术的中文名字后面画了两个箭头，标示有南苍术 *A. lancea* (Thunb.) DC. 与北苍术 *A. chinensis* (DC.) Koidz.，及江苏茅山、浙江於潜等几个产地。那次研讨会后我也给自己留了一道作业题：苍术和白术是什么关系？

各司其职

如果随便问一个中医大夫，他一定都能脱口而出白术、苍术二者功效上的区别。按照现代的分类，白术被列为补益药，长于健脾补气。苍术被列为化湿药，善于燥湿解表。

虽然李时珍将苍术、白术均列在术项下，但两者性味、功能、主治、发明、附方都有所区别。

四君子汤、补中益气汤、玉屏风散是著名的补益方剂，都能健脾补气，

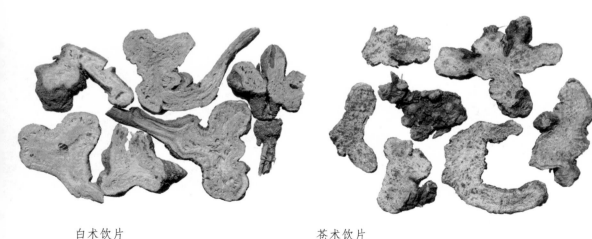

白术饮片　　　　　　　　　　　　苍术饮片

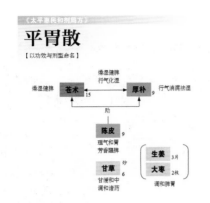

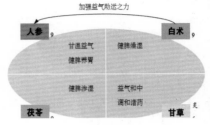

平胃散、四君子汤（摘自《百方图解》）

方子里都用白术。

宋代《太平惠民和剂局方》里面的平胃散可以燥湿运脾，行气和胃，一共六味药：苍术、厚朴、陈皮、甘草、生姜、大枣，君药是苍术。平胃散再加广藿香和半夏，为金不换正气散，对脾胃湿重导致的呕吐下泻效果特别好。

吃了生冷的、过甜的、油腻的食物，以及湿热的天气和环境等多种因素都能导致脾湿。治疗脾胃湿滞，四川的中医最喜欢用苍术，日本的汉方医也是。

苍术和白术可以一起用，各自扮演不同的角色。苍术就像威风八面的大将军韩信在前线冲锋陷阵；白术就像在后方保障供给的丞相萧何运筹帷幄，源源不断地提供物资。

清代《傅青主女科》中有一首完带汤，功效是补中健脾，化湿止带。方中同时用到了苍术和白术，将相和谐，堪称完美药对。

本草记载苍术能祛湿气，驱瘟，避秽，现代临床证实它能够在疫病期间发挥作用。1956年河北某地暴发流行性乙型脑炎，当时的名老中医蒲辅周先生用白虎汤治疗，效果显著。但事隔不久，北京也暴发了大规模的"乙脑"，这次再用白虎汤，效果就不那么灵验了。蒲老再出马，在方中加入苍术一味药，立时疗效大增，疫情很快得到控制。

蒲老分析前一次"乙脑"流行时患者属外感温热型，白虎汤清热泻火，可行；后一次流行时由于气候潮湿，患者感染了湿热夹杂的邪气，单用清热药就力不从心了，加入芳香燥湿的苍术后，方子变得既清热，又除湿，才是

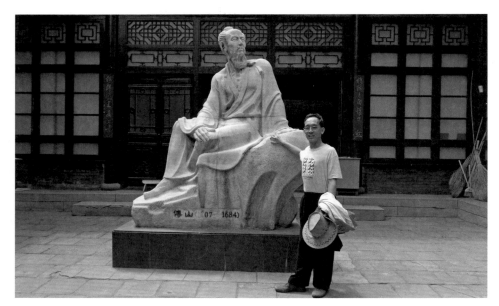

笔者在山西傅青主雕像前

针对病机的治疗方法。

其实苍术和白术，单用也有妙处。《药性赋》中记载："苍术治目盲。"目盲就是俗称的"夜盲症"。现代研究发现，苍术含丰富的维生素A。古人从临床实践中总结出苍术对夜盲症有效。我们不得不佩服前人的观察力与智慧。

白术单用也有奇效。碗里放几片白术，加点水，放到饭上蒸熟，可以用来缓解小孩脾虚流口水的症状。遇到脾虚性便秘，尤其是老年人胃肠动力不足的情况，症结在虚，万万不能滥用大黄、番泻叶之类的峻猛之药，泻下反伤正气，可考虑改用大剂量的白术，单用就有很好的通便效果。

山中丞相

对于苍术的探究，绕不开一个人和一本书，陶弘景和《本草经集注》。

陶弘景，南北朝时期丹阳秣陵（今江苏省南京市江宁区）人，博学多才，精通医药，兼修佛教、道教。其所著《本草经集注》是中国本草发展历史上的第二个里程碑。在这部著作中，陶弘景不但完整地保存了《神农本草经》的内容，还加以注释，进行补充。

陶弘景记述《神农本草经》："法三百六十度，一度应一日，以成一岁。"而《本草经集注》中所记载的药物品种达到了730种，与《神农本草经》相比正好翻了一倍。其中有的是他新增加的，有的是陶弘景把它们区分开来的，如赤芍和白芍、苍术和白术。书中记载："苍术以蒋山、白山、茅山者为胜。"茅山就是江苏省的茅山，也是茅苍术作为道地药材的最早出处。

陶弘景是一位很有故事的医药学家。南北朝时期，宋、齐、梁、陈政权更迭。南齐朝，陶弘景曾任诸王侍读多年。南梁朝，他辞官隐居于茅山，潜心修道，号华阳隐居。梁武帝萧衍在位48年，大兴佛教，广建庙宇。杜牧《江南春》："南朝四百八十寺，多少楼台烟雨中。"描写的就是那个佛寺楼阁烟波浩渺的江南。南朝佛教兴盛，梁武帝起了极大的引导作用。梁武帝曾多次派人向陶弘景请教治国安邦之策，但屡请不出，陶弘景相当于在山里指点山河的名士，故而有了"山中宰相"的称号。

曾有一位江苏茅山的企业老板找到我，他准备用1000亩地建造一个李时珍纪念园，还拿出了厚厚的几卷设计图给我看，征求我的建议。我说您的想法很好，但我建议不要舍近求远，茅山就有一位大名士：山中宰相陶弘景。

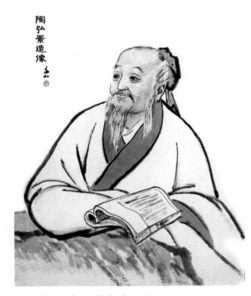

陶弘景造像（蒋兆和画）

资源与品种

白术与苍术都有头状花序单生于枝头，总苞片如钟状，苞片针刺状。但白术花紫红色，叶子比较薄、软，边缘有细刺。苍术花白色，叶子较硬，边缘的齿也很硬。

白术是多年生的草本植物，目前以人工栽培为主，少量野生，主产于浙江、安徽、湖南、江西、四川等地，道地产区为浙江。《本草纲目》记载："白而肥者是浙术。"杭州于潜的于术尤其出名。

苍术的药材野生与栽培品种并存，主产于江苏、安徽、浙江、四川、河南等地。苍术又分为南苍术和北苍术，南苍术亦名茅苍术，一般认为南苍术品质比北苍术好。

我国南北差异比较大，用药也有所不同，如，南、北五味子，南、北柴胡，这些药都是国家药典所认可的，临床医生也应了解。

> 苍术与白术是临床常用药，名称相似，功效不同，必须分开。在从事中药研究过程中，我们既要参考本草文献，也要参考现代实验数据，更要注重中医临床实践经验。
>
> 三十多年前，我在东京接受的作业题，现在基本完成了。当然还有更多学术上的问题，今后还会继续探讨下去。

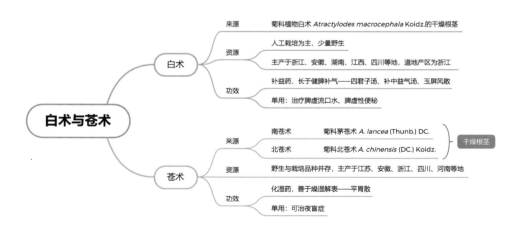

淫羊藿
——柳公服此愈足疾

在当今市场上，两类中药最畅销，美容的和补肾壮阳的。日本有个很畅销的药酒——养命酒，畅销原因，就是因为人们把它和补肾壮阳联系在了一起。30年前我在日本留学时就留意到，它的配方中有中药肉苁蓉和淫羊藿。

淫羊藿的发现是人类从动物身上得到的启示。名字就带着羊，藿字原意指豆叶。《神农本草经》已经收录了淫羊藿，主阴痿绝伤，益气力，强志。陶弘景的《本草经集注》中也记载："西川北部有淫羊，一日百遍合，盖食此藿所致，故名淫羊藿。"南北朝时有一个川北的老羊倌，放羊的时候见到山上长着一种草，长得非常快，可长到一二尺高。公山羊吃了这种草之后，会变得特别兴奋，和母山羊交配的次数增加了很多。陶弘景听了老羊倌讲的故事后，又经过自己的仔细观察，证实这种草有壮阳的作用，把这段故事写进了《本草经集注》。

自然界中，动物有很多奇特的本领，给人类巨大的启发。由此也出现了一门学科，仿生

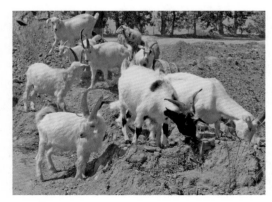

小山羊

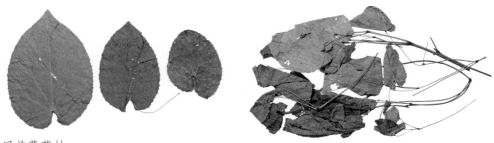

淫羊藿药材

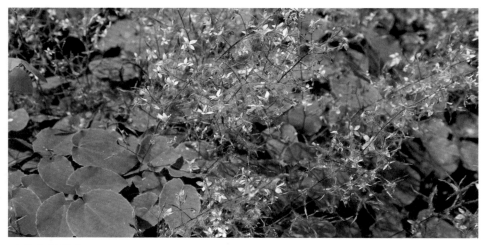

淫羊藿原植物

学。青蛙天生就会游泳，人类模仿青蛙学会了蛙泳。人类看到了鱼翔浅底，发明了潜艇。

同样，古人在研究和使用中药时，从动物身上也得到不少启示。

鹅不食草可通鼻窍，治疗鼻炎。记得我在刚学中药的时候，给患者推荐过一个治疗鼻炎的方子，其中有辛夷和鹅不食草。结果患者给我打电话，说他喝了药以后有翻肠倒肚、闹心的感觉。这时我才想起来，其实这个药的名字已经提示了人们，连鹅都不喜欢吃的药，人吃了很难舒服。确实人吃了鹅不食草容易恶心、呕吐。

野外考察，特别是进入原始森林时，随行人员一般都会带上一条猎狗开路。当地药农告诉我，狗不怕蛇，即使狗被毒蛇咬伤，它会迅速找一些青草吃。因为有毒蛇出没的地方，一般都能发现解蛇毒的草药。常用来治疗蛇咬伤的半边莲、田基黄、七叶一枝花都可在野外找到。

柳宗元与仙灵脾

现代科学研究证明，淫羊藿的确能使男性精子数目增加，精子活力增强。淫羊藿除了补肾壮阳以外，更有强筋骨、祛风湿的作用，特别对于下肢瘫痪、手足麻木等方面的疾病，效果明显。这也体现了中医理论中所说的肾主骨，通过补肾来达到补骨的目的。

研究还发现，淫羊藿在预防和治疗现代常见多发病骨质疏松症方面，也有不错的效果。

唐宋八大家之一的柳宗元跟淫羊藿也有一段渊源。他写过一篇五言诗《种仙灵毗》，全文共有一百七十个字。这首诗如同一篇非常精彩的医案，生动地记叙了柳宗元服用淫羊藿治病的经历。柳宗元被贬到永州（现在的湖南零陵一带），当地自然环境非常恶劣，他深感世事艰难与不公，写下了名篇《永州八记》《捕蛇者说》等。

柳宗元到了那里不久便疾病缠身。他在诗中写道："杖藜下庭际，曳踵不及门。"双腿无力，行动不便，即使是拄着拐杖都挪不开步，连大门都出不了。有一位老药农看到了，非常同情他，向他推荐了当地的一种草药仙灵脾——也就是淫羊藿。柳宗元服用后，不到十天就见效了。"服之不盈旬，蹩躄皆腾骞。"柳宗元不但扔掉了拐杖，而且还能像年轻人一样走路轻快，健步如飞。柳宗元随后上山找到这种草

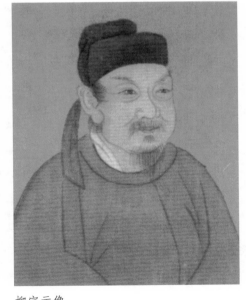

柳宗元像

药，采下山后亲自栽种，继续按时服用。

不过柳宗元记载下来的名字仍为灵毗，后又慢慢衍变为仙灵脾，这后来也成了淫羊藿的别名。至今有的中医开处方时仍会写仙灵脾。

名方二仙汤

中医妇科里有一首补肾的名方，二仙汤，主要用于治疗更年期综合征、骨质疏松症、卵巢早衰等。淫羊藿的补益功效不分性别，只要对症皆可使用。二仙汤的君药是两个大"仙"——仙灵脾和仙茅。

同时中医古文献中记载，服用淫羊藿能产生"令人有子"和"无子"两种完全不同的效果。《神农本草经》把淫羊藿列为中品。中医临床用药不及则药力难求，太过则功效反失。对于阳痿的患者来说，服用淫羊藿能起到壮阳气、增强生育功能的作用。但如果正常人长期大量服用，房事过度耗伤了元阳，则物极必反，反而会导致肾衰，丧失生育功能。

淫羊藿有利也有弊，一定要对症下药才能发挥好作用。

药用资源

淫羊藿的来源包含小檗科的多种植物，主要分布于中国、朝鲜半岛和日本，远至阿尔及利亚、意大利北部和黑海地区也有分布。

中国是淫羊藿的主要分布区域，有 40 多种淫羊藿，其中可以入药用的大概有 20 种。现在《中国药典》收载的淫羊藿有 5 种，入药部位为叶。除了常见的代表性的淫羊藿 *Epimedium brevicornu* Maxim. 之外，还有同属其他种，包括分布在北方的朝鲜淫羊藿 *E. koreanum* Nakai、分布在西南部的柔毛淫羊藿 *E. pubescens* Maxim. 和巫山淫羊藿 *E. wushanense* T. S. Ying、分布在中部和东部的箭叶淫羊藿 *E. sagittatum* (Sieb. et Zucc.) Maxim.。

淫羊藿组的叶子都是复叶，形态上有些小的差异，有的小叶纸质薄一些，也有的革质厚一些，但它们的小叶有个共同的特点，都是类心形。叶子基部两边不对称，叶子的主脉很明显，边缘有锯齿，茎秆像铁丝一样硬，在野外很容易辨认出来。

2013 年夏天，我们的考察组到了贵州苗族侗族自治州的千户苗寨，对巫山淫羊藿进行了系统的考察。在那里我还遇到了我的校友，中国医科院药用植物研究所的研究员郭宝林，她研究淫羊藿三十多年，常年蹲点在山区里，对淫羊藿的栽培事业做出了重大贡献。她很高兴地告诉我，现在淫羊藿的栽培已经获得了成功，不但解决了种植技术难题，而且已经在选育更优质的品种，将来能提供更优质的药材。

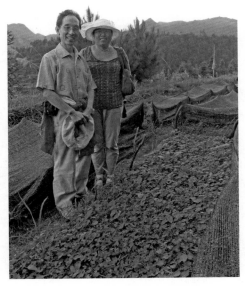

笔者与郭宝林在贵州淫羊藿栽培基地

人类从动物身上得到启示的例子还可以举出很多。在探索大自然的过程当中，在四处寻医问药的过程中，患者是医生的老师，动物也是人类的老师。

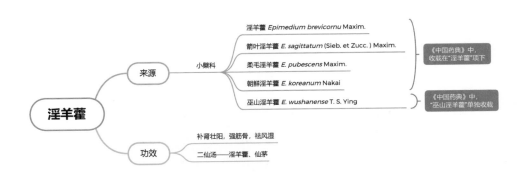

淫羊藿

来源 — 小檗科
- 淫羊藿 *Epimedium brevicornu* Maxim.
- 箭叶淫羊藿 *E. sagittatum* (Sieb. et Zucc.) Maxim.
- 柔毛淫羊藿 *E. pubescens* Maxim.
- 朝鲜淫羊藿 *E. koreanum* Nakai
  — 《中国药典》中，收载在"淫羊藿"项下
- 巫山淫羊藿 *E. wushanense* T. S. Ying
  — 《中国药典》中，"巫山淫羊藿"单独收载

功效
- 补肾壮阳，强筋骨，祛风湿
- 二仙汤——淫羊藿、仙茅

紫草
——瑞气萦身登烛台

紫云膏

2020 年新冠肺炎疫情严重时，大家为了防御新型冠状病毒，纷纷自我隔离，宅在家里。回想这段时间，我的厨艺倒是提高了不少。曾经对下厨房一窍不通的我，也学起了蒸馒头、烙大饼。下厨房需要注意的地方可不少，烙饼说来简单，但是一不小心被热油烫着的话也不能忽视，要赶快处理。

我咨询过烧烫伤专家，建议两厘米以下的小疱不要挑破，超过三厘米的则应该挑破。中药里有一个可以治疗轻度烫伤的中成药，以中药紫草为主药的软膏——紫云膏。以前我在实验室里工作时，必备紫云膏。另外一个常用的中成药京万红软膏，也有类似功效，由紫草、地榆、当归、白芷等中药制成。以我自己的使用经验，确实非常有效，不但可以防止伤口感染，而且水疱内的脓液很快会被吸收。

临床针灸也常用紫云膏，"麦粒灸""天灸"都会用到，算是一种门诊必备的应急之物。

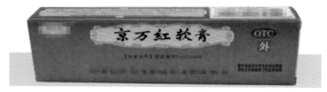

京万红软膏（由紫草、地榆、当归、白芷等中药制成）

紫草始载于《神农本草经》，列为中品；在《本草纲目》中被收入草部第 12 卷，属山草类。按《本草纲目》记载，紫草花紫、根紫，可以染紫色，故名紫草。自宋代苏颂的时期紫草才广泛使用。李时珍记载紫草能够治疗斑疹、痘毒，祛痘祛斑，还可以活血凉血，利大肠。

《本草纲目》记载了这样一个方子，用紫草、陈皮和葱白煮水服用。临床上可以用于血热引起的青春痘和黯斑。一位临床皮肤科医生告诉我，他常用这个方法，一用一个准。

紫草同时是一味儿科药，用于小孩疹痘、小儿白秃等证。小儿白秃就是小孩的头皮上覆盖着白色鳞屑斑片的症状，与成人的头皮屑不同，白秃的主要表现是头发易断。《本草纲目》记载，用紫草煎汁，涂在白秃的地方，便可以起效。但是紫草药性寒凉，而且有利大便的作用，所以脾气虚的人内服时要谨慎考虑。

硬软紫草

《本草纲目》详细记载了古代人工种植紫草的过程。种紫草要在三月前后逐垄下籽，九月把地上的草割下来，第二年春分前后采收，这时根头有白色茸毛，根的色泽鲜艳，如果开花后再采，根的颜色就比较暗淡了。药店里颜色不够紫的紫草，可能就是采收时间偏晚了。

紫草可分为硬紫草和软紫草。通常所说的硬紫草是紫草科植物紫草 *Lithospermum erythrorhizon* Sieb. et Zucc. 的干燥根；软紫草

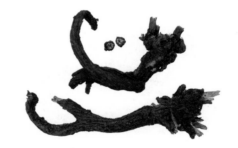

硬紫草药材

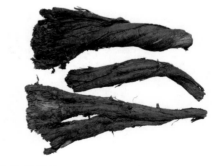

软紫草药材

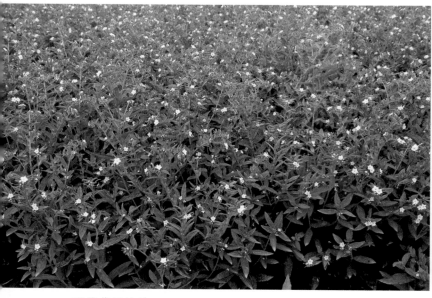
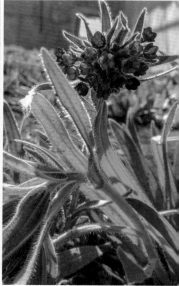

硬紫草原植物　　　　　　　　　　　　　　　　　　软紫草原植物（新疆
　　　　　　　　　　　　　　　　　　　　　　　　紫草）

是新疆紫草 *Arnebia euchroma* (Royle) Johnst. 或内蒙紫草 *Arnebia guttata* Bge. 的干燥根。选择紫草时应以紫色、条粗、皮厚为佳，而不是以木质部多为标准。

　　历史记载的是硬紫草，现在《中国药典》收载的是软紫草。硬紫草在中国应用历史悠久，曾为药用紫草的主要来源，但由于其野生资源零星分散，产量不大，我国东北地区虽有人工栽培，但难以满足日益增长的市场需求。为了保护硬紫草的资源，《中国药典》暂时把它请了出去。

　　不过，日本的药典《日本药局方》一直规定的都是硬紫草。

　　我想将来随着紫草的大量栽培，硬紫草有可能还会重新回到《中国药典》当中。

紫草结缘

　　1982 年，当我在中医研究院读硕士研究生的时候，老师谢宗万教授给了我三个题目做选择：第一个是紫草，第二个是辛夷，第三个是葶苈子。

紫草的资源分布主要在新疆，我考虑到当时交通不便，采药一次得花上两三个月的时间，担心课题完不成，最后选择研究分布广泛的木兰科辛夷，与紫草擦肩而过。

自20世纪70年代开始，新疆紫草逐渐被开发利用，成为药用紫草的主流品种。

后来，我的博士生胡雅妮选择课题的时候，我把自己错过的题目推荐给了她。她到了新疆、云南、西藏等多个省和自治区，做了许多实地考察。她工作能力强，而且对待研究课题认真细心，在毕业时取得了优异的成绩。

西藏紫草属于硬紫草一类，但是经过我们调查后发现，当地的植物资源比较少，生态也比较脆弱，按其现状评估不应继续开发，于是没有推进西藏紫草的研究。

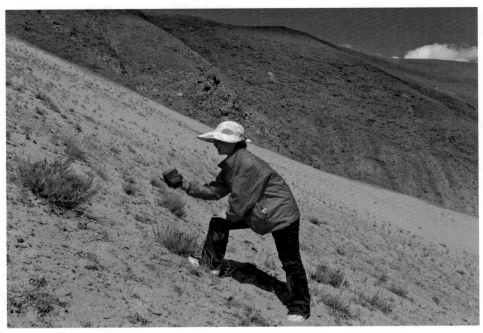

胡雅妮在西藏考察紫草

东西方药物中都可见紫草。在欧洲，人们经常用紫草治疗胃溃疡。紫草中所含的萘醌色素类成分，色泽鲜艳、着色力强、耐热、耐酸、耐光，可以抗菌、抗炎、促进血液循环。紫草也被用于日化产品、食品、染料等方面，被加入着色剂、杀菌剂、除臭剂中。本草饰红妆是不错的研究题材，可以研究中药的有效成分在化妆品方面的应用。

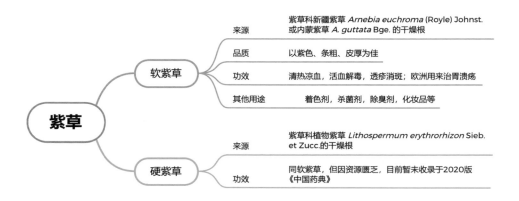

软紫草

来源	紫草科新疆紫草 *Arnebia euchroma* (Royle) Johnst. 或内蒙紫草 *A. guttata* Bge. 的干燥根
品质	以紫色、条粗、皮厚为佳
功效	清热凉血，活血解毒，透疹消斑；欧洲用来治胃溃疡
其他用途	着色剂，杀菌剂，除臭剂，化妆品等

硬紫草

| 来源 | 紫草科植物紫草 *Lithospermum erythrorhizon* Sieb. et Zucc.的干燥根 |
| 功效 | 同软紫草，但因资源匮乏，目前暂未收录于2020版《中国药典》 |

黄连
——且品山中一味连

良药苦口

关于"苦"的谚语俗语有不少都带着黄连。"哑巴吃黄连——有苦说不出。""苦不过黄连。""黄连苦胆味难分。"黄连与苦胆，我小时候都吃过。有一次，我患了百日咳，一种突发的急性呼吸道传染性疾病，病程长，咳起来昼夜不安。有个民间验方是吃鸡的苦胆。但20世纪60年代，人们的生活都很困难，鸡很难找，我父亲想办法，不知从哪里找来了几个猪的苦胆。鸡苦胆是杏核大小，可以一口吞下去。但猪苦胆可就大多了，一个胆的胆汁足足有150毫升，倒出来有大半碗，喝下肚里又腥又

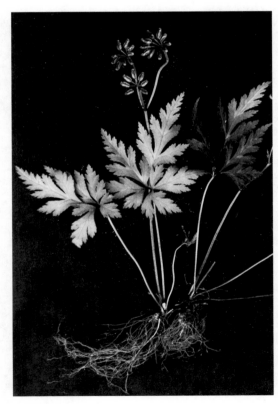

黄连原植物

苦。别说，还真管用，不到一周就见效了。有了这段经历后，我再也没有什么苦咽不下去了。

中医理论认为黄连味苦性寒，具有清热燥湿，泻火解毒等功效。黄连药用之名始载于《神农本草经》，被列为上品。

李时珍《本草纲目》的论述特点是"博而不繁，详而有要"，其中黄连的记载有这样一句："治目及痢为要药。""目"指眼睛，"痢"是痢疾。黄连治疗眼病和痢疾立竿见影。

临床应用

关于黄连的临床应用，《本草纲目》里记载了几个方子，有香连丸、姜连散、变通丸等。

香连丸用黄连、木香，治疗痢疾腹泻。姜连散用干姜、黄连，治疗脾虚腹泻。变通丸用黄连、吴茱萸，清泻肝火，降逆止呕，这个方和《丹溪心法》中的左金丸类似。

这几个方子的组成都是一寒一热。李时珍认为用药皆是一冷一热，一阴一阳，寒因热用，热因寒用，君臣相佐，阴阳相济，最得制方之妙，所以有成功而无偏胜之害也。这就是告诉用药之人黄连是大苦大寒之药，配伍温热性药以制其偏性。

寒药有时也可叠加使用。黄连解毒汤就是一组寒性药，黄芩、黄连、黄柏除上中下三焦热，再加上泻火利水的栀子，是泻火解毒的代表方。但用此方要注意，中病即止，不可久服，否则苦寒容易伤脾胃。

峨眉采黄连

我还在读大学本科的时候，到野外采药第一个认识的就是黄连。现在，我给学生上课时让大家品尝的第一味药也是黄连。因为品尝黄连会给同学们留下"苦"的印象，当然小尝一点干净的黄连也很安全。

去过峨眉山的人估计都对那里的猴子印象很深，我对峨眉山印象最深的是黄连。峨眉山位于四川的西南部，海拔 3137 米，处于中亚热带，气候温暖潮湿，雨量充沛，气候垂直差异比较大。

海拔每上升一千米，温度大约下降 6℃。峨眉山有三千米的落差，山上山下温度能差 20℃。所以说是："一山有四季，十里不同天。"峨眉山药用植物种类极为丰富，有1600 多种，黄连就是代表性的植物种类之一。

我的大师兄邬家林教授曾在四川省峨眉山中药学校（现成都中医药大学峨眉学院）当校长。1983 年，我上峨眉

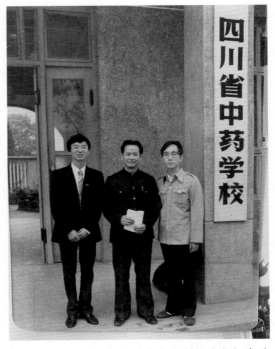

1986 年笔者与邬家林（中）、曹晖（左）在峨眉山中药学校（现成都中医药大学峨眉学院）

山采药，他问我要不要陪同，我说自己锻炼一下，就一个人上去了。可是上山容易下山难，回到半山腰时，赶上连续降雨，道路泥泞，下不来了。那时没有移动通信，在山上一困就是三天。因缘际会，我恰巧住在了海拔 900 米处的中峰寺，那里有个峨眉中药学校的中药栽培基地，地里种植了黄连、黄柏等药材。被困山上的几天里，我以黄连为伴，仔仔细细地把原植物的形态观察了个遍。黄连是毛莨科多年生的草本植物，植株并不高，20 多厘米，叶子深裂，像鸟的羽毛一样，开着黄绿色的小花，一般生长到 5 年后才能采收。

记得我当时在四川吃辣导致肠胃有些不舒服，闹了肚子，我就地挖了几棵黄连，煎服后腹泻立刻止住了，渡过了一次难关。

从那之后，我外出考察必带黄连素片。我曾经外出采药不小心受伤了，便将黄连素片碾成粉末撒在伤口上，伤口就没有感染。

峨眉山有一种峨眉野连，又被称作凤尾黄连。叶是三全裂，中央裂片较长，状如凤尾，这是个濒危品种，现在已经禁止采集了。黄连药材的来源还有三角叶黄连 *Coptis deltoidea* C. Y. Cheng et Hsiao，称为雅连，以及云南的云连 *Coptis teeta* Wall.。

除了上述两种来源外，现在人工栽培的黄连主流品种为黄连 *Coptis chinensis* Franch.，商品名为味连。李时珍形容这种黄连状似鹰爪，商品上也称为鸡爪黄连，形似鸡爪煮熟后攥拳的样子。黄连根的断面非常黄，类似荧光黄的颜色，重庆的石柱土家族自治县是主产区之一。

鸡爪黄连是商品中最好的，在海内外都很有影响。一家位于荷兰阿姆斯特丹的荷兰东印度公司的博物馆，藏有一棵大黄连，状如鹰爪，足足有7～8厘米长。台北故宫博物院藏有从北京故宫博物院带过去的清皇室收藏的鸡爪黄连，其外形十分粗大，这样的黄连现在很难见到了。

日本也有黄连，和中国的黄连是同属不同种的植物，但功效相同。市场上还有一种外

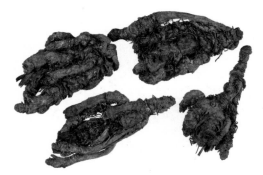

黄连药材（味连、鸡爪黄连）

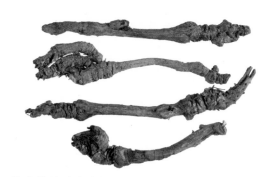

黄连药材（雅连）

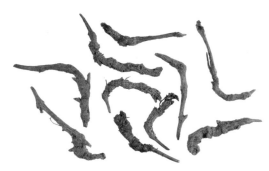

黄连药材（云连）

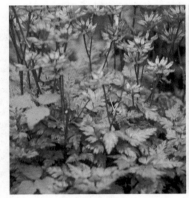
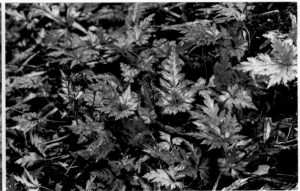

日本黄连原植物　　　　　云连原植物

来的药材胡黄连。虽名称相似，却是不同的中药。黄连是毛茛科的植物，而胡黄连是来自玄参科的植物。玄有黑色的意思，玄参科的玄参、地黄干了之后都是黑色的，同科的胡黄连也偏黑色。胡黄连与黄连虽然都是苦寒、清热燥湿之品，治泻痢的良药，但胡黄连擅长退虚热，黄连擅长清心火、泻胃火。

黄连炮制

　　黄连大苦、大寒，除了配伍温热性的药以制其偏性，还有一个方法可改变其药性，那就是炮制。

　　黄连历史悠久，临床上十分常用，炮制方法和炮制品种也特别多。宋代已有酒炒、姜炒、蜜制、米泔水制、麸炒、炒焦等炮制的黄连。元代增加了土炒、酒蒸等制法。明、清时期又增加了醋制、盐制、乳汁制、胆汁制、制炭、酒萸制等制法。历史上黄连的炮制品种曾有 27 种之多，炮制工艺十分精细讲究。

　　从古到今，黄连的炮制经历了从简到繁，又从繁到简的发展过程。现在《中国药典》收载了黄连的三种炮制品，包括酒黄连、姜黄连、萸黄连。酒制引药上行，酒黄连善于清上焦之火，常用于目赤、口疮。姜黄连用生姜汁

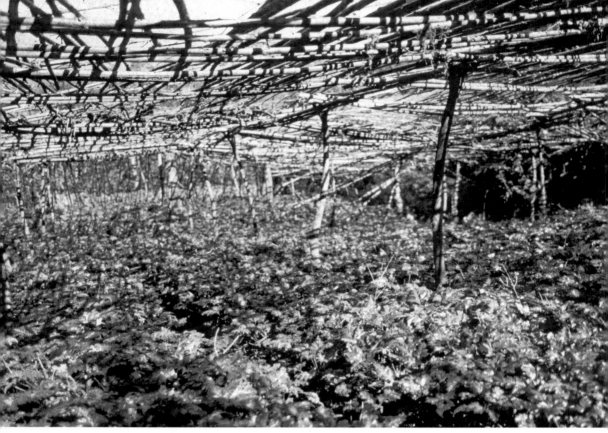

黄连栽培基地

炮制，善于清胃，和胃止呕。药性辛热的吴茱萸可抑制黄连的苦寒之性，萸黄连善治肝胃不和，呕吐吞酸。

～ 黄连与黄连素 ～

由于黄连药效广泛，现今在全世界许多地方均作药用。有一种从黄连中提取的有效成分，生物碱类成分——小檗碱，更通俗的名称是黄连素。泻肚的时候，吃点黄连素片，一般就可以缓解。因为黄连生长缓慢，价格比较高，现我国主要用另一种植物"三颗针"作为提取小檗碱的原料。

黄连除根茎外，其须根、叶均含生物碱，可用于制取小檗碱、黄连碱等生物碱；从黄连中还可分离出具有广谱抗菌作用的天然色素。

黄连素与黄连有关，但不等同于黄连。有人服用黄连素的次数多了，或导致药效不明显。但中华民族用了上千年的中药材黄连，到现在仍然在用，证明其确实安全有效。

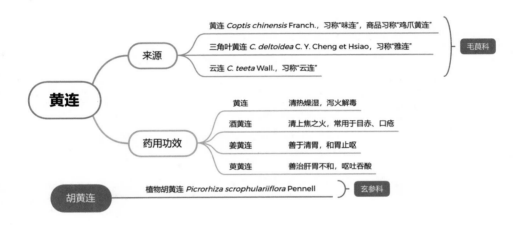

黄芩
—— 东璧缘结救命芩

<h2 style="text-align:center">李时珍与黄芩</h2>

李时珍走上行医之路有一段坎坷的经历。

李时珍的爷爷是走街串巷的铃医。李时珍的父亲李言闻是一位坐堂医生。那个时代医生的社会地位并不高，他们望子成龙，希望李时珍能考取功名，光宗耀祖。李时珍小时候很喜欢读书，也曾一心科举，14 岁便考中了秀才，原以为前途一片光明。但接下来的路并不顺利，他在科举的征途上一连九年三次乡试不中，之后他便放弃了科考之路。十年寒窗，四时苦读，虽未能取得功名，但为他日后编著《本草纲目》打下了坚实的功底。

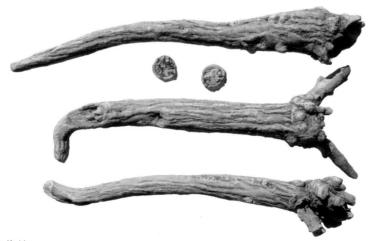

黄芩药材

李时珍自小体弱多病，中途还曾患了一场几乎要了命的大病，一味中药把李时珍从死亡线上挽救了回来，也进一步激发了李时珍学医的热情。这味药就是黄芩。这段经历被李时珍原原本本地记录在《本草纲目》当中。

在李时珍20岁那年，因患感冒咳嗽不止，他给自己开了不少药方，终究是"医者不自医"，一个多月过去了，病情不见好转，反而更加严重。在他身上出现了骨蒸潮热、肌肤火烧火燎的症状。他每天吐痰差不多有一碗，又逢暑天，更是心烦口渴，几乎日不能食、夜不能寐。家人都以为李时珍怕要熬不过来了。

这时，李时珍的父亲李言闻从外地出诊回来，想起金元四大家之一的李东垣在《东垣十书》中记载的治疗肺热如火燎的方法，可以用黄芩汤泻肺经气分之热。于是李父

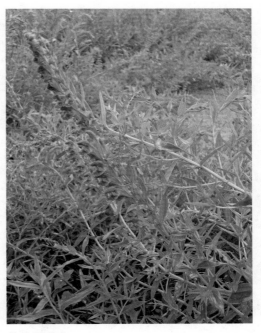

黄芩原植物

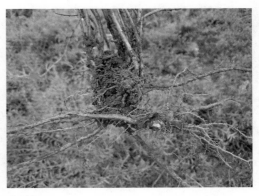

黄芩根

就用一两黄芩煎水，再浓缩，让李时珍喝了下去。服后第二天李时珍身热尽退，接着痰也祛了，咳嗽也好了。

李时珍在《本草纲目》里写下了16字感叹："药中肯綮，如鼓应桴。医中之妙，有如此哉！"用药如果切中要害、恰到好处的话，就像用鼓槌击鼓一样、掷地有声、立竿见影。这一遭切身经历坚定了李时珍学医的信念。

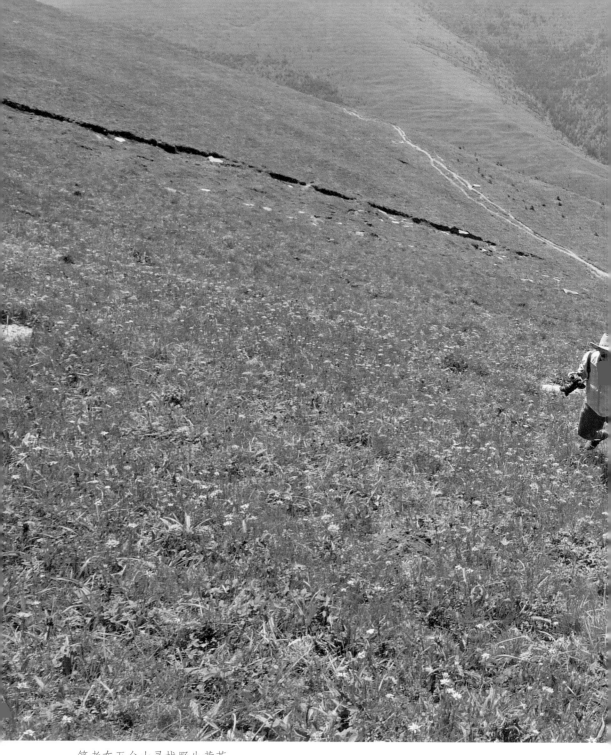

笔者在五台山寻找野生黄芩

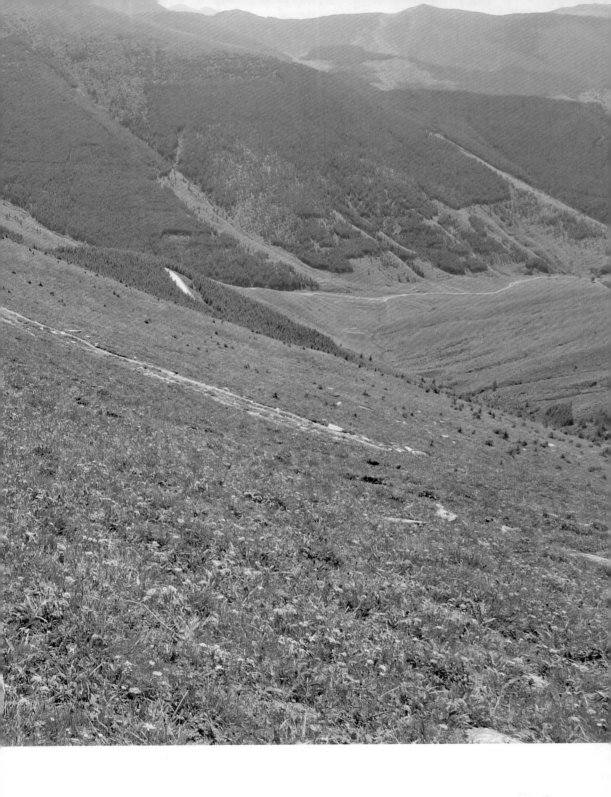

百花山采黄芩

黄芩的芩字，最早在《诗经》里便有记载。《小雅·鹿鸣》云："呦呦鹿鸣，食野之芩……呦呦鹿鸣，食野之蒿。"诺贝尔生理学或医学奖的获得者屠呦呦教授的名字就与这首诗有关，她发现了抗疟的青蒿素，人们也将呦呦与青蒿联系了起来。《小雅·鹿鸣》诗中还藏着另一味中药——黄芩。

记得 1980 年 7 月放暑假期间，我第一次在北京郊外的百花山采黄芩。我们七个同学邀请了中药鉴定研究室的张镐京老师一同前往百花山，并且在山上住了一个星期。

北京周围三面环山，是一个簸箕的形状，出了北京向南就是开阔的华北大平原。京西百花山海拔 1840 米，快赶上海拔 1864 米的黄山莲花峰了。百花山的山顶有一片广阔的高山草甸，野花盛开，春天里是一幅绮丽壮观的画卷。

在花丛中很容易就能找到黄芩，黄芩的花是蓝紫色的，在众野花中很是明显。黄芩 *Scutellaria baicalensis* Georgi 是唇形科的植物，花冠是唇形的，

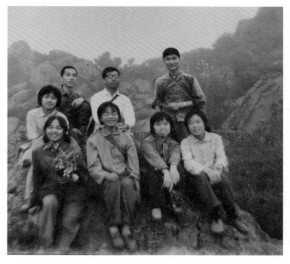

1980 年上大学时去百花山采黄芩（前排左起：齐平、冯学锋、鲁静、裴妙荣；后排左起：潘雪、笔者、赵凯存、张镐京）

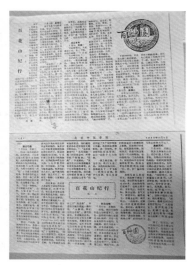

笔者以远志之名在北京中医药大学校报上发表的《百花山行记》

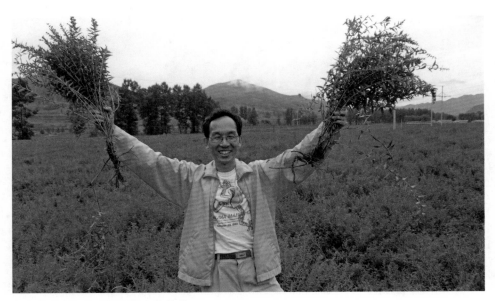

笔者终于找到了连根带叶的黄芩

就好似人的上下嘴唇一样。

黄芩还有个生在南方的漂亮姊妹——半枝莲 *Scutellaria barbata* D. Don，别名叫牙刷草，它的外观与黄芩十分相似，"牙刷草"对外观传达得十分形象，它的花都开在一侧。

黄芩是多年生的草本，根为圆锥形，很粗壮，断面鲜黄色。黄芩的叶子还能代茶饮，能清热败火。我采下一片黄芩叶子放进嘴里一嚼，真苦！

那次百花山采药是一次难忘的经历，回来以后我写了一篇《百花山行记》，用远志的笔名分两期发表在当年的北京中医药大学的校报上。

我在大学四年级做毕业专题时，首先学会的就是查阅《美国化学文摘》（*Chemical Abstracts*）。当时我的分工是负责黄芩条目。那时候北京中医学院还没有这部期刊，需要去隔壁的化工学院一本一本地翻，一张一张地做卡片。黄芩苷（贝加灵 Baicalin）这个关键词也深深地印刻在我的脑海里了。采黄芩、查阅黄芩文献，引发了我对药用植物学的兴趣，也注定了我接下来几十年和中药打交道的缘分，这辈子就不干别的了。

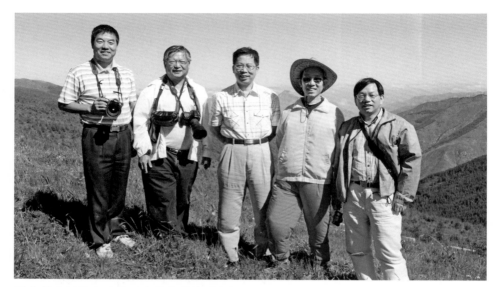

野外考察团队在承德野生黄芩基地（左起：王文全、张永勋、陈虎彪、笔者、彭勇）

目前市场上的黄芩有野生的，也有人工栽培的，主产于河北、山东、山西、陕西、甘肃和内蒙古。百花山虽有黄芩，但不是主产地，黄芩最出名的产地在热河，现在的河北省承德一带，那里曾是清代皇帝避暑、围猎的地方，冬暖夏凉，以前属于热河省，出产的热河黄芩远近闻名。1955年省级行政区划改革时，热河省被取消了。

我与陈虎彪教授、王文全教授一起搭档进行了10年的野外考察，也曾到承德考察过黄芩。

黄芩一般长到三年时，主要有效成分黄芩苷的含量已经比较高了，这时采收的通常称为子芩。黄芩栽培到第四年，部分主根开始枯心，5年以上枯心就更为普遍，商品中称枯心的为枯芩或朽芩。

黄芩在采收与晾晒的过程中，一定要注意不能被雨水淋湿。雨淋会造成黄芩内的有效成分发生水解，根内部颜色变绿，品质自然也就降低了。

黄芩药材在切制饮片前，需放在沸水中煮10分钟，通过这种方法迅速杀酶，避免了变质的同时可使药物软化便于切片，保证了药材饮片的外在色泽与内在质量。

"黄氏三兄弟"

中药里有出名的"黄氏三兄弟"，黄芩、黄连、黄柏。它们都能清热燥湿，泻火解毒。黄芩和黄连形影不离，一起运用在葛根芩连汤、半夏泻心汤等经方之中。

黄芩单独使用擅长治疗肝胆经相关的疾病。黄芩和柴胡相配能和解少阳，常用的处方有小柴胡汤、大柴胡汤。黄芩和龙胆、青蒿相配能泻肝胆实火，常用的处方有龙胆泻肝汤、蒿芩清胆汤等。

在没有抗生素的年代，黄芩、黄连、黄柏在治疗感染性疾病的时候往往冲锋在第一线，而且屡建奇功。

现今的生活条件、医疗条件和古代相比都发生了巨大的变化，家里都有了保温、保冷的条件，但过食生冷食物导致脾胃虚寒的人越来越多了。

抗生素滥用会导致很多的不良反应。其实中药也是一样不能滥用的，中药使用不当、不对症，也会出现很多不良反应，不可动辄吃三黄片之类的药清火。

现代研究

这几年有一个代号为PHY906的植物药制剂声名鹊起。目前已进入美国的三期临床试验。能进入美国三期临床实验的中药还不太多，尽管它们还不是最终的上市新药。PHY906的研究者是美国耶鲁大学医学院的郑永齐教授。郑永齐教授是世界著名的药理学家，我认识他还是在20年前。

2003年的时候，郑永齐教授来到中国香港，找到我们几位中医药学者一起去拜访了当时的香港特首董建华先生。拜访是礼节性的，也带着实质性的目的。大家分析了香港中医药发展的优势与不足，紧接着就在香港发起成立了一个"中药全球化联盟"，郑永齐教授担任联盟主席。

这些年来，中药全球化联盟学术活动非常活跃，先后在世界各地组织了近20次大型学术活动。我曾应邀到郑永齐教授所在耶鲁大学的实验室进行访问。郑教授告诉我说，他自己能够取得今天的成就是受到了中医药的启

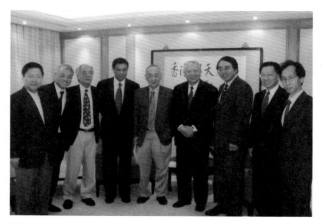

笔者（右一）与郑永齐（左五）拜访当时的香港特首董建华（右四）

发，得益于黄芩汤的研究。复方PHY906的处方就是源自汉代张仲景《伤寒论》所载的黄芩汤。这个方由黄芩、芍药、炙甘草、大枣四味药组成。中医认为黄芩汤具有和里清邪的功能，可用于因邪热入里导致的下痢腹痛，身热口苦等病症。

2010年，郑教授在美国《科学转化医学》（*Science Translational Medicine*）期刊上发表了文章，介绍中药复方制剂（PHY906）能够降低由于化疗药物造成的胃肠道毒性。

黄芩出自《神农本草经》，不但拯救了李时珍的性命，也使他坚定了学医之路，更成就了后来的《本草纲目》。如今黄芩已经走出国门，正在为世界做贡献。

青蒿、黄芩等中药不仅是中医药王国中的瑰宝，也是世界人民的财富。相信在不久的将来，在全世界中医药研究者的共同努力之下，还会有更多的中药被挖掘、研究、利用。

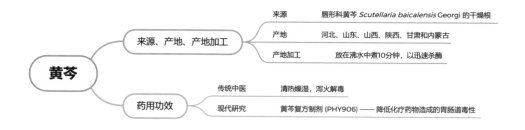

黄芩	来源、产地、产地加工	来源	唇形科黄芩 Scutellaria baicalensis Georgi 的干燥根
		产地	河北、山东、山西、陕西、甘肃和内蒙古
		产地加工	放在沸水中煮10分钟，以迅速杀酶
	药用功效	传统中医	清热燥湿，泻火解毒
		现代研究	黄芩复方制剂 (PHY906) —— 降低化疗药物造成的胃肠道毒性

柴胡
——营卫表里任纵横

南北柴胡

柴胡收录在《本草纲目》草部第 13 卷山草类。但《本草纲目》等多部古籍记载柴胡的名字为"茈胡",这是柴胡的一个古名。"茈"字可以读作"柴",也可读作"zǐ"或"cí"。

时珍曰:"茈胡生山中,嫩则可茹,老则采而为柴,故苗有……茹草之名,而根名柴胡也。"这种植物地上的嫩苗可以吃,老了可以当柴用。不过还有一种说法是地上部分为柴,地下部分为胡,因此名柴胡。

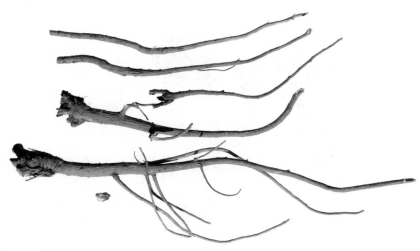

柴胡药材

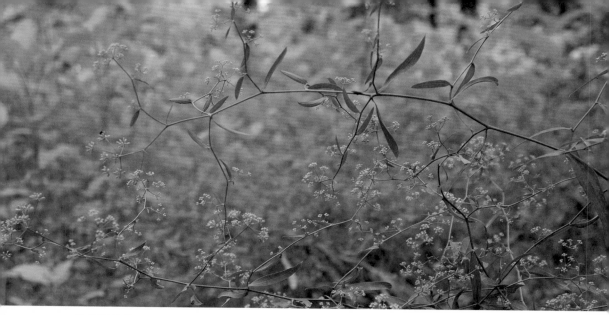

柴胡原植物

　　《中国药典》记柴胡为伞形科植物柴胡 *Bupleurum chinense* DC. 或狭叶柴胡 *Bupleurum scorzonerifolium* Willd. 的干燥根，分别习称为"北柴胡"和"南柴胡"。

　　邻国日本的《日本药局方》收载的柴胡来源是同属的三岛柴胡，它属于南柴胡的近缘品种。

　　柴胡属植物品种繁多，有 120 多种，总的概括起来可分为有毒与无毒两大组。

　　在 20 世纪 70 年代，东北一些医疗单位和中药厂曾用大叶柴胡代替柴胡

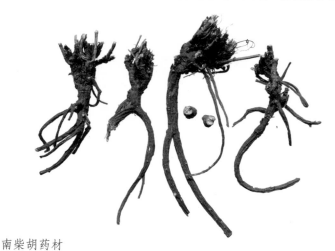

　　南柴胡药材

来配制中成药，患者服后发生严重中毒反应。

大叶柴胡广泛分布在东北地区，现在《中国药典》在柴胡项下特别标注："大叶柴胡的干燥根茎，表面密生环节，有毒，不可当柴胡用。"这是用生命换来的警示。

小柴胡汤

柴胡作为常用中药，临床使用很广泛。《伤寒论》中有7首经方都用到了柴胡：小柴胡汤、大柴胡汤、柴胡加龙骨牡蛎汤、柴胡桂枝汤、柴胡桂枝干姜汤、四逆散、柴胡加芒硝汤。

其中小柴胡汤解表退热，和解少阳，被誉为千古名方。治疗少阳病有大、小柴胡汤，处方组成有所不同，并非因大、小柴胡的不同品种。

一个含柴胡的名方逍遥散，用柴胡疏肝理气，畅通一身之气，不仅是妇科名方，也是现代治疗抑郁症的常用方。

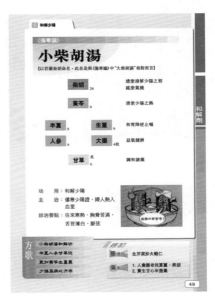

小柴胡汤（摘自《百方图解》）

李时珍在《本草纲目》里总结了柴胡的使用规律，柴胡是手足厥阴、少阳必用之药。柴胡又是升举清气、退热必用之药。

要让柴胡功效发挥得好，跟临床剂量还有密切的关系。一般来说，如果柴胡用以解表退热时，剂量偏大；疏肝解郁时，用中等剂量；升阳举陷时，剂量偏小。有句行话：医家不传之秘在于量。中医的传承强调跟老师学习积累经验，有些细节问题需要师父来点拨。

中医药很早就传到了日本，在日本被称作汉方药。日本人很看重中国的古方，特别是《伤寒论》与《太平惠民和剂局方》中记载的方子，现在日本

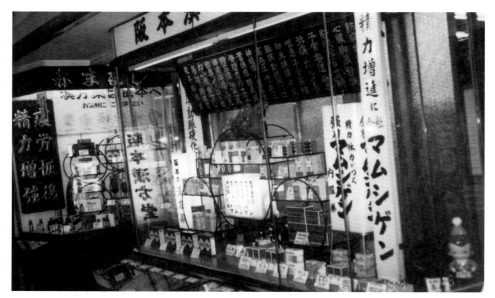

日本的汉方药店

的药典借用了"局方"的名号是为《日本药局方》，可见其对中医药的认同。

日本最常见的成方制剂有十个，即所谓：七汤二散一丸。小柴胡汤、柴朴汤、小青龙汤、六君子汤、麦门冬汤、补中益气汤、柴胡桂枝干姜汤、当归芍药散、加味逍遥散和八味地黄丸。小柴胡汤名列榜首。

小柴胡汤为什么好用，因为它是治疗少阳病的。假如患感冒时出现了寒热往来，一会儿发冷，一会儿发热，怕冷和发热交替出现的情况，说明邪在半表半里，服用小柴胡汤就非常有效。从脏腑的角度来看，少阳和肝胆相关，在治疗某些肝胆疾病的时候，小柴胡汤也适用。

小柴胡汤事件

1990 年，日本厚生省宣布对小柴胡汤进行现代医、药学的再评价，以确认其安全性和有效性。经过大量的研究，1994 年厚生省对小柴胡汤改善肝功能的功效予以认可，于是这个方子被正式收入了《日本药局方》。

随之而来的是日本出现了百万肝病患者同服小柴胡汤的情况。1995 年，小柴胡汤制剂的年销售额在日本医疗保险范围内的147种汉方制剂中稳居第一位，占了总销售额的27%。

而中医强调辨证论治，用方要因人而异。试想一下，日本全国四分之一的肝病患者都在服用同一种药，使用同一个剂型，不出事才怪呢！不讲辨证论治、滥用中成药最终带来了严重的后果。不久之后，日本便出现了小柴胡汤颗粒剂不良反应的报道，发生了188例间质性肺炎，其中22人死亡。

小柴胡汤本身没有问题，关键是施药者、患者、用法是否得宜。

日本小柴胡汤事件之后，人们在反思。中药及中成药一定要在中医药理论指导下才能合理使用。那次事件发生后，也引发了日本社会对学习和普及中医知识的关注。中医药在日本的发展也从盲目地使用，开始向着更为客观、理性、平稳的趋势发展。

尽管日本在学习使用中药方面出现过失误，但同时也做出了很多有益的贡献。颗粒剂就是其中之一。经常有人问我，颗粒剂和汤剂谁更胜一筹。我的回答是：不能简单下定论。不同的剂型有不同的适应症状、有不同的消费群体。如橘子、橘子汁、橘子糖，因食用者不同而出现适用性的区别。

在《伤寒论》的时代，中药的剂型不过十来种。现在中药的剂型是西药有多少种，中药就有多少种。对于患者和医生来说，多一种剂型供选择总是好的。

颗粒剂有一点像速溶咖啡，从小喝速溶咖啡长大的人，一定容易接受这种剂型，颗粒剂在海外市场中最为流行。颗粒剂其实有两类，一是单味颗粒剂，又叫配方颗粒；二是复方颗粒。中国内地两类都有，日本汉方则几乎都是复方颗粒。

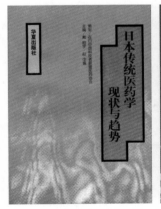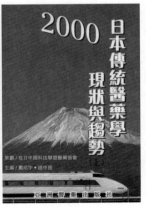

笔者与戴昭宇联合主编《日本传统医药学现状与趋势》（简体版和繁体版）

举个方便面的例子。方便面是日本人发明的，出现在 1958 年，对传统面食工业而言是重大突破。方便面的技术说来也就是加热、干燥、保鲜、调料浓缩、密封包装工序的叠加，都是成熟的技术，并不新鲜。发明人的高明之处在于把这些技术综合到一起，将这些技术综合起来就是一种创新。

日本过去的饮食中面食很少，那里不产小麦，但是他们让面食以崭新的面目出现在了市场上。据国际里斯咨询报告披露，2018 年，全球方便面销量为 1036 亿份，相当于地球上每个人一年平均吃了十几包。

古人云："皮之不存毛将焉附。"方便面也好、颗粒剂也罢，它们使其本质的东西方便携带和使用，创造了新的应用方法。

中医药走向国际市场，不可简单地照搬，要因地制宜，下大功夫研究。世界各地随处可见中餐馆做的麻婆豆腐，几乎没有哪两家是味道相同的。

柴胡是好药，小柴胡汤是良方，千百年来在治病救人方面做出了杰出的贡献。这些年中药走出国门，在中医药国际化的进程当中，有成功的经验，也有失败的教训。

废医存药、脱离中医理论盲目使用中药，必然会导致不良反应的出现。

中药新剂型颗粒的探索，对于中医药行业的发展，有着划时代的意义。

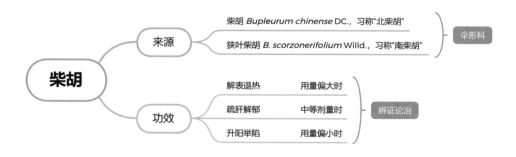

羌活与独活
——胡王使者名天下

中药方里常见一个药叫"二活"。其实这不是一味药，而是一个药对的缩写。药对好似一起上战场的亲兄弟，并肩作战，很多中医大夫喜欢用药对缩写，慢慢地就有人以为它们是一个药了，这对药就是羌活与独活。

比如，泽兰、佩兰，简称为泽佩；乳香、没药，简称为乳没；天冬、麦冬，简称为二冬；苍术、白术，简称为二术；前胡、柴胡，简称为二胡。

抗疫功臣

在抗击新冠肺炎疫情的"战役"中，中医药的重要作用是有目共睹的。在抗疫总结表彰大会上，评选了很多英雄模范。

如果再补充一点的话，我觉得也可评选一批功劳药物。没有中药，中医也就成了巧妇难为无米之炊。我觉得羌活和独活这对兄弟应当在功臣中药榜上。因为在治疗新型冠状病毒肺炎的处方当中，有一个方剂频频出现，它就是败毒散。方中用到的君药就是羌活和独活。

败毒散出自宋代的《太平惠民和剂局方》，原文中就说明，这首方可治疗"时行感冒"。古人观察到有些"时行"疾病是具有传染性的，便用"毒"来命名。从许多中医方名中也可以看出，如普济消毒饮、甘露消毒丹，都是治疗传染性疾病的有力武器。

独活和羌活曾经被认为是一个药，它们有不寻常的身世。早在《神农本草经》中就已经出现了它们的名字，名为独活。

独活的名字特殊，可以说是自带"广告语"的一味中药。有个猜中药的谜语："九死一生。"谜底就是独活。

古人对独活还有一种解释："得风不摇，无风自动。"不过，陶弘景在他的《名医别录》中记载：此乃古人附会生义之说，不足以为据。我在野外采药时见过独活的原植物，它的茎细长，可随风摇动。

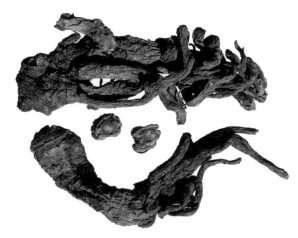

独活药材

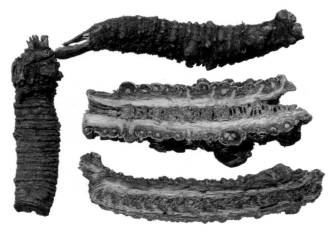

羌活药材

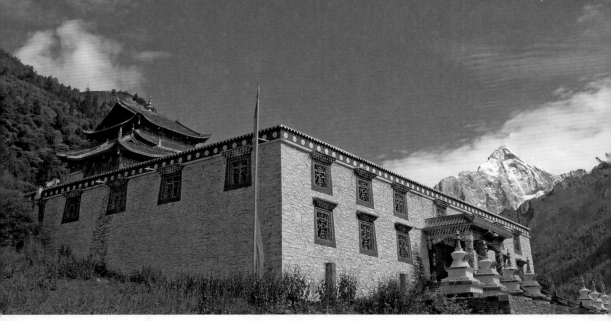

四川阿坝藏族羌族自治州四姑娘山守护神寺——斯古拉寺

在《神农本草经》独活的条目下描述独活：一名羌活，一名护羌使者，生川谷。《本草纲目》解释："独活以羌中来者为良，故有羌活、胡王使者诸名。"古代医家认为这味药来自羌地羌族。

《凉州词》："羌笛何须怨杨柳，春风不度玉门关。"羌地的自然环境比中原地区要恶劣许多。

羌族是我国西部一个非常古老的民族，以游牧为主。东汉许慎的《说文解字》中解释："羌，西戎牧羊人也。"古代羌地就是现在的甘肃、青海、四川西北部一带，羌族人就是生活在这些地区的少数民族。羌族人的用药也是就地取材，就用这种多年生植物的根茎来治疗病痛。

得见真容

曾有记者问我："赵博士你在野外跑了不少地方，哪次最艰苦，印象最深的是哪一次？"

我在国内采药的经历中，记忆最为深刻的一次是在川西羌族人生活的地方，四川省阿坝藏族羌族自治州。

那里有一座名山——被称为"东方的阿尔卑斯山"的四姑娘山。四姑娘

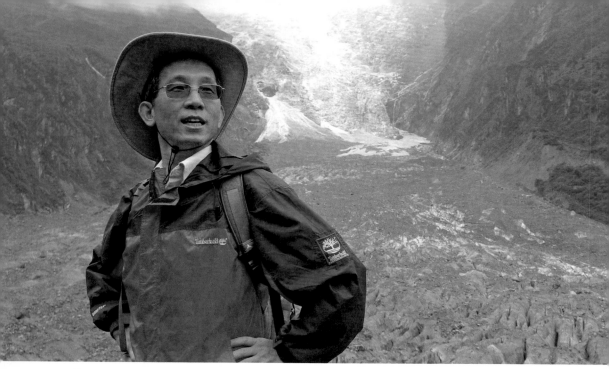

笔者从甘孜藏族自治州海螺沟冰川出发

山有四座主峰，长年被冰雪覆盖，云雾缭绕，峰峦若隐若现，就像四位披着白纱的少女，风景如画，缥缈如同仙境。

人人都知道蜀道难，古人入川不易，进入藏区更是难上加难了，都是高寒、高海拔的地区。现在去川藏地区也需要做足充分的准备。

要想到仙境看常人见不到的风景，一见羌活的真容，就要先受点常人受不了的坎坷。

我曾到达的地方属于青藏高原的邛崃山脉，海拔大约 4500 米，采药考察过程中，我遇到了羌族的兄弟，也找到了野生的羌活。但那一路比我去西藏的路程还要辛苦。

天寒地冻加上高原反应强烈，我的头疼痛难忍，如同上了紧箍咒一样。当地人给了我一杯他们治疗感冒的草药茶，喝下之后头痛果真慢慢开始缓解，原来那草药茶里就有羌活。在羌活的产地，我切实体会到了"护羌使者"的威力。

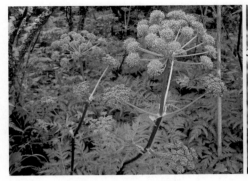 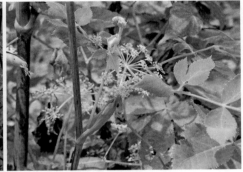

羌活原植物　　　　　　　　　　　独活原植物重齿毛当归

二活之鉴别

羌活

从四川采药回来后，我开始参加《香港中药材标准》研究，具体项目中包括了羌活的鉴定工作。

伞形科羌活属是我国特有的一属，一般分布于海拔 2400～4200 米的地区，有时也可延伸到海拔 5000 米的高寒地区。野外的羌活生长十分缓慢，资源有限，已经被列为国家二级保护植物。药用的羌活来源是栽培的，基原是伞形科植物羌活 *Notopterygium incisum* Ting ex H. T. Chang 或宽叶羌活 *N. franchetii* H. de Boiss. 的干燥根茎和根。

独活

羌活和独活在历史上就经常被混在一起，即使到《本草纲目》的时代，李时珍还是把它们合并为一条。因为从植物形态来看，它们都是伞形科植物，委实相似，只有入药的根部形态才较易区分。又过了几十年，李中立编著了《本草原始》一书，明晰地分开了羌活与独活，并清楚地体现在药材的附图中。

《中国药典》分别收载了羌活与独活两个条目。现在《中国药典》中的独活是在低海拔地区生长的一种当归属植物，重齿毛当归 *Angelica pubescens* Maxim. f. *biserrata* Shan et Yuan，又叫土当归。这也是李时珍在《本草纲目》

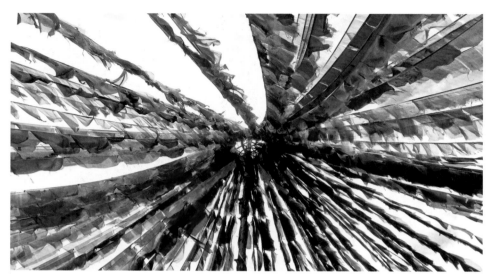

经幡——藏区的一道风景

中首次收载的土当归。

历史上的阴差阳错，张冠李戴，使独活的名字被用在了土当归身上。土当归长得的确有些像当归，但它的支根很多，味道有些苦和辛辣，微微有麻舌感。

伞形科是一个大科，有 2500 多种植物，我国约有 500 种。在伞形科里，还有一些植物的俗名也叫独活。陈虎彪教授和我共同主编的《中药原植物鉴定图典》，其中收录了独活、羌活等常用中药原植物的图像，看到原植物图就一目了然了。

二活之应用

从《本草纲目》开始，李时珍已注意到羌活与独活的区别，现在它们也是不同的品种，它们的功效各有特点。简单地说，独活和羌活功效的相似之处是可以作用于风寒湿症，但侧重点有所不同。

羌活治上为主，独活治下为主。羌活擅长祛除人体上部的风寒湿，独活擅长祛除人体下部的风寒湿。二者合用属于强强联合，一上一下，祛风、解表、除湿之力如虎添翼，对各种风痹、湿痹、周身痛、项背疼痛疗效显著。

羌活还有一首名方，金元时期名医张元素的九味羌活汤。九味羌活汤是治疗风寒湿感冒时常用的经典方。对于感冒时除了流鼻涕、打喷嚏，还夹有湿证，出现周身酸痛等症状，用这首方十分有效。这首方特别适用于长期在潮湿寒冷山区居住，容易患有腰背疼痛的人。独活也有一首名方，独活寄生汤，出自唐代孙思邈的《备急千金要方》，常用于治疗风寒湿导致的风湿性关节炎和老年退行性膝关节炎，十分行之有效。初学中药时，或许会觉得单味药的功效不好理解、记忆。在将每味药与其代表方结合起来后，不但有助于理解，也能更快记住它们的功能。

> 独活和羌活原是一个中药的正名与别名。《神农本草经》里最早记载独活是产于羌地的道地药材。羌活是主将，能征惯战，在低海拔地区又收编的一员偏将独活。羌活、独活，主将、偏将配合作战，二者形影不离。
>
> 我记得《长江之歌》的开头有这样两句歌词："你从雪山走来，春潮是你的风采。你向东海奔去，惊涛是你的气概。"羌活，正是这样一味从雪山走来的好药。大爱无疆，羌活不仅护佑了羌民族，更护佑了整个中华民族。如今羌活已走下高原，正阔步走向世界。

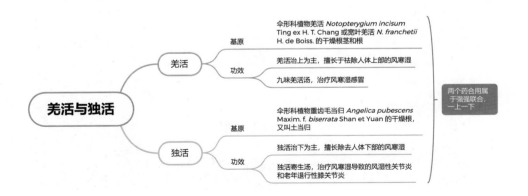

贝母
——远赴川疆觅影踪

川贝枇杷膏

　　贝母始载于《神农本草经》，列其为中品。贝母是治疗咳嗽非常好的中药，被收录在《本草纲目》草部第 13 卷山草类。《本草纲目》中有一个治疗小儿百日咳、咳嗽痰壅的复方，用贝母五钱、半生半炙的甘草二钱，制成丸剂，用于止咳化痰。

　　有一次，我感冒后咳嗽延绵不断，拖了几个月，最后还是吃了川贝，情

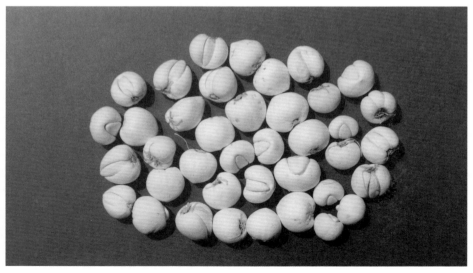

川贝母药材

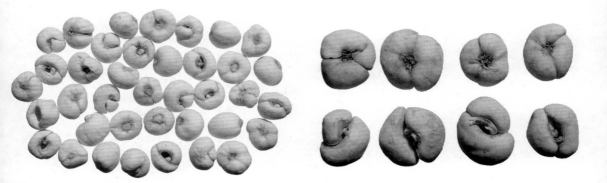

平贝母药材   浙贝母药材

况大为改善，把咳嗽止住了，痰也消了。川贝枇杷膏、蛇胆川贝枇杷膏等治疗咳嗽的中成药里面都含有川贝母。

然而贝母的药用品种，自古以来都非常复杂。《中国药典》收载的以贝母为名的中药有川贝母、平贝母、伊贝母、湖北贝母与浙贝母 5 种，有时中医干脆把"母"字省略，简称为川贝、平贝、伊贝与浙贝等，它们都是来源于百合科贝母属植物的干燥鳞茎。其中最常用的是川贝母和浙贝母。

川贝母、浙贝母均具有清热化痰，润肺止咳的功效，川贝母的润肺化痰功效更显著，尤其针对久咳不止、痰黄黏稠之证。

浙贝母化痰止咳力量稍弱一些，但擅长于散结，更适用于痰核瘰疬，类似现代的甲状腺结节、脂肪瘤等。

对于感冒以后延绵不断的咳嗽，不妨直接将几粒川贝嚼碎吞服，方法简单，起效快，用药量也少。

按药材性状的不同，又可分别把川贝称为松贝、青贝、炉贝和栽培品贝母。

伊犁采药

一药多名可能使得这味药复杂了起来，况且贝母的基原的确复杂。

1985 年，我正在进行世界卫生组织的一个项目，编辑《中国药用植物（*Medicinal Plants in China*）》。这是第一部介绍中国药用植物的英文书籍，收载

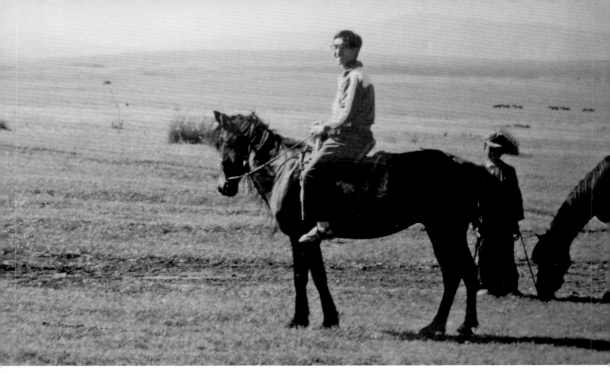

1986年笔者在新疆伊犁考察贝母

了150种常用中药。那两年，我和助手唐晓军、摄影师崔海明一起到祖国各地跑野外、拍片子、做记录，对于全国中药资源的分布，有了大致的了解。

　　我在四川北部山区采过一次川贝，采收过程并不容易。川贝的药用部位是长在地下的鳞茎，地上植株十分纤细，很容易断，好不容易采到一株，要想压制成标本就更难了。离开了四川，我们接着去了新疆，去看一看伊犁贝母的分布情况。

　　20世纪70年代有一首歌曲很流行，歌中唱道：伊犁河水奔腾，乌孙山峰高耸，勤劳的锡伯人民，为什么这样欢畅，因为牛羊满山，稻谷千里飘香。

　　遥远的伊犁，勤劳的锡伯族人一直令人神往。不到新疆，不知中国之大。记得我们到达乌鲁木齐已是晚上10点，天还是亮的，第二天早上天不亮又出发。那时陆路交通还很不便利，坐了整整两天汽车才到伊犁。不过到了伊犁之后见到的景观，让我们感受到了祖国河山之壮美，高呼不负此行！

　　在新疆我感受到了少数民族朋友的盛情。西瓜、哈密瓜香甜可口。羊肉串、烤全羊一道道美食应接不暇。新疆的资源与华北华中地区相比，特点是品种少、数量多。马鹿的鹿角，多得能堆满一个篮球场，像一座小山。在那里的民族药市上，我们见到了伊犁贝母，还有甘草、红花、肉苁蓉、雪莲等当地特色的民族药。

我们到新疆察布查尔锡伯自治县，继续考察之行。在中国56个民族里，锡伯族不算是人们最熟悉的。锡伯族原居东北地区，清乾隆年间被征调，部分锡伯族西迁至新疆。锡伯族至今保留着本民族的语言和文字。他们是能说、能写满文的民族，锡伯文是1947年在满文基础上稍加改变而成的。

植物分类引路人

诚静容教授是我进入药用植物王国的引路人。而我将植物分类学看作打开《本草纲目》大门的金钥匙。诚先生是我国药用植物学的奠基人之一。大概很少有人知道，诚先生是锡伯族人。诚先生早年在美国哈佛大学学习，读书期间曾获得"金钥匙奖"。20世纪50年代初，诚先生回国参加新中国建设，后来一直在北京大学任教。2012年11月11日，百岁高龄的诚静容教授功德

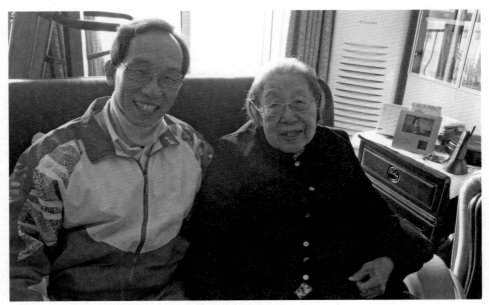

2009年春节期间笔者在北京给诚静容老师拜年

圆满，走完了一生，中国植物学界的一颗巨星陨落了。诚先生生前默默无闻地辛勤耕耘，身后还将自己的器官捐献出来，毕其一生毫无保留地贡献给了祖国的科学事业。

20世纪80年代，我研究生期间的植物分类学指导老师就是诚静容教授。当时，大学里学生对老师的称呼都是"某老师"，被称为"先生"的并不多。特别是对女老师，称为"先生"的少之又少。但人们都称诚静容教授为诚先生，如此称呼她是师生们对她的人品与学识的敬仰。

1999年，我来香港工作。诚先生亲笔写信给我鼓励，还将自己收藏多年的中草药手册寄给我，并谦逊地说，这些书留在她那里已经用处不多了，希望对我的工作有所帮助。

诚先生告诉我，现在搞分类的人比较喜欢定新种，所谓的"小种派"。但搞药材的人，一般从应用的角度考虑，是"大种派"。掌握了这个大原则，再回过头来看贝母的分类就比较简单了。

川贝浙贝

贝母家族很庞大，兄弟姐妹有几十个种。从临床应用看，贝母可分为两大组，一组是川贝组，另一组是浙贝组。顾名思义，兄弟两个一个主要产在四川，一个主要产在浙江。

川贝组如珍珠大小，主要是野生的，人工栽培还不足以形成规模，所以很珍贵，长期处于供不应求的状况。浙贝组，鳞叶形状像元宝一样，又叫元宝贝，偏小的不去芯芽，又叫珠贝。

在市场中，如名字里没明确提到川贝、浙贝的话，一般大的是浙贝母，小的是川贝母或平贝母。

有两个传统经验术语描述川贝典型的特征，一个叫"怀中抱月"，另一个叫"观音坐莲"。"怀中抱月"指松贝也就是川贝的外层有2瓣鳞叶，大小悬殊，大瓣紧抱小瓣，被抱的部分呈新月形。"观音坐莲"是指松贝底部平，头部尖，放在平台上，能够端正稳坐。

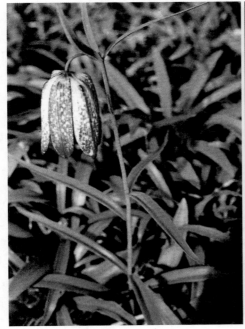

川贝母原植物

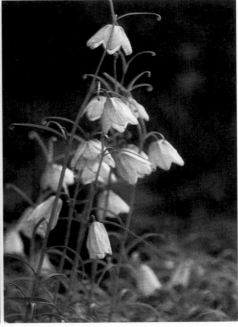

浙贝母原植物

　　近些年，人们陆续开发了一些川贝的代用品，比如，东北的平贝母和新疆的伊贝母。川贝母价格相对比较贵，时有不法商人用差不多大小的平贝母冒充川贝母。正品川贝，口尝可感到味道微微发苦而有回甘。反之，味苦难散、难以下咽的，十之八九就是平贝母冒充的。

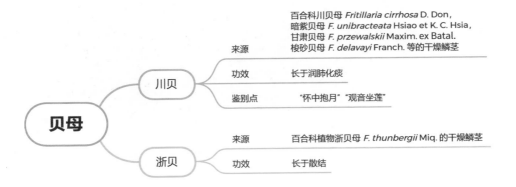

	来源	百合科川贝母 *Fritillaria cirrhosa* D. Don, 暗紫贝母 *F. unibracteata* Hsiao et K. C. Hsia, 甘肃贝母 *F. przewalskii* Maxim. ex Batal. 梭砂贝母 *F. delavayi* Franch. 等的干燥鳞茎
川贝	功效	长于润肺化痰
	鉴别点	"怀中抱月""观音坐莲"

贝母

| | 来源 | 百合科植物浙贝母 *F. thunbergii* Miq. 的干燥鳞茎 |
|浙贝| 功效 | 长于散结 |

细辛
——细辛用时当细心

辛不过钱

细辛始载于《神农本草经》，已有两千多年的药用历史。张仲景《伤寒论》中的麻黄附子细辛汤、小青龙汤都用到了细辛。细辛主要用于风寒表证，能解表散寒。

细辛被收录在《本草纲目》草部第13卷，以根部入药。《本草纲目》中描述："根细而味极辛，故名之曰细辛。"细辛药材的根长得细，口尝味道有辛辣味，所以得名细辛。

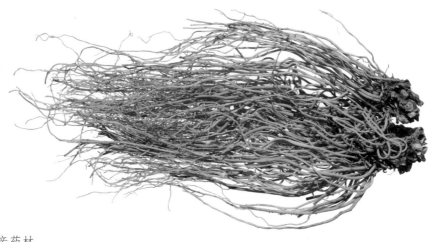

细辛药材

每次给学生们上中药学课讲到细辛时，我都会让学生一起尝一丁点儿再吐掉，记住这种辛而冲的感觉，只要尝一次，他们闭着眼睛都能够分辨出细辛了。

中医药业内有句俗话："细辛不过钱"，用这个药的时候，切记不可过量。《本草纲目》记载："细辛……阳中之阳也。"辛温能散，假如受了风寒，或头痛都可以用细辛。细辛入药只能用地下部分。《雷公炮炙论》中明确指出：细辛入药，必须除去地上的叶，用叶会害人。原来古人早有忠告。

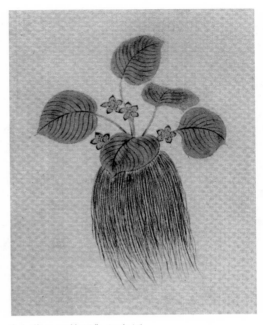

《本草品汇精要》细辛图

虽然如此，但由于细辛一度资源不足，需求量又大，从 20 世纪五六十年代起，人们便将地上部分也拿来药用了，盲目扩大了药用部位。1963 年版《中国药典》规定细辛的药用部位为"带根全草"，此后众多中药的专著、教科书也沿用这种说法。不听古人言，结果真的出事了！

〜 细辛事件原委 〜

过去这些年，国际上出现了一个怪词：中草药肾病（Chinese herb nephropathy），是因服用部分含有马兜铃酸的中药导致的不良反应。虽然这种以偏概全的说法给中草药抹了黑，但接二连三发生的事件，也让行业内人士谈"马"色变，很多来自马兜铃科植物的中药都被禁用了。

细辛这味药也来源于马兜铃科。

2003 年 4 月，香港就发生了一起细辛中毒事件。

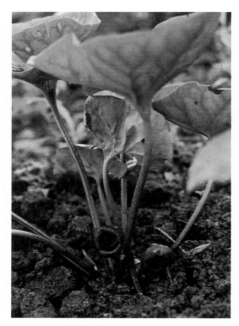

细辛原植物北细辛

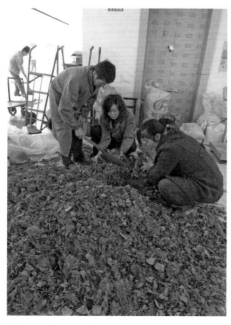

药材经销商处员工切制细辛全草

有一位患者服用含有细辛的方剂后，出现了肾功能衰竭的症状。这件事引起了大众的关注。经过调查发现，原来是药房把细辛的药用部位搞错了。本该只用根及根茎，却用成了全草，从而导致了马兜铃酸中毒，引起患者肾功能衰竭。

香港卫生署对这次中毒事件非常重视，果断采取行动，准备取缔细辛，并邀请我作为顾问一起去参加新闻发布会。

我想这事非同小可。如停用细辛不仅关系到中药的声誉，更重要的是会影响到中医的临床用药，事关重大。

实际上，全世界马兜铃科植物有600多种，中国有86种，并不是该科所有的植物都含有马兜铃酸，含量都那么高。同一种马兜铃科植物，也并非所有的部位都含有马兜铃酸。不能将所有姓"马"的都列入黑名单，也不能让所有同名异物的中药受到牵连，应该按不同情况分类处理。

于是我向卫生署提出了一个请求，可否给个缓冲期，待我们进行专题研究后再做定论。

卫生署负责人十分认真谨慎，采

纳了我的建议，先将细辛的"取缔令"改成了"暂时停用令"。卫生署给了我和我的研究组三个月时间，要求在2003年6月30日之前，必须对市民有个交代。我和当时的助手梁之桃博士，立即放下了手边其他研究工作，全力应对此事。

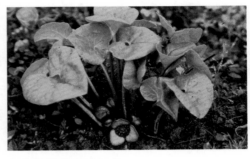

细辛原植物汉城细辛

那段时间，我们的实验室堆满了来自各地的细辛和马兜铃科其他药材的样品，实验仪器也在日夜不停地运转。

研究实验完成后，我们得出了以下三点主要结论：

第一，马兜铃科植物的药材样品中，马兜铃酸的含量以关木通最

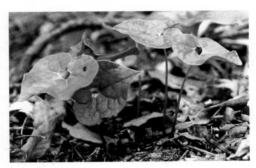

细辛原植物华细辛

高，青木香、马兜铃、寻骨风、广防己次之，而细辛的马兜铃酸含量是最低的，也就是说，药材品种是关键。

第二，细辛的不同部位中，马兜铃酸的含量以地上部分的叶子为最高。所以药用部位的准确性很重要，细辛的地上部分尤其叶是不能用的。这也验证了古人的说法，细辛应当只用地下部分。

第三，用水煎煮细辛的提取物中，马兜铃酸的含量比有机溶剂乙醇提取的要低得多。因为马兜铃酸溶于乙醇，却几乎不溶于水。也就是说，细辛只能用水煎服，不能用酒泡，也不应磨粉内服。

我们的实验报告有理有据，香港卫生署经过周密的评估，于2004年6月公布了马兜铃科中药材管理的新办法。规定细辛临床仍旧可以用，但不能用地上的叶，只能用地下的根及根茎，而且只能用水煎服。

上述措施保障了细辛的用药安全，也让细辛在香港有了临床应用的合法

地位。

我把我们的实验资料和结果向国家食品药品监督管理部门呈报，并同时供给《中国药典》作为参考。我们的建议得到了采纳，2005 年版《中国药典》便将细辛的药用部位由"全草"改回"根和根茎"，从而结束了半个世纪以来细辛全草入药及混用的历史。

启蒙恩师

我对细辛的认识，要追溯到尚在北京中医药大学读书的时候。教授药用植物学的杨春澍老师是享誉海内外研究细辛的专家，他发表过以他命名的新种。杨老师工作异常勤奋，治学十分严谨。我记得杨老师当年教过，细辛的花形似烟袋的形状，所以细辛还有个别名，就叫"烟袋锅花"。分辨几种细辛最直接的方法就是看花的特征。

细辛品种多，从本草著作的记载来看，古代细辛主要品种是华细辛 *Asarum sieboldii* Miq.，分布于陕西秦岭一带。随着生态环境的破坏和过度采

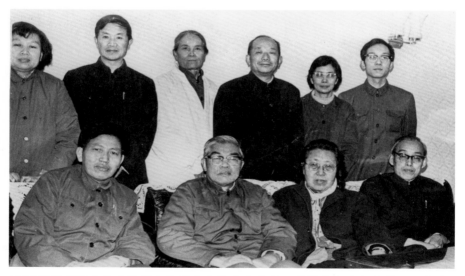

1984 年笔者硕士论文答辩与答辩会上的各位老师，前排左起为杨春澍、王孝涛、诚静容、楼之岑，后排左起为陈玫、姜廷良、沈节、谢宗万、曾美怡、笔者

Phytomedicine

Volume 15, Issue 9, 3 September 2008, Pages 741-748

Comparative study on the aristolochic acid I content of Herba Asari for safe use

Zhong-Zhen Zhao [a] ✉, Zhi-Tao Liang [a], Zhi-Hong Jiang [a], Kelvin Sze-Yin Leung [b], Chi-Leung Chan [a], Hon-Yee Chan [c], Jaime Sin [c], Tim-On Man [c], Kwok-Wai Law [c]

Show more ⌄

╋ Add to Mendeley   ⤴ Share   ⟩⟩ Cite

笔者及研究团队在 *Phytomedicine* 上发表的细辛安全性文章

挖，华细辛不够用，于是分布于东北长白山地区的北细辛 *A. heterotropoides* Fr. Schmidt var. *mandshuricum* (Maxim.) Kitag. 就出现在药材市场上，填补需求。我曾到长白山的细辛产地进行实地考察。现在细辛的人工栽培不但取得了成功，而且建立起了很多栽培基地，北细辛也成了市场的主流商品。

细辛还有一个药用品种是汉城细辛 *A. sieboldii* Miq. var. *seoulense* Nakai，与北细辛一起被习称为"辽细辛"。华细辛、北细辛和汉城细辛是同属植物，也都是《中国药典》规定的中药细辛法定植物来源。不过仅从外形上很难区分这三种细辛。

澄清中药市场品种混乱，提高药材的质量，要从源头抓起，从产地抓起，从加工抓起。等到药材流入市场以后再去约束，为时已晚。好的药材是种出来的、生产出来的，而不是检验出来的。

～～ 警钟长鸣 ～～

虽然细辛的中毒事件暂告平息，但它一直留在我的脑子里。我们不能好了伤疤忘了疼。前不久，我到内地药材市场考察时，又见到有人将细辛地上部分与地下的根一同切段加工入药的情况，实是触目惊心。

亡羊补牢，犹未为晚。本草古籍中点点滴滴的记录，是千百年来我们的祖先用时间、用生命换来的宝贵经验，我们一定要牢记在心。特别是细辛这类非药用部位含有害物质的中药，要特别留意。细辛用时当细心！

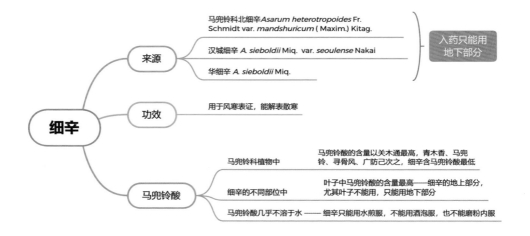

细辛

来源
马兜铃科北细辛 *Asarum heterotropoides* Fr. Schmidt var. *mandshuricum* (Maxim.) Kitag.
汉城细辛 *A. sieboldii* Miq. var. *seoulense* Nakai
华细辛 *A. sieboldii* Miq.
入药只能用地下部分

功效
用于风寒表证，能解表散寒

马兜铃酸
马兜铃科植物中　马兜铃酸的含量以关木通最高，青木香、马兜铃、寻骨风、广防己次之，细辛含马兜铃酸最低
细辛的不同部位中　叶子中马兜铃酸的含量最高——细辛的地上部分，尤其叶子不能用，只能用地下部分
马兜铃酸几乎不溶于水 —— 细辛只能用水煎服，不能用酒泡服，也不能磨粉内服

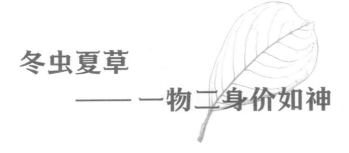

冬虫夏草

——一物二身价如神

身世之谜

近些年来，品质稍微好一些的野生冬虫夏草价格都没有低于每千克 20 万元，计算下来每一根冬虫夏草大概要 150 元人民币。

有一次我到云南，一位当地朋友告诉我，他们云南的冬虫夏草也不错，是《本草纲目》里面说的。

我告诉他《本草纲目》没有冬虫夏草这个药。冬虫夏草是在清代的《本草备要》和《本草从新》中才有收录。

清代《聊斋志异》的作者蒲松龄也提到过冬虫夏草，文中这样写道：

> 冬虫夏草名符实，变化生成一气通。
> 一物竟能兼动植，世间物理信难穷。

冬虫夏草以前的价格并非如此高昂。

药用植物学老前辈肖培根院士，曾给我讲过这样一段经历：20 世纪 60 年代初，他曾到西藏考察。那时无论你用什么牌子的香烟，一包就可以换到一千克的冬虫夏草。20 世纪 50 年代到 70 年代的香烟，"大丰收""大前门""牡丹"，从 8～9 分钱到最贵的，不过几毛钱。当地人把冬虫夏草当作蔬菜和土豆一同炒着吃。

我父亲是西医，我小的时候，他曾带回几根冬虫夏草，我还拿来当玩具玩儿。谁能想到如今冬虫夏草的价钱上涨了成千上万倍。

物以稀为贵

2013 年 9 月，香港有线电视台播放了一部海外拍摄的两集纪录片《喜马拉雅大淘金》(*Himalayan Gold Rush*)，讲述的是一个尼泊尔村落的居民，每年冒着生命危险，翻山越岭到西藏，挖掘冬虫夏草的故事。

香港有线电视台放映该片时，邀请我担当了专业解说。

冬虫夏草之奇，只是在它的生长特性上。冬虫夏草是虫与草的结合，冬天是虫，夏天是草。

在青藏高原夏天的高山草甸之上，蝙蝠蛾在翩翩起舞，撒下虫卵，孵出幼虫。冬天到来，在土壤上冻之前，蝙蝠蛾幼虫蛰伏在土地里度过严寒。这

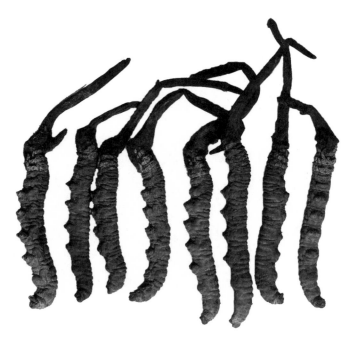

冬虫夏草药材

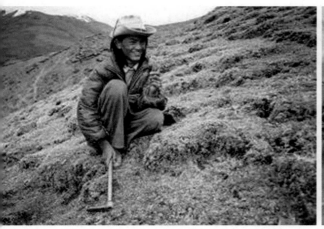

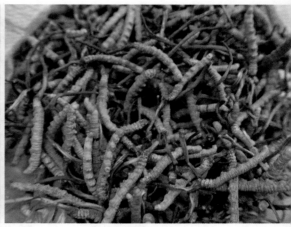

采挖冬虫夏草　　　　　　　　　　拉萨药材市场上的冬虫夏草

时，它的天敌冬虫夏草菌就来了，这种菌悄悄地进入了冬眠的幼虫，靠着吸取虫体内的营养物质而生活，鸠占鹊巢，说来这种习性很类似僵蚕。

等到下一年，高原上积雪消融，冬虫夏草菌丝体形成的子座就从幼虫的头部生出，形如长棒状。不明真相的人，还以为是虫子头上长出来一棵草。因此得名"冬虫夏草"，简称虫草。

冬虫夏草这种特殊的生物学现象，出现在人烟稀少的高原之上，让人觉得神秘而不可思议。于是，在互联网上冬虫夏草被列入了"仙草"的行列。

常言道：物以稀为贵。

冬虫夏草之所以贵，其中一个主要的原因在于它的难以获得。冬虫夏草主要分布在海拔 3500 ～ 4500 米的高寒草甸。

我到拉萨冬虫夏草交易市场考察过，虫草的贸易现在非常活跃，虫草药价依旧是居高不下。当地人还是采用传统的把手插入袖筒里、两人掐着手指议价的方式。

昂贵的价格刺激了人们的逐利心理，当地早已出现了竞争"虫草王"的比赛，现在还有尼泊尔人越境挖药的新闻。

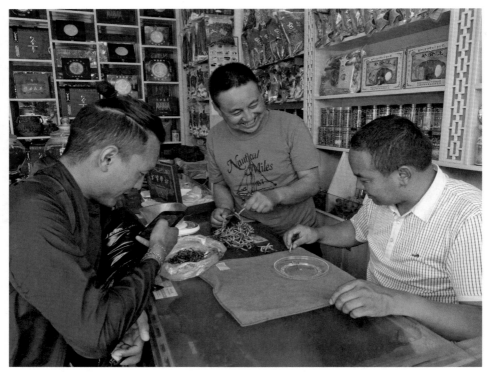

拉萨售卖冬虫夏草的店铺

　　2012 年，我曾和陈虎彪教授、张永勋教授，专程到四川康定藏区冬虫夏草培殖基地进行考察，就是出康定情歌的地方，海拔 4000 多米，那里经历的是真正的严寒。当时虽是盛夏，但寒风刺骨，还时不时飘来漫天飞雪。在那个地方，要完成虫草的人工培殖谈何容易！

　　虫草的颜色与周围的植被相似，体形细小，很难被发现。采药人在采挖虫草时，往往是趴在地上，匍匐前进，好似梳头发、篦头发一样地进行地毯式搜索。近年来由于草场被破坏，生态环境改变，导致雪线上升，虫草蝙蝠蛾的数量锐减，天然冬虫夏草资源濒临灭绝。野生冬虫夏草在 1999 年已经被列为国家二级重点保护物种。

　　野生虫草陷入越挖越少、越少越挖的恶性循环。

我们要尊重自然、保护自然。如何做到中药资源保护和中药的永续利用，是未来开发利用冬虫夏草的首要前提。

药用价值

冬虫夏草出自青藏高原，藏医认为冬虫夏草能强身补肾。

中医临床处方中，其实用到冬虫夏草的并不多，古方中更是看不到。

中医理论认为，冬虫夏草能补肺、益肾、止血、化痰。

《中国药典》是这样记载的：冬虫夏草用于肺肾两虚引起的咳嗽、咳血。

目前对于虫草的化学成分、药理研究的报道相对比较多，但是其临床评价仍然不足，因为冬虫夏草的价格太昂贵了，虫草临床观察的第一手记录实在是有限，缺乏大数据。

我不否认冬虫夏草的功效，但在中药悠久的临床应用历史中，可供大众选用的、具有补肾益肺功效的常用中药，其实还有很多，冬虫夏草并不是不可替代的。

真伪鉴别

冬虫夏草疗效独特，资源匮乏，加上社会上的炒作，价格飞涨。不法之徒为了牟利不择手段，制造出了各种各样伪劣虫草商品，令消费者提心吊胆。

冬虫夏草的正品应该是什么呢？《中国药典》中仅有一种，虫是昆虫蝙蝠蛾科虫草蝙蝠蛾 *Hepialus armoricanus* Oberthür 的幼虫体；草是真菌麦角菌科冬虫夏草菌 *Cordyceps sinensis* (Berk.) Sacc. 的子座。

我自己在市场考察时发现，市场中冠以虫草之名的至少有 8 类不同的东西。简言之，可以分为伪品与混淆品两类。

丸散膏丹，神仙难辨。有经验的用肉眼看，那么打成粉末的产品则需要进行显微鉴别。

这里我要强调一种被《中国药典》收载但往往被人们忽略的显微鉴别法。这种方法鉴别冬虫夏草及其伪品十分有效。

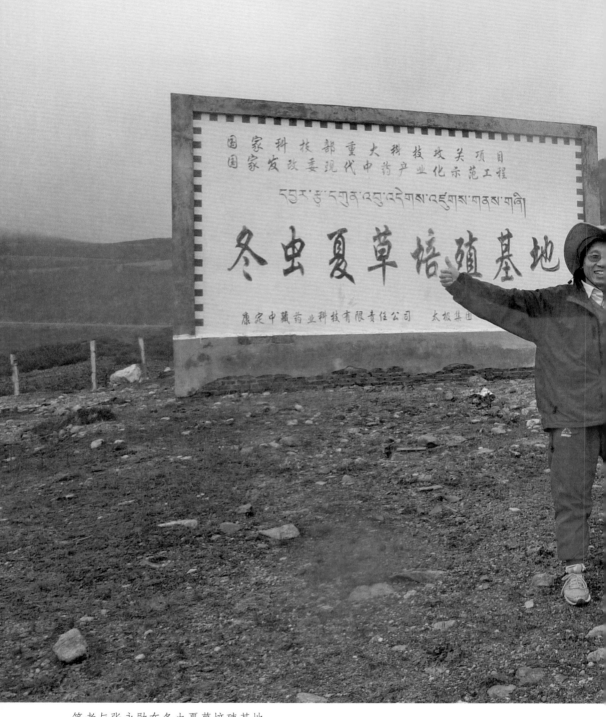

国家科技部重大科技攻关项目
国家发改委现代中药产业化示范工程

 དབྱར་རྩྭ་དགུན་འབུ་འཛུགས་འདེབས་གནས་གཞི།

冬虫夏草培殖基地

康定中藏药业科技有限责任公司　太极集团

笔者与张永勋在冬虫夏草培殖基地

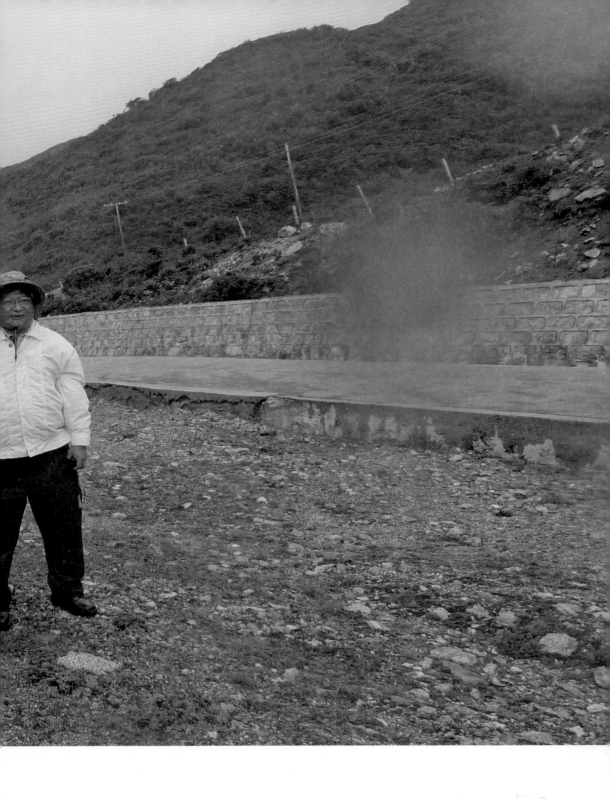

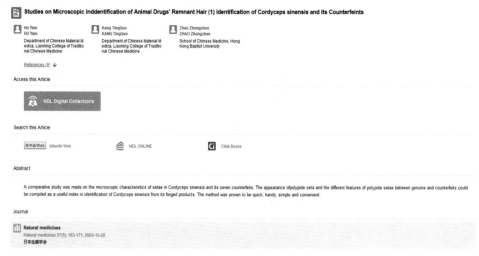

Hu Yani
HU Yani
Department of Chinese Material M
edica, Liaoning College of Traditio
nal Chinese Medicine

Kang TingGuo
KANG TingGuo
Department of Chinese Material M
edica, Liaoning College of Traditio
nal Chinese Medicine

Zhao Zhongzhen
ZHAO Zhongzhen
School of Chinses Medicine, Hong
Kong Baptist University

Abstract

A comparative study was made on the microscopic characteristics of setae in Cordyceps sinensis and its seven counterfeits. The appearance ofpolypide seta and the different features of polypide setae between genuine and counterfeits could be compiled as a useful index in identification of Cordyceps sinensis from its forged products. The method was proven to be quick, handy, simple and convenient.

Journal

Natural medicines
Natural medicines 57(5), 163-171, 2003-10-20
日本生薬学会

笔者在 *Natural medicines* 上发表的鉴定冬虫夏草论文

我指导的一位博士研究生胡雅妮，发表过一篇《显微鉴别冬虫夏草的研究》论文，曾获得日本生药学会颁发的大奖。

综合治理冬虫夏草的混乱情况，必须靠发展检测技术，靠规范管理，靠法治。消费者要理性认识冬虫夏草。

由于虫草价格高，一般人享用不起。近年来市面上又出现了一个新的商品，名字叫"虫草花"。虫草花其实是蛹虫草，是人工接种培养的，有草的部分，而没有虫的部分，与冬虫夏草不能混为一谈。

据监测，冬虫夏草出现了有害元素超标的现象，作为保健品长期服用也会带来不良反应。所以2020年版《中国药典》在冬虫夏草的下面加了"久服宜慎"四个字。

冬虫夏草肯定有一定的药用价值，但未必"神"。

世上并没有神药与神草。今天我们揭开了冬虫夏草神秘的面纱，对于任何一种中药，都要客观地评价，不应过度地渲染。这才是真正地尊重中医、爱护中药。

有疗效的药、有资源的药、百姓能够见得到、吃得起的药、安全的药才是好药。

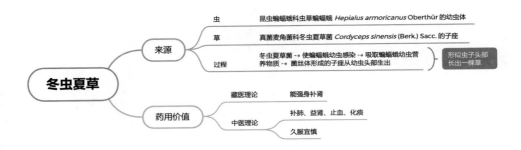

当归
——补血良药问当归

妇科要药

　　中药店、中医医院、中药材市场，乃至中医药学府里，往往都飘散着属于中药的味道，令所有人闻之难忘。那个浓郁味道里有当归的贡献。我是北京中医药大学毕业的，在母校的和平里老校园里有块巨石，上面刻着四个大字"熟地当归"。这是毕业生送给母校的，意味深长。谁言寸草心，报得三春晖。毕业生不会、也不能忘记母校的培育之恩，身为北中医人，当归巨石

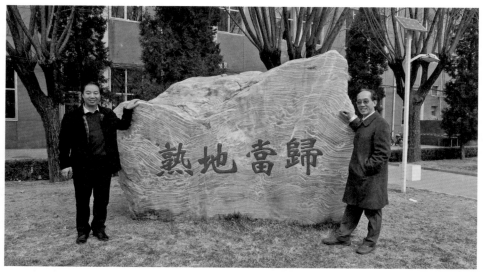

笔者与魏胜利在母校

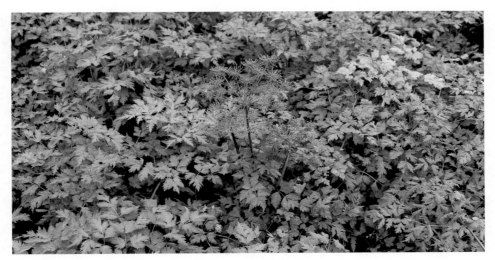

当归原植物

提示校友，时刻听从母校的召唤。

李时珍在《本草纲目》中写道："当归调血，为女人要药，有思夫之意，故有当归之名。"关于当归的故事和传说有很多。在坊间中药名的谜语也不少，说来趣味盎然。比如，

牧童，谜底是：牵牛子。

千年袭，谜底是：陈皮。

偷梁换柱，谜底是：木贼。

丈夫进京整三年，谜底是：当归。

当归之乡

当归之药用始载于《神农本草经》，被列为中品。李时珍在《本草纲目》当归集解项下记载："以秦归头圆尾多色紫气香肥润者，名马尾归，最胜他处。"秦归指的是甘肃产的当归。

当归主产区在今天甘肃南部和四川北部的交界地带，大概是甘肃岷县一带。与岷县相邻的就是宕昌县。早在一千多年前，岷县曾把当归作为贡品献

给梁武帝。从那时起，岷县当归开始以贡品的身份被人们所了解，有了"中华当归甲天下，岷县当归甲中华"的美誉。岷县是当归的道地产区，种植当归的历史上千年，现在也被命名为中国当归之乡。

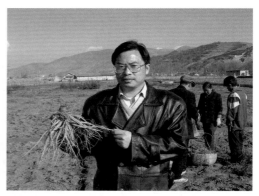
吕光华在甘肃当归栽培基地

我指导的一位博士后吕光华，为了研究当归，连续往来岷县3年，实地考察当归的播种、移栽和收获。他越干越起劲，读博期间干了三年，博士后又两年，研究的课题都是当归。经过系统地研究和比较后发现，岷县出产的当归疗效的确明显优于其他产地的当归。

当归炮制

中药炮制是中医用药有别于西方草药、有别于其他民间草药的一大特色。

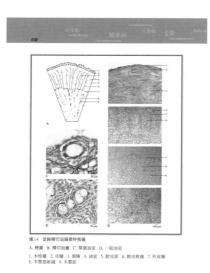
图14 紫萁横切面摄微特徵图
A. 简图 B. 横切面图 C. 草侧油室 D. 一组油室
1. 木栓层 2. 皮層 3. 韧簿 4. 油室 5. 韧皮部室 6. 韧皮射线 7. 形成层 8. 木質部射线 9. 木貿部

笔者课题组完成的当归显微鉴别标准

炮制与安全性和有效性密切相关。《中国药典》规定，药材需要炮制成饮片后才能入药。我曾在《世界传统药物学杂志》（*Journal of Ethnopharmacology*）上发表过一篇文章，介绍中药炮制的特色与理论依据，其中举了一个例子，就是当归。

千百年来，随着中医药的不断发展，中药炮制也经过了由简至繁，又由繁至简的变迁。至今可查的当归炮制方法有21种。现代的当归炮制方法删繁就简，《中国药典》主要保留了酒制、炒制和制炭三种方法。

不同的炮制方法目的不同。一般认为，生当归取其润性，补血又润肠。酒当归取酒的辛散之性，可增强当归活血散瘀的功效。土炒当归，用灶心土炒制，取其收涩之性，补血而不滑肠，还有健脾的功效。当归炭，将当归炒成炭，则缓其辛烈之性而专于止血。

中药的炮制引起了世界卫生组织的关注。我参加世界卫生组织西太区中药标准的协调会时，曾担任中药炮制组的组长。中药炮制是中国的传统特色，在国际会议上更有讨论交流的意义。以当归为例，酒制当归用的是中国十几度的黄酒。越南传统炮制当归也有自己的规定。翻开《越南药典》，其中明文规定，所用酒的酒精含量需在 40% 以上，每 100 千克的当归片要用 10 千克酒精含量 40% 以上的白酒来进行炮制。不同地区的炮制方法仍需要对比研究讨论。

药食当归

当归味甘、辛，性温，具有补血活血，调经止痛，润肠通便的功效。在课堂上，每当我讲到阿胶和当归时都有学生会问哪个药力更强。

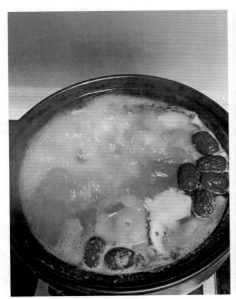

当归黄芪红枣鸡汤

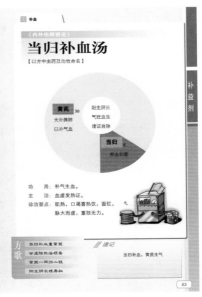

当归补血汤（摘自《百方图解》）

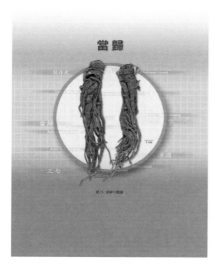

当归《香港中药材标准》第一册

其实这两个药各有特点。阿胶是血肉有情之品，养血力量比起草根树皮要强。但当归既能补血，还能活血。血虚之证因血行动力不足，往往容易产生瘀血。临床用药时常需要一边通，一边补。通补兼备就是当归的特色。

中医认为，气为血之帅，血为气之母。临床使用当归时常会与补气药配合使用。代表方当归补血汤，用的就是黄芪和当归。补气的黄芪在这个方子里用量是当归的 5 倍。

当归功效与香气兼具，也是滋补药膳最常用的食材之一。当归香气浓郁，在药膳里面单用味道不那么好吃，这时如果加上党参、黄芪、山药等配合使用，效果会更好，味道也有层次多了。东汉张仲景的当归生姜羊肉汤，就是补血驱寒的知名药膳。有些气血两虚的人可以用当归补血汤来炖鸡、炖排骨，既可享用美食，又有补益、美容的效果。

当归在秋末采挖，挖出来后捆成小把，上棚架用烟火慢慢熏干。所以市场中见到的当归，表面上有些烟熏的痕迹，这是加工过程中留下的。当归药材略呈圆柱形，表面具纵皱纹，好的当归主根又粗又长，外皮为黄棕色，肉质饱满，质地比较油润，即使不折断味道也很香。

中药材不同部位，药效有所不同。用当归全根的又叫全当归，包括头、身、尾三个部分。当归头为根的头部，偏于补血。当归尾为当归的支根，偏于活血。当归身为当归根的主体，补血、活血并重。

我的课题组在为《香港中药材标准》的制定做研究时，曾经进行过系统的当归比较研究，得到的研究数据证明了当归头、当归身、当归尾是有区别的，说明古人将它们分开来用是有道理的。

海外当归

相对而言，外国也产当归，只不过与中国产的当归 *Angelica sinensis* (Oliv.) Diels 不是一种。日本所用的日本当归是同科同属的东当归，也叫大和当归 *A. acutiloba* Kit.，主产于奈良县和富山县。另一个日本的当归是主产于北海道的东当归变种 *A. acutiloba* Kit. var. *sugiyamae* Hikino。

名方四物汤不仅在中国常用，在日本也非常流行。四物汤的组方是熟地、白芍、当归、川芎四味药。日本使用的四物汤方中有一半的药和中国的不一样。历史上中医的古籍传到了日本，但药材并没有都传过去，日本人只能就地取材。在没有中国当归的情况下就选择了东当归。没有川芎就选择了伞形科蛇床属的另外一种植物日本川芎。日本临床上便一直这样用下来。另外日本川芎的发音非常好记，和英语的"Thank You"发音一样。

韩国用的当归有两种，一个是东当归的变种 *A. acutiloba* Kitagawa var. *sugiyamae* Hikino，另外一个是当地产的朝鲜当归 *A. giga*s Nakai。去过韩国的人可能都见过"身土不二"四个汉字，大概意思是一方水土养一方人，提倡人们用国货。

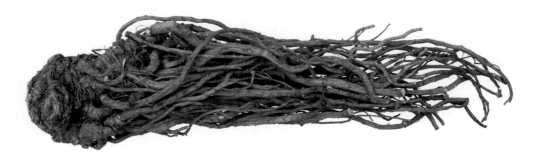

日本当归药材

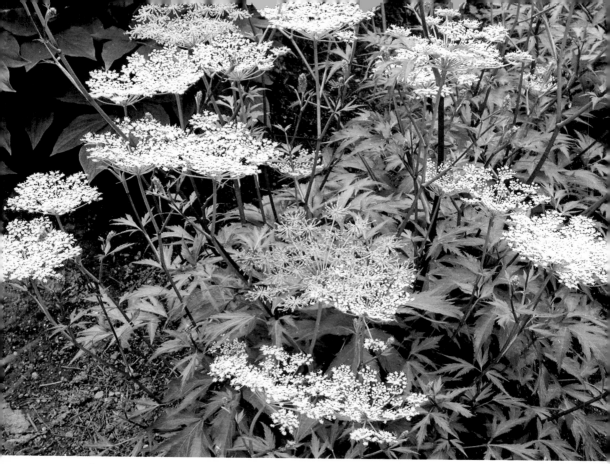

日本当归原植物

　　欧洲有欧当归 *Levisticum officinale* Koch.，原产亚洲西部，欧洲及北美各国多有栽培，欧盟药典收载了这一种。

　　不同的地区、不同的国家，由于资源不同、人的体质不同、生活习惯不同、饮食习惯不同，所用的药物不可能千篇一律，不能一概而论。

　　十八般兵器，各有所长。用药如用兵，对于医生来说，只有对药物的性能了如指掌，在临床上才能做到运用自如。欧当归和东当归都不是《中国药典》（2020年版）的法定药物来源种，所以从法律上来讲，这些品种在中国是不能作为当归入药的。

当归是一种常用中药，当归植物拉丁学名 *Angelica sinensis*，直接字面翻译过来是"中国的天使"。这位天使能给人们带来吉祥、欢快与安康。从药材的品种、药材的产地、药用部位到中药的炮制和药食两用的特质，当归身上集中了中药的很多特点。当归是一味非常典型的中药，要是能把一味当归琢磨透了，中药学也就可以入门了。

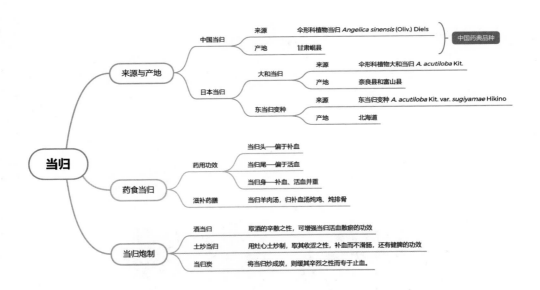

川芎
——川药翩翩天府中

无川不成方

川芎的名字昭示着它来自四川。李白的《蜀道难》极其恣意地表现出了四川的壮丽："蜀道之难，难于上青天。蚕丛及鱼凫，开国何茫然。尔来四万八千岁，不与秦塞通人烟。"

四川山川壮美，道路崎岖，独特的地理条件成就了天然的中药王国。四川的中药资源无论是种类还是产量都在全国名列前茅。中医行业有"无川不成

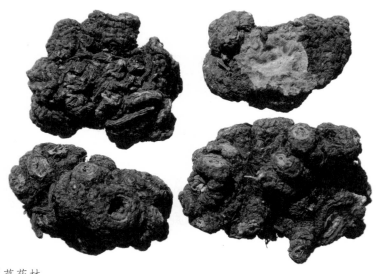

川芎药材

方"的说法，也就是说，如果没有来自四川的药材，连一个处方都抓不齐。

"川"和"蜀"都是指今四川省，但蜀的历史更久。商周时期，今川东地区建立了古巴国，川西地区建有古蜀国，后来有了"巴蜀"之称。直到元代在四川建立了行省，从此以后巴蜀地区才称"川"。

古今有名的四川产道地药材，除了川芎外，还有川贝、川楝子、川乌、川牛膝、蜀椒（花椒）、巴豆等。从药名上就能感受到浓浓的地域色彩。川芎的知名度很高，产量大，算是川字辈的大哥。

都江堰与川芎

说到天府之国的形成就不得不提成就它的都江堰。都江堰按现在行政区划是都江堰市，以前叫灌县，总与水有关。都江堰曾有天府之国第一县之说，它是成都平原繁荣昌盛的源泉所在。都江堰是举世闻名的水利工程，是全世界年代最久远的、以无坝引水为特点的水利工程。

2000多年前，在都江堰建成以前，春夏之交岷江江水奔腾而下，常常带来一次又一次的洪灾，等洪水一退又会留下千里乱石滩。

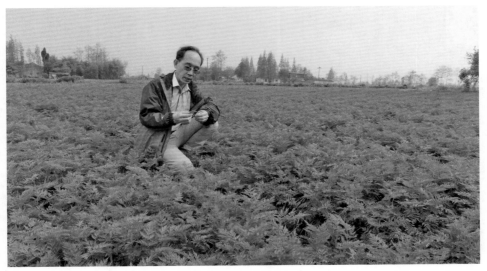

笔者在川芎基地

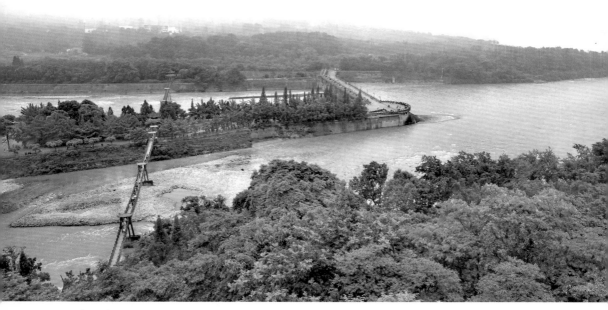

都江堰

中国历史上治水的功臣之中有两对父子最出名，一对是大禹和他的父亲鲧，另一对就是李冰父子。李冰父子因势利导，在都江堰人工开凿咽喉水道"宝瓶口"，通过自动分流、自动排沙来控制水量，举世无双的都江堰就此诞生。当地的老百姓怀念李冰父子。在都江堰修建了二王庙，至今香火不绝。凡是有朋友问到我，到四川应该走访哪些地方。我第一个推荐的就是都江堰。没有都江堰，就没有天府之国，也不会有今天人工栽培的川芎。

四川的药材有野生的，也有栽培的，川芎是一种常见的栽培药材。栽培中药要有适合的气候、水土，才能做到旱涝保收。川芎喜气候温和、雨量充沛的环境。都江堰的川芎栽培基地有上千年的栽培历史，也是中国国家地理标志产品。

随着需求的增大，川芎的产地现已从都江堰扩大到其周边地区的郫县、彭州、新都等地。虽然不同季节我都去过川芎的产地，但一次都没有见到过川芎开花。因为川芎一般不开花，主要靠营养器官繁殖。

见不到川芎的花并不代表这种植物不开花，人工大田栽培的川芎很少见到开花，我曾经在中药所植物园见过一棵人工定向培养的开花的川芎。

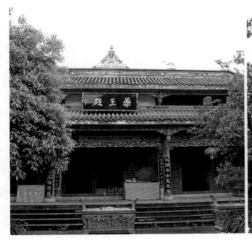
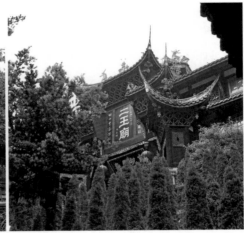

都江堰药王殿　　　　　　　　　　　纪念李冰父子的二王庙

　　李时珍在《本草纲目》的川芎条目下记载："蜀地少寒，人多栽莳。深秋茎叶亦不萎也。清明以后，宿根生苗，分其枝，横埋之，则节节生根。"古人在明代已经了解可利用川芎的块根繁殖，不用种子繁殖，不但缩短了成熟期，而且产量高，质量也非常稳定。

　　川芎一般是在夏秋季采挖，药材外表皮为棕褐色，呈不规则的结节状拳形团块。如果切成薄片，外轮廓就像蝴蝶一样的形状，也称"蝴蝶片"。若将薄薄的一片川芎贴到窗户上，就好似一个蝴蝶样的窗花。

　　一般川芎药材以个头儿大、质地坚实、油性大、香气浓、断面黄白色者为佳。川芎味道苦中带辛，稍有麻舌感，微微回甘。正是由于川芎这股特殊的气味和药用价值，很多药膳、火锅中都会用到川芎。

　　物竞天择，道地药材的产区也是逐渐形成的。川芎有过很多产地，李时珍在《本草纲目》中提到江西抚州出的抚芎，因地而名。但各地产出以蜀川者为胜。

　　江西抚州的抚芎个大肉肥，但其中含有的主要成分挥发油和阿魏酸的含量却低于川芎，实际应用时也不如川芎名气大。但江西抚芎的茎叶作为食材食用也是不错的选择。

药王传说

到了都江堰，我还建议大家游览一下青城山。峨眉天下秀，青城天下幽，青城山是道教的四大名山之一。在青城山脚下的太平广场，伫立着一尊药王孙思邈的塑像。孙思邈是唐代的医药学家，有药王之称，还是一位学贯儒、释、道的大学者，又被称为孙真人。

现代所有学西医药的学生，往往入学的第一课就要学到《希波克拉底誓言》。学中医药的人往往都会先读孙思邈气势磅礴的《大医精诚》："凡大医治病，必当安神定志，无欲无求，先发大慈恻隐之心，誓愿普救含灵之苦……"

孙思邈的才气、医术、医德和高寿，助他成为中医史上的传奇。有记载说孙"老神仙"活了101岁。孙思邈的故乡在陕西耀县。成都中医药大学的

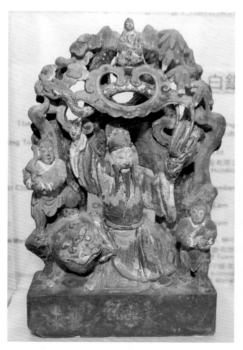

明代鎏金五彩孙思邈坐虎针龙雕像（现藏
香港浸会大学　龙的文化慈善基金会捐赠）

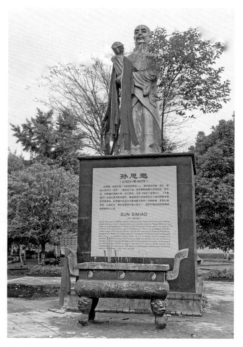

太平广场孙思邈像

叶俏波教授告诉了我当地一个美丽的传说。

话说孙思邈云游来到青城山，有一天他看到了一只仙鹤，站在那里颤颤发抖，并不断发出哀鸣。孙思邈想这只仙鹤一定是生了什么急病（那日药王没有骑他的坐骑——他亲自医好的一头老虎），便悄悄尾随仙鹤进到了山中，希望能救这只仙鹤。这时天空又飞来了几只仙鹤，一个个嘴里都衔着一种药草，那只生病的仙鹤就把这些草药吞了下去。没过多一会儿，那只仙鹤竟然神奇地康复了，随着伙伴们腾空而去。孙思邈走上前去，看到了仙鹤剩下的药草，原来就是中药川芎。孙思邈在实际临床中验证川芎具有活血通经、祛风止痛的作用，并记录在案。

孙思邈留下的《千金要方》中载方约5300首，《千金翼方》载方约2900首。其中含有川芎的方子，多达几百首，就连补虚的药膳羊肉汤、鹿肉汤里也都用到了川芎。看来孙思邈是真正的川芎应用高人，难怪四川人会选孙思邈来做川芎的"形象大使"。

川芎妙用

在中医药最早的古籍里，往往找不到川芎的名字。其实最初川芎的名字是"芎䓖"二字，最早出现在先秦著作《山海经》中。《本草纲目》解释，人的头部被比喻为苍穹，芎䓖的药力能上行到头部，因此而得名。

另外，川芎形状有点像麻雀的脑袋，李时珍在《本草纲目》中也提到过："后世因其状如雀脑，谓之雀脑芎。"雀脑、麻雀脑还真的有入药的例子。古人以为

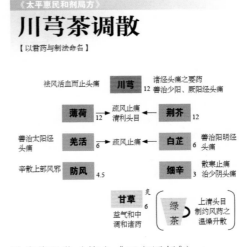

川芎茶调散（摘自《百方图解》）

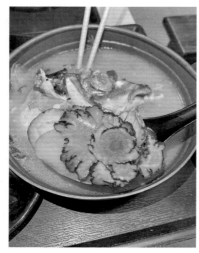

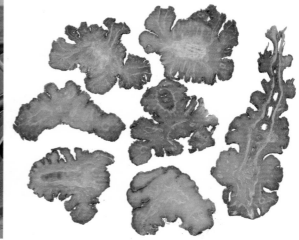

川芎白芷鱼头汤 　　　　　川芎饮片"蝴蝶片"

麻雀在天上飞，不论怎么转都不会头晕，还可以找到回家的路，觉得非常神奇，于是把麻雀脑拿来入药了。这是一种朴素的以脑补脑、以形补形的思维和解释。不仅汉族的中医药，维吾尔族的传统药物里也用到了麻雀脑。取类比象曾经是古人的一种思维方式，但并非放之四海而皆准的真理，中医药的理论也绝不是这么肤浅。

川芎药性辛温，为活血祛瘀止痛必不可少之药。李时珍认为川芎是血中之气药也。"故血虚者宜之，故气郁者宜之。"在现代临床中多用于治疗心脑血管病和妇科病，如治疗血瘀气滞型的冠心病；另外，在治疗心绞痛的速效救心丸中，川芎是主要组成之一。川芎的这些功效已经被现代的化学、药理研究和临床实践所证明。

除了药用，食用也是川芎的一大应用。北方人春天都吃香椿芽，到了都江堰，当地人喜欢吃嫩的川芎叶。把川芎幼苗切细，焯水后凉拌，既爽口又开胃，这是当地一种特色的长寿菜。

另外，在炖肉时加一点川芎，煲出来的汤香气扑鼻，风味独特，这是到了都江堰才能享用到的一种美食。

我的好朋友戴昭宇博士是钓鱼高手，喜欢自己动手制作鱼饵。我向他讨教方法，他便向我透露了一个小秘方，就是在鱼饵里面加一些香味浓烈的中药，川芎就是其中一种，特别是钓鲫鱼、鲤鱼的时候，上钩率很高。

中国疆域如此之大，全国通行的药必须要使用国家的标准。地方用药也是必然存在的，这和混淆品、伪品是两个完全不同的概念。就像特色小吃一样，应适当保留。

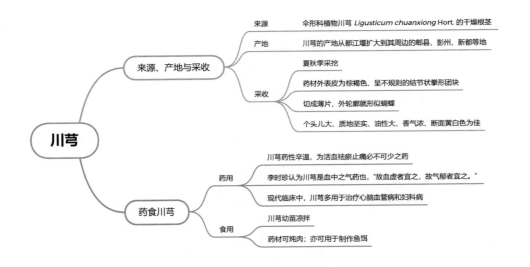

来源、产地与采收
- 来源：伞形科植物川芎 *Ligusticum chuanxiong* Hort. 的干燥根茎
- 产地：川芎的产地从都江堰扩大到其周边的郫县、彭州、新都等地
- 采收：
  - 夏秋季采挖
  - 药材外表皮为棕褐色、呈不规则的结节状拳形团块
  - 切成薄片，外轮廓就形似蝴蝶
  - 个头儿大、质地坚实、油性大、香气浓、断面黄白色为佳

川芎

药食川芎
- 药用：
  - 川芎药性辛温，为活血祛瘀止痛必不可少之药
  - 李时珍认为川芎是血中之气药也，"故血虚者宜之，故气郁者宜之。"
  - 现代临床中，川芎多用于治疗心脑血管病和妇科病
- 食用：
  - 川芎幼苗凉拌
  - 药材可炖肉；亦可用于制作鱼饵

牡丹
——春来花开真国色

牡丹花之王

我国的国花目前还没有确定。不过，牡丹、芍药、梅花等名花都是热门备选。

李时珍在《本草纲目》里曾写道："群花之中，以牡丹为第一，芍药为第二，故世谓牡丹为花王，芍药为花相。"

牡字本身有雄性的意思。动物有雄性、雌性之分，其实植物也有。大多

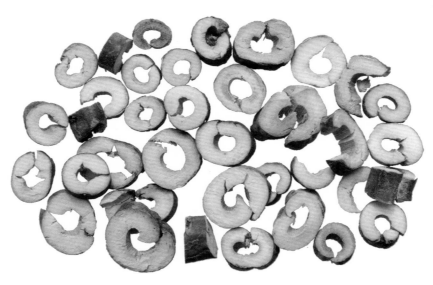

牡丹皮饮片

数植物是雌雄同株，但也有的植物是雌雄异株的，如银杏、杜仲，它们的雄花和雌花分别着生在不同的植株上。

关于名中有"牡"的牡蛎，李时珍认为牡蛎只有雄性，没有雌性的，所以才给了它这个名字。但事实上大部分种类的牡蛎有雌也有雄，也有少数雌雄同体。雌雄异体的牡蛎有时还会在雌雄之间发生性别的转换，所以古人才误认为牡蛎只有雄性。

牡丹雌雄同花，它的一朵花里既有雄蕊也有雌蕊。"牡"最初为形容层叠的结构，引申为雄性之意。牡丹花是层叠的红艳花卉，姿态雍容华贵。牡字可能还有另外一层意思，指牡丹可以进行无性繁殖。无性繁殖指的是不通过种子进行繁殖。

李时珍在《本草纲目》中特别解释过牡丹虽结籽而根上生苗，故谓之牡，其花红色，故谓之丹。也就是说牡丹虽然也结种子，但是它的根上就可生苗，可通过营养器官来繁殖，直接长出新的植株。

洛阳牡丹

最出名的牡丹在洛阳，"洛阳牡丹甲天下"。

相传武则天喜欢牡丹，当政以后，把牡丹移栽到了洛阳。这可真是女皇

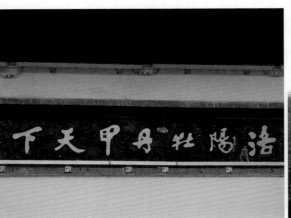
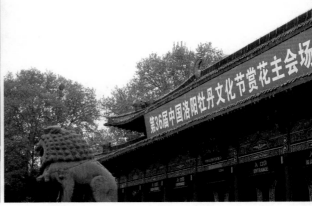

洛阳牡丹节

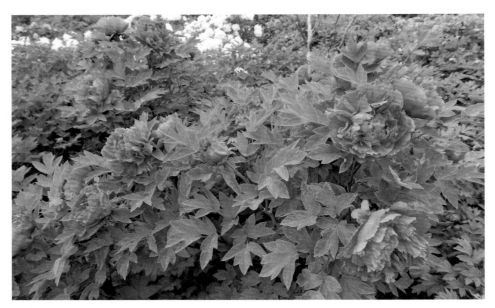

观赏牡丹

好牡丹，都城闹翻天。上行下效，上至皇宫，下至民间，一股"牡丹热"就出现了，一直热到了今天。

唐代文学家刘禹锡，曾有赞颂牡丹的诗句："唯有牡丹真国色，花开时节动京城。"根据这首诗，清代画家马逸画了一幅国色天香图，堪称"中国牡丹第一图"，也被誉为中国古代绘画中以牡丹为题的代表画作。到了宋代，欧阳修著有《洛阳牡丹记》，洛阳被称为牡丹之城，这是我国历史上第一部关于牡丹的专著。明代伟大的剧作家汤显祖的《牡丹亭》流传得更广。

从1983年起，每年四月洛阳都会举办牡丹节，国内外慕名而来的赏花游客络绎不绝。现在的洛阳牡丹节，已经升格为中国洛阳牡丹文化节。我也去洛阳看过牡丹花，声势浩大，铺天盖地。那里的牡丹花色繁多、千姿百态，有单瓣的，也有重瓣的。品种有状元红、粉二乔、蓝田玉、黑光司、白鹤卧雪、贵妃醉酒……根据《中国植物志》对牡丹的记载，栽培类型的牡丹花可分成上百个品种。

药用牡丹居何处

牡丹以根皮入药，药名为牡丹皮。

洛阳城牡丹虽多，但洛阳不出产牡丹皮。树怕伤皮，更怕伤根。在繁花似锦的洛阳，谁舍得伤害牡丹的根呢？我到了洛阳实地考察之后，才知道其实是另有原因。

我国牡丹皮的主产地在安徽、四川、河南和山东。它的道地药材产地在安徽。

我专门请教了安徽中医药大学的王德群教授，他告诉我，药用的牡丹是另外一种凤丹 *Paeonia ostii* T. Hong et J. X. Zhang。

牡丹可简单分为两大类型，一种是观赏牡丹，追求的是花大、花瓣多、色彩鲜艳。另外一种是药用牡丹，追求的是它的药用部位、药用价值，人们在它的根上下足了功夫，让它的根条粗、肉厚、粉性足。

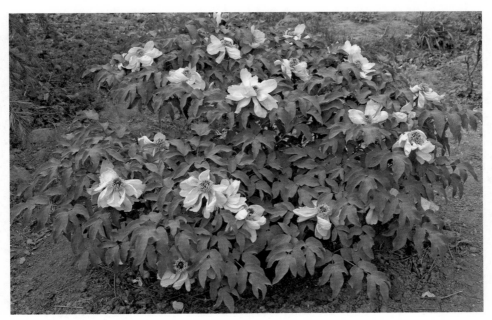

药用牡丹原植物

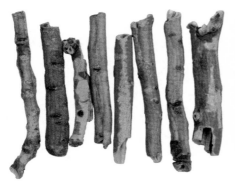

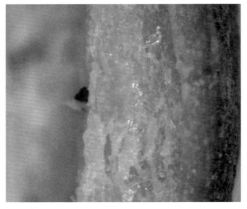

粉丹皮药材

牡丹皮局部放大，可见丹皮酚结晶

因此，也就出现了以洛阳为代表的观赏牡丹，以及以铜陵等地为代表的药用牡丹。

药用牡丹的生长年限一般是 3～5 年，秋季或春季采挖，去掉须根以后剥取根皮，晒干即可，习惯称其为连丹皮。优质的牡丹皮一般不刮除外面的木栓皮。凡是刮皮的，大多是因为根皮表面有疤痕，刮皮是为了美观。

刮丹皮的工具以前用铜刀，现在多用碎瓷片，但不用铁制品。一般的加工方法是趁新鲜刮去外皮后，把牡丹的根纵向剖开，除去里面的木心，这样得到的药材就叫作刮丹皮或粉丹皮。在市场上见到的牡丹皮药材都是圆筒状或半圆筒状的，断面颜色偏粉红色，质地又硬又脆。

记得有一次，我一个朋友的夫人生病去看中医。我这个朋友帮夫人把药抓回来，煎药前，他对着药方，一味一味地检查药材。没想到，他突然看到里面有一种药材好像发了霉。于是他拍下照片并打来电话问我："赵博士，您帮我看看，这个药发了霉还能用吗？"我看着手机上传来的照片，马上告诉他："放心煎药吧！这是正宗牡丹皮，表面好像发了霉似的，那层白霜没问题，说明这牡丹皮品质特别好。"牡丹皮表面的白霜是其体内因含量高而慢慢析出来的有效成分丹皮酚。

中药里不只是牡丹皮有这种情况，苍术、厚朴等几种药材也常出现白色的小结晶体，看上去好似一层白霜并不是发霉。茅苍术断面的白霜是茅术醇和 β- 桉叶醇；厚朴内表面的白霜是厚朴酚。

临床功效

牡丹入药的历史比观赏的历史要早得多。人类先要解决温饱、疾病，然后才有闲情逸致赏花，如果饿着肚子、生着病，两眼冒金星，纵然花再好看，也欣赏不到美。

牡丹皮早在《神农本草经》里就有记载，被列为中品，具有清热凉血，活血散瘀的功效。牡丹皮在现在的处方里，常会被中医简写为丹皮。

1969 年和 1972 年，从甘肃武威的汉墓里，先后出土了一批又一批的珍贵文物。其中最著名的大概是那件青铜器"马踏飞燕"，也就是现藏于甘肃省博物馆的东汉铜奔马。其实同时出土的还有一批医药木简，上面记载了一个药方写有"牡丹二分"。

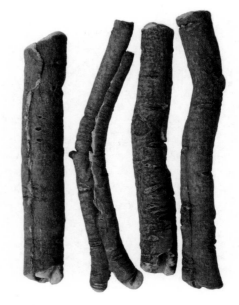

原丹皮药材

张仲景的经方大黄牡丹汤，可治疗肠痈，其中用到了牡丹皮。在后世常用药方丹栀逍遥散、六味地黄丸等名方中，牡丹皮发挥了其清热凉血、活血散瘀的作用。

千百年来，中国人在不断地筛选，并定向培养不同品种的牡丹。观赏的牡丹品种越来越多彩。药用的牡丹品种则默默地积累，精华都集中到了根部，从而发挥观赏牡丹不具备的作用。

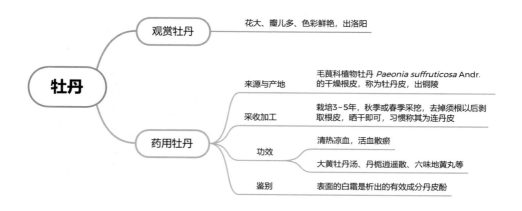

牡丹

观赏牡丹 —— 花大、瓣儿多、色彩鲜艳，出洛阳

药用牡丹

来源与产地 —— 毛茛科植物牡丹 *Paeonia suffruticosa* Andr. 的干燥根皮，称为牡丹皮，出铜陵

采收加工 —— 栽培3~5年，秋季或春季采挖，去掉须根以后剥取根皮，晒干即可，习惯称其为连丹皮

功效 —— 清热凉血，活血散瘀

大黄牡丹汤、丹栀逍遥散、六味地黄丸等

鉴别 —— 表面的白霜是析出的有效成分丹皮酚

芍药
——方中好药花中相

芍药花中相

芍药和牡丹相比，无论是观赏还是药用都毫不逊色。

牡丹花雍容华贵，芍药花绰约艳丽。芍药花和牡丹花放在一起比较的话，花形和花色都很相似，好似一对孪生姐妹，仅从花朵判断很难分清谁是谁。

有个特别简单的方法，一看即明。芍药的英文是"Peony"，牡丹的英文是"Tree Peony"，意思就是"木芍药"。牡丹是多年生的木本植物，亚灌木，下部

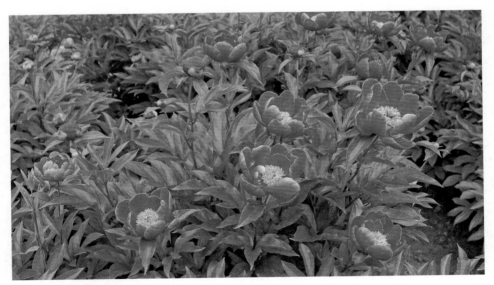

药用芍药原植物

木质，上部草质。而芍药则是一种多年生的草本植物，地上部分有草质茎，冬天地上部分枯萎。牡丹和芍药，一个木本一个草本，这一点即可区分二者。

芍药与牡丹以前一直被归在毛茛科内，但现代植物学家按照新的分类系统，把它们列入芍药科芍药属。从植物专业上再细分下来，芍药及其近亲构成了草本花盘不发达的芍药组；牡丹与其近亲则构成了木本花盘发达的牡丹组。

其实在先秦时代，人们最初也不分牡丹芍药，将它们统称为芍药。到了秦汉时期，才开始把牡丹唤作"木芍药"。

牡丹和芍药的花期也有差别。有句话叫："牡丹花谢，芍药花开。"春夏交替之时牡丹先开，然后芍药才登场。这有点类似荔枝先开花、龙眼后登场，因此龙眼也有一个别名叫荔枝奴。

扬州芍药

芍药与牡丹并称花中二绝。芍药位于一花之下，万花之上。历史上留下有关芍药的诗词众多。唐宋八大家之一的韩愈是这样称赞芍药的：

浩态狂香昔未逢，红灯烁烁绿盘笼。
觉来独对情惊恐，身在仙宫第几重。

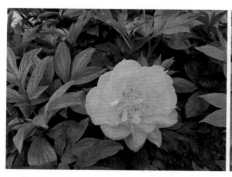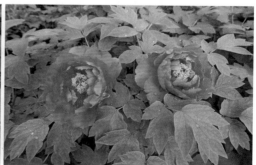

观赏芍药

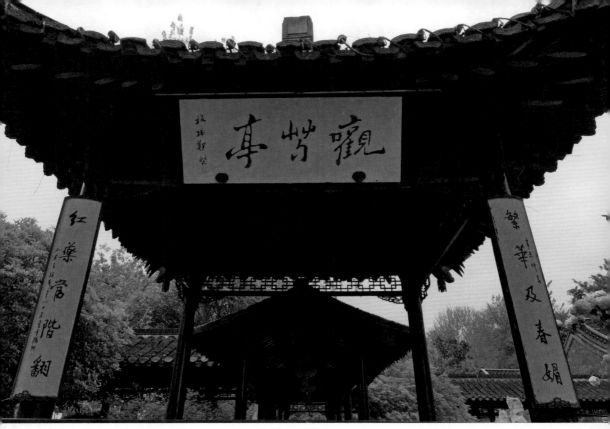

观芍亭

　　韩愈的传神之笔勾勒出芍药迷人之态，犹如梦游仙境令人回味。

　　古人在分别之时，有赠芍药以表情思的习俗。于是，芍药便有了"将离"这个别名。李时珍在《本草纲目》里说芍药得名于"绰约"二字，"此草花容绰约，故以为名。"

　　李时珍在芍药项下还写道："昔人言洛阳牡丹、扬州芍药甲天下。今药中所用，亦多取扬州者。"提到扬州，人们都知道那是一座历史名城，有诗云："烟花三月下扬州。"

　　扬州出过不少历史名人，鉴真大和尚当年就是从此地东渡日本，我的老师谢宗万教授曾就读于扬州一中。芍药现在也成为扬州的市花，瘦西湖与芍药相得益彰。现在扬州市的仪征区栽培有三千多亩的芍药，主要用于观赏。

　　和洛阳牡丹一样，芍药也被培育出了很多的花色品种，大富贵、黄金轮、万花粉、胭脂美玉、杨妃出浴……听到这些花名，人也会醉了。我想，《红楼梦》中《憨湘云醉眠芍药裀》一章里，湘云可能也是三分醉酒、七分醉花吧。

本草书中形容花朵经常用到"千叶"这个词，是为花瓣多重的意思，形容芍药盛放的姿态，好似李白的"飞流直下三千尺"的"三千尺"一样。

～ 赤芍白芍 ～

药用方面，"芍药"之名始载于《神农本草经》，被列为中品。及至《本草经集注》，开始将芍药分为白赤两种。明确入药的有白、赤之分，也就是白芍和赤芍两种药材。

在明代官修本草《本草品汇精要》中，白芍画的是白花白根，赤芍画的是红花赤根，这可能会给人一种错觉，好像根的颜色与花色相关，也说明了当时的宫廷画师不太了解白芍和赤芍，画画时是凭想象画的，属于主观臆断。

实际上直接把没有经过加工的芍药干燥根入药，表面呈棕褐色的就是赤芍。将芍药根在开水里面煮过，除去木栓外皮，或者去皮再煮，再晒干的，颜色偏白的就是白芍。

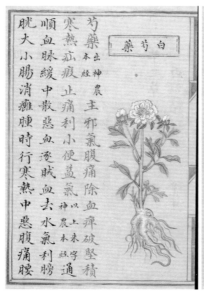 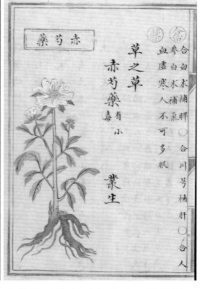

白芍药（摘自《本草品汇精要》） 赤芍药（摘自《本草品汇精要》）

栽培方面，芍药有野生的，也有人工种植的。

野生赤芍主要产自内蒙古和四川。我曾到过内蒙古赤峰的赤芍基地，那里就出产上好的芍药药材。

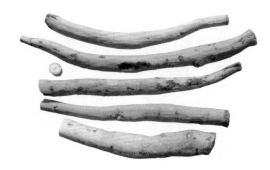
白芍药材

我的一位好朋友康廷国教授，当年就是在赤芍的产地里摸爬滚打长大的。他告诉我，当地的赤芍分布在山坡、草地及林子下边，那里出产的芍药都是赤芍，不会用来加工成白芍。

药材赤芍的另外一个来源是川赤芍 *Paeonia veitchii* Lynch，主要分布在四川西部高原地区。川赤芍也是以野生资源为主，

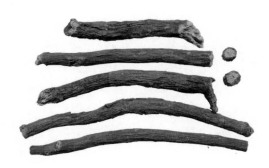
赤芍药材

也被《中国药典》定为赤芍药材的正品。川赤芍的小叶呈现羽状分裂，这点与芍药不同。

白芍有著名的杭白芍，为浙江道地药材，安徽亳州也是著名的芍药产区，那里是华佗的故乡。安徽亳州产的芍药主要为家种，大多加工做了白芍。因为煮过，所以白芍含的淀粉大部分糊化了，市场上见到的商品白芍都是干燥过的，质地坚实，断面平坦，敲在桌子上当当作响。虽说赤芍和白芍原来同出自一个种，但经过加工后，内在成分发生了变化，自然也导致了功能主治的变化，这种变化有其内在的物质基础。

现代研究表明，赤芍和白芍的化学成分几乎相同，但含量有所变化。特别是不同成分之间的含量比例差异就更为明显。白芍内的芍药苷经过加工后，含量会降到 1% 以下，比原来的 3%～5% 低了很多。

现在白芍和赤芍的生产已经有了明显的区别。除了主产地生长环境和生长年限有所不同以外，它们的栽培技术与加工方法也已经逐渐实现规范化，而且与临床用药是紧密挂钩的。

临床应用

在《伤寒论》成书的汉代，白芍和赤芍是没有被区分开来的。后世在使用经方的过程中不断地探索，根据中医临床的需要来选用白芍或赤芍。

以缓急或养血为主要作用的时候，一般选用白芍。如桂枝汤、小建中汤、芍药甘草汤等。中医认为，白芍具有养血柔肝，缓急止痛，敛阴收汗的功效。

以活血为主要作用的时候，一般选用赤芍。如桂枝茯苓丸，其功效是活血利湿。中医认为，赤芍侧重于清热凉血，散瘀止痛。

> 人们人为地授予牡丹和芍药花王和花相的称号，实际生活中牡丹与芍药形影相随，临床上也是相互配合的。比如，牡丹皮与芍药配伍是活血化瘀、清热凉血的一个药对。经典名方桂枝茯苓丸和犀角地黄汤当中都是牡丹皮和芍药一起出现、相互配合使用的。它们都能观赏并药用，为世人所喜爱，也造福于人类。

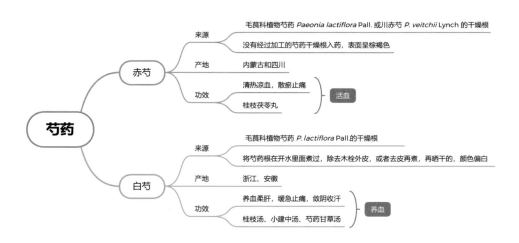

豆蔻
——南国四月花争艳

豆蔻年华

世界上一共有 700 多种姜科植物，我国有 100 多种，主要分布在热带和亚热带地区。姜就是它们的"科长"。

入药的姜科植物主要可分为两组，一组以地上的花和果实入药，另一组以潜伏在地下的根和根茎入药。

一味代表——豆蔻，姜科植物白豆蔻 *Amomum kravanh* Pierre ex Gagnep. 或爪哇白豆蔻 *Amomum compactum* Soland ex Maton 的干燥成熟果实。"豆蔻年华"这个成语出自唐代大诗人杜牧的诗《赠别》："娉娉袅袅十三余，豆蔻梢头二月初。"形容的是少女朝气蓬勃、姿态轻盈、举止优雅的样子，好像含苞待放的豆蔻花

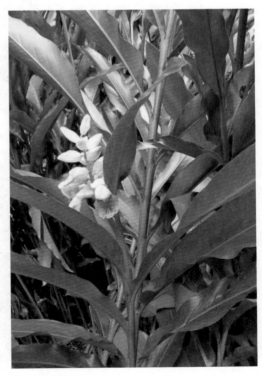

艳山姜原植物

一样。后来，豆蔻年华常用来形容女孩子的青春年华。

　　姜科植物的花不仅美，还很香。南方春天天气好的时候，公园里艳山姜的花正开，名副其实，非常艳丽。姜花不仅好看，还可净化空气，从姜花中提取的精油多用于芳香疗法。

　　但姜科的果实可不艳丽，果实表面凹凸不平、皱皱巴巴。但外观并不影响它们良好的功效，如豆蔻、砂仁。

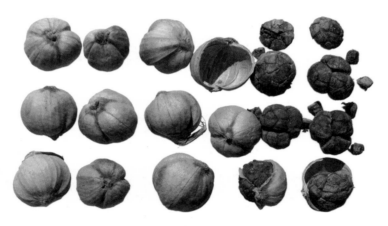

豆蔻药材

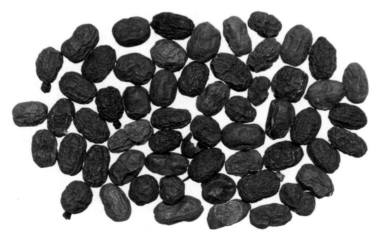

红豆蔻药材

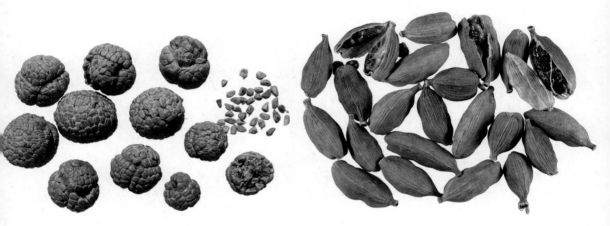

草豆蔻药材   小豆蔻药材

除了豆蔻，草豆蔻、红豆蔻都是姜科大家族的成员。姜科植物的果实，共性是能芳香醒脾，对肠胃有益处，和日常生活更是密切相关。只有肉豆蔻例外，虽名中有"豆蔻"，但是个外来户，不是姜科的植物，也不是中国产的植物。

火锅博士

中医有言："肾为先天之本，脾为后天之本。"人在出生后就已经属于后天了，要填补先天实在是不可能了，但扶持后天，犹未为晚。中医大有可为。从中医角度来看，姜科的这些果实对于调理脾胃行之有效，作为香料每个人都离不开。《本草纲目》里李时珍曾表示豆蔻是恒用之物。以调理脾胃为目的，豆蔻可以经常吃。

中国人即使走到天涯海角，也是"变不了的中国心，改不了的中国胃"。现在中餐已经走遍天下了。海外中餐里最红火的非火锅莫属。一说起火锅，就想到四川火锅、重庆火锅。

其实除了四川和重庆风味的火锅，从北方兴起的传统涮肉也独霸一方。据说传统涮肉锅起源于蒙古族，蒙古人以游牧为生，性情豪放，他们把自己

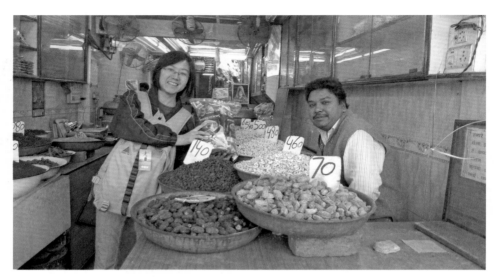

"火锅博士"吴孟华在印度香料市场考察

的帽子翻过来，架在火堆上当火锅直接在里面涮肉。现在传统铜锅的形状就是模拟蒙古族的帽子，而且上下通气，火上来得快，肉在锅里涮两涮就熟了。火锅味美与所用的大量香料有直接关系。这些香料本身又都是中药。所以火锅可算是中药应用的一大特色，是药食同源的典型代表。

我指导过的一个博士生吴孟华，她研究的课题是火锅中使用的香料。对此她做了3年的研究，还在国际顶级的杂志上发表了论文，在这个领域中很有建树，我们都喜欢叫她火锅博士。经过她调查发现，来自天南海北的各式火锅用到了67种香料。其中，姜科来源的最多，超过15种。火锅里的这些香料，不仅中国人在用，外国人也在用。

我曾和小吴博士专门去了一趟印度做香料考察。因为印度气候炎热，盛产多种香料，从古至今无论是香料的消费量，还是出产量，印度都稳居世界第一。

～ 香料之后 ～

如果去印度旅行，最担心的恐怕是水土不服，怕闹肚子。在印度考察时，我们遇到一位老教授，也是我的老朋友。他说其实不用担心肠胃的问

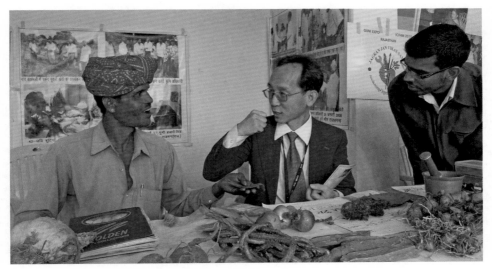

笔者与印度草药医生交流探讨

题。他不紧不慢地从兜里掏出来一个小布包，原来是两味外来的中药，一个是姜科的小豆蔻，另一个是丁香。小豆蔻有"香料之后"的别号。

　　我跟老教授接着聊起香料。老教授说："中国有火锅，现在风靡全世界。印度有一个能与火锅匹敌的饮食大发明，现在也属于全人类了。这就是印度的咖喱。"咖喱英文是 Curry，由很多种香料组成，其中主要组成也多来源于姜科植物。

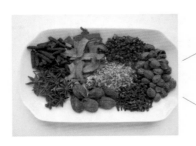

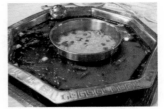

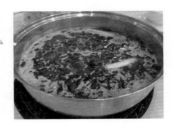

香料与火锅

豆蔻、砂仁这类来自姜科植物的中药，还有安胎的功效。对于妊娠呕吐，砂仁是尤其值得推荐的代表。

火锅和咖喱的盛行，除了产地香料丰富的因素外，人体的客观需求形成的饮食习惯也是一个重要决定性成因。李时珍在《本草纲目》记载："南地卑下，山岚烟瘴，饮啖酸咸，脾胃常多寒湿郁滞之病。故食料必用，与之相宜。"姜科的果实，盛产于热带及亚热带地区，大部分是辛温香燥的化湿药，能够运脾化湿。药食两用，安全可靠，这也正是人类饮食智慧的具体体现。

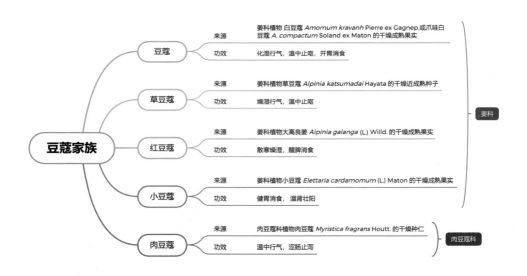

豆蔻	来源	姜科植物 白豆蔻 *Amomum kravanh* Pierre ex Gagnep.或爪哇白豆蔻 *A. compactum* Soland ex Maton 的干燥成熟果实
	功效	化湿行气，温中止呕，开胃消食
草豆蔻	来源	姜科植物草豆蔻 *Alpinia katsumadai* Hayata 的干燥近成熟种子
	功效	燥湿行气，温中止呕
红豆蔻	来源	姜科植物大高良姜 *Alpinia galanga* (L.) Willd. 的干燥成熟果实
	功效	散寒燥湿，醒脾消食
小豆蔻	来源	姜科植物小豆蔻 *Elettaria cardamomum* (L.) Maton 的干燥成熟果实
	功效	健胃消食，温肾壮阳
肉豆蔻	来源	肉豆蔻科植物肉豆蔻 *Myristica fragrans* Houtt. 的干燥种仁
	功效	温中行气，涩肠止泻

豆蔻家族

姜科

肉豆蔻科

姜黄
——姜科药食长相伴

姜科一些植物地下部分的根与根茎都可入药，姜是其中的代表。

姜是我最喜欢的驱寒药物。记得我小时候淋了雨水，回家第一件事就是喝姜糖水。直到现在，如果出差，特别是去冷的地方，我包里总是带点姜母茶。

呕家圣药

在中药大家族中很多中药都是有别号的，比如，辛夷为"鼻家圣药"，防风为"风家圣药"，姜被尊称为"呕家圣药"，这个称号还是药王孙思邈亲自取的。

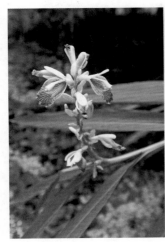 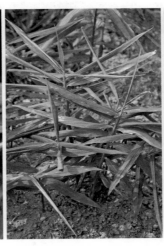 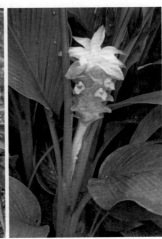

高良姜原植物　　　　　姜原植物　　　　　姜黄原植物

许多人第一次出海乘船时，恐怕都会晕船。我去南极考察时，穿过"魔鬼"德雷克海峡的两天两夜，48 小时里经历了惊涛骇浪，幸亏我带了姜片，嘴里含片姜，翻肠倒肚的感觉缓解了很多。

到了南极以后，我们乘坐快艇与探险队的成员们一起去寻找海豹、观察企鹅。那快艇在南极海上乘风破浪时，刮来的刺骨寒风令人感觉添多少件衣

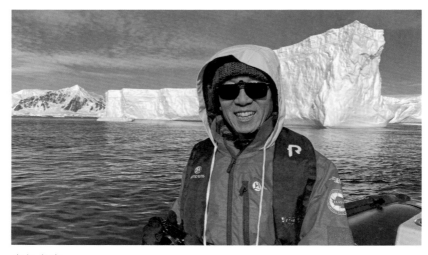

南极考察

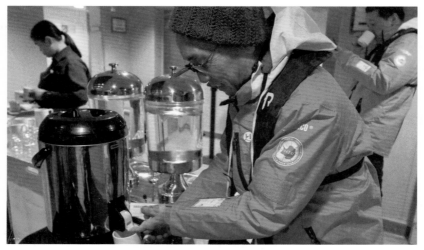

在南极邮轮上喝姜茶

服都无济于事。但回到邮轮上喝一杯热气腾腾的姜茶，一会儿就能从里到外暖和起来。外国人见我们中国人喝完姜茶舒服的样子，也跟着喝上了。

孔子不撤姜食

日常下厨房的佐料离不开葱、姜、蒜。炒菜时加点生姜，蒸鱼时撒一些姜丝，炖汤时拍一块生姜下锅。

中国人用生姜的历史非常悠久。两千多年前，孔子就喜欢姜。《论语》记载："不撤姜食，不多食。"孔子每顿饭都要吃姜，但并不多吃，点到为止。

古书上记载："神农居姜水，以为姓。"三皇之一的神农氏应该姓姜。周朝大名鼎鼎的开国功臣姜太公姜子牙，姓姜，名尚，字子牙。姜作为姓氏时只写作姜。指吃的用的姜时，繁体字写作"薑"，简体字写作"姜"。

李时珍引用了东汉许慎《说文解字》对姜的解释，姜作薑，云御湿之菜也。王安石《字说》记载姜能强御百邪，故谓之薑。薑本为强壮、防御之意。

民间流传"冬吃萝卜夏吃姜，不劳医生开药方"。与北方不同，姜在岭南人的手中是可甜可咸的。红糖姜茶、姜撞奶、姜汁豆腐花，每一种都是甜甜的经典小吃。

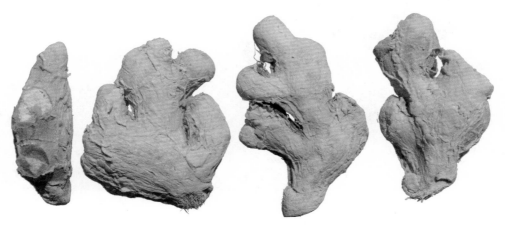

干姜药材

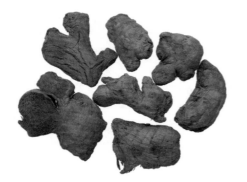

炮姜药材

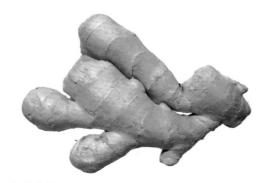

生姜药材

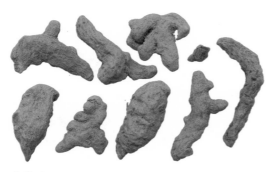

姜黄药材

李时珍认为生姜可蔬可和，可果可药。生姜可作蔬菜、调料、果脯、药物。幼嫩的生姜——仔姜，非常鲜嫩，并没有什么辛辣味。川菜有道仔姜肉丝，和新鲜的竹鞭有一拼，是我的最爱。日本也有用仔姜做的寿司姜，通常是染成红色的。

晚上睡觉不小心颈部局部受了寒、落枕了的话，可以把生姜切成薄片，敷在疼痛处，盖上干毛巾，用吹风机的热风吹两分钟，症状就能大为缓解。

干姜的味道更浓烈，主要作用是温中散寒，经方理中丸的君药就是干姜，是治疗中焦虚寒引起的腹痛、腹泻和呕吐的首选。其炮制后的姜炭可用于止血。

姜科兄弟

姜科植物根茎做中药和香料的，还有一种叫作山奈。

山奈原产自拂菻国，也就是古代的东罗马帝国，传到中国广东后被发扬光大了。《本草纲目》第一次将山奈收入其中。植物分类方面，山奈也是姜科植物。但山奈一开始出现在人们面前时，就是栽培品。按李时珍的记载，广东家家户户都种山奈。

客家名菜盐焗鸡里用的主要香料，就是广东人口中的沙姜——山柰。广东菜里的沙姜鸡、沙姜猪手、沙姜猪肚等都用了沙姜。除广东人外，四川人也喜欢用山柰。川菜特点是麻辣，实际上四川的家常菜还有红烧菜和卤菜，如红烧鸡、排骨、猪蹄等，必会用到八角茴香和山柰。甚至四川人把这两种佐料合在一起称"八角山柰"。这有点像中医开方用的药对。

姜通天下

中国人喜欢吃姜，外国人对姜也爱得很。外国人一说到天然的草药，很快就会想到洋地黄、大蒜与生姜。西洋人喜欢香料、茶，但欧洲又不出产这些。香料对欧洲人来说是奢侈品。古时候，他们好不容易有一点儿姜，平时舍不得用，要留到圣诞节制成姜饼人来吃。姜饼人逐渐成为圣诞节的传统美食之一。

欧洲的香料一直依靠进口。中世纪时，地中海东部地区是东方香料输入西方的枢纽。莎士比亚的《威尼斯商人》中也提到了商人在香料贸易中如何层层加价的故事。

15世纪的时候，哥伦布由西班牙王室支持，踏上了去东方寻找香料的茫茫前路。当他登上新大陆时，还以为到达了香料王国印度，所以称美洲原住民为印第安人，这种称呼十分不客观。

咖喱解密

对于咖喱，姜科植物很重要。实际上咖喱并没有固定的配方。咖喱是一种"混合香料"，不同地域、不同口味可有不同配方。但无论怎么搭配，印度的咖喱里一定会有姜黄。从颜色到味道，姜黄都是主角。世界上无论哪里的咖喱都是呈现出明亮的黄色，味道也特别香，让人食欲大增。

我去印度考察时，对那里的香料市场印象极深，特别在新德里，香料市场之大犹如一座壮丽的宫殿。姜黄、丁香、肉豆蔻、肉桂等琳琅满目，香味浓郁扑鼻，走进市场的我止不住地打喷嚏。从市场一头到另一头，那个味道用北京话说就是"窜"，不愧是香料王国产的香料，芳香，开窍，提神。

"香料之王"是胡椒，"香料之后"是小豆蔻。那么姜黄算是香料里当之无愧的"国际巨星"。

近几年许多科学家都着眼于姜黄有效成分姜黄素的研究。研究发现，姜黄素对于很多疾病都有明确的药理作用。许多热点疾病的治疗，如恶性肿瘤、抑郁症、糖尿病、阿尔茨海默病、肠易激综合征，都在姜黄素上看到了希望。

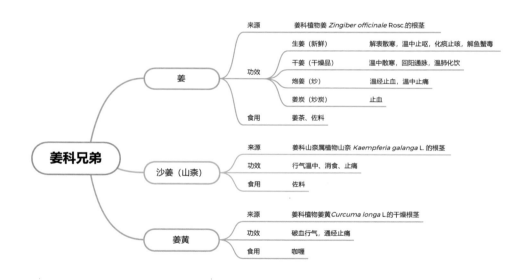

广藿香
——安居岭南自风光

∽ 南岭之南 ∽

香与香药涉及了许多门类的内容，从来源上看有来自动物的、有来自植物的。来自动物的，如麝香、龙涎香。来自植物的，如木香、沉香、丁香、茴香、乳香，它们来自植物的不同部位，有根、有叶、有花、有果实，还有树脂。

广藿香的名字里有个广字，自然与广东、广西、岭南等地区相关。秦岭和南岭两座山脉横卧在中华大地上。秦岭是长江流域与黄河流域的分水岭，

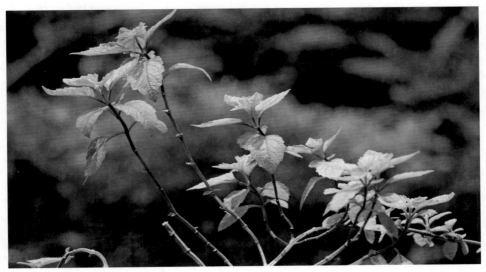

广藿香原植物

也是我国南北方的地理分界线。南岭是岭南地区和中原内陆的分界线，好似一座天然屏障，位于广东、广西、湖南和江西四省的交界处，是长江流域和珠江流域的分水岭。

历史上岭南地区交通不便，属于荒蛮之地，韩愈、苏轼等文学家、政治家曾被流放到那里。今非昔比，岭南现在是经济发达地区。从地理上看，北纬23.5度的北回归线横穿岭南中部，岭南位于南亚热带与热带，四季常青，百花争艳，一年四季新鲜水果不断，植物资源非常丰富。

李时珍虽没到过岭南，但《本草纲目》中收载了不少岭南的药。广藿香就是一个代表。

石牌藿香古今谈

广藿香来源于唇形科（Lamiaceae）植物广藿香 *Pogostemon cablin* (Blanco) Benth. 的全草，主要入药采用干燥地上部分。

广字代表了产地，藿字代表像豆叶一样的植物，香字代表它散发出的独特香气。

我国古代最早应用的广藿香是从东南亚国家传入的。广藿香最早的文献出处可追溯到东汉杨孚的《异物志》，一部专门记载我们的邻国和周边地区奇珍异物的书。

广藿香起初只名藿香二字。书中说："藿香交趾有之。"交趾是古代越南一带的地名。根据宋代《本草图经》和明代《本草纲目》里的图文描述，当时收载的广藿香和现在《中国药典》的法定原植物是一致的。

以往教科书上都记载来自广州的广藿香叫作牌香，出自广州石牌。

我按图索骥到了广州，却找不到广藿香。过去几十年，我国发生了翻天覆地的变化，有如沧海桑田。广州市内，除了药用植物园可以看到广藿香，其他地方恐怕是难觅踪影。

一个偶然的机会，我到百年侨校暨南大学进行学术交流，就在大学附近，终于见到了一个五六米高的刻有"石牌"二字的漂亮牌坊。牌坊的台柱

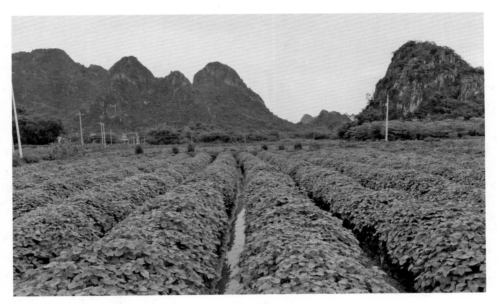

海南屯昌广藿香基地

上有一段文字说明。从这段说明可以知道，明代时，这一带地势比较高，可见到不少墓碑和石像生。石牌的名称由此而来。后来周围生活在低洼地带的村民，为躲避潮水的危害向此聚集，形成了一个新的村落叫庙边岗。

当年，运载广藿香的商船在这里停泊，广藿香在这里找到了新的适宜其生长的土壤，石牌是一块风水宝地。

在暨南大学工作的吴孟华博士告诉我，那里原本是牌香的生产地，但现在主产地已经转移到

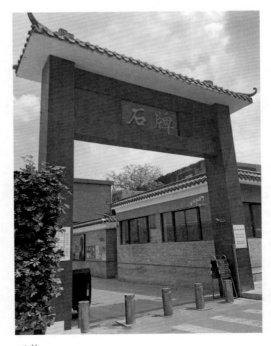

石牌

广东湛江、肇庆和海南了。这一段故事记录的正是品种的延续、产地的变迁。

过去到野外采标本、做记录时都会写上标本采自哪个县、哪个乡，记录一下周围的环境，如山坡、地头，有时还会注明显著的标志，哪里有棵树，哪里有个小庙。后来采药、资源普查时，则需要标注准确的全球卫星定位，因为曾经的山坡可能被夷为平地，小树林也可能变成片片的楼房。

藿香正气系列

广藿香主要有两大用途，药用和制香。

家喻户晓的中成药藿香正气水，这里的藿香用的就是广藿香。

"藿香正气"系列产品的原型，出自宋代《太平惠民和剂局方》中的藿香正气散，具有解表化湿，理气和中的功效。常用于治疗腹泻、呕吐、水土不服、胃肠型感冒等。

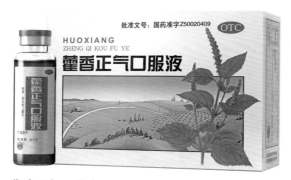

藿香正气口服液

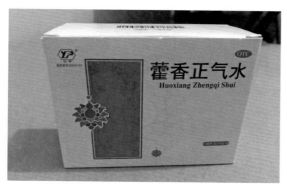

藿香正气水

藿香正气散还适合很多现代都市病。现在一到夏天天热的时候，人们主动或被迫地长时间待在空调冷气的环境里，喜欢从冰箱里直接取冷饮喝，由此导致了很多"空调病""冰箱病"。在这种情况下，藿香正气散就非常适用。

1941年9月第二次长沙保卫战，长沙还是秋老虎当头的暑热天，当地居民用藿香正气方药来慰劳士兵，提高了战斗力，在抗日战争中留下了一段美谈。

《中国药典》中收载了藿香正气系列的多个剂型，比如，藿香正气水（含乙醇）、藿香正气软胶囊、藿香正气滴丸，另外还有合剂、丸剂、片剂，等等，有十来种剂型。

藿香正气水是一个传统的剂型，起效很快，但千万不可忽略了其中所含的酒精。藿香正气水以乙醇提取，里面的酒精含量和中度白酒差

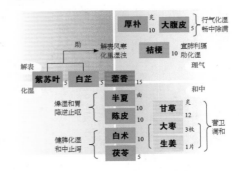

《太平惠民和剂局方》
藿香正气散
【以君药与功效命名】

藿香正气散（摘自《百方图解》）

不多，所以服药之后，千万不能开车。不过现在有多种不含酒精的藿香正气系列剂型，既能缓解症状，又不耽误开车了。

广藿香与土藿香

有一次，我给学生上课讲到广藿香的药用和定香剂用途。一位同学跟我说："老师，我还知道广藿香的第三个用途，食用，特别好吃。我们老家四川

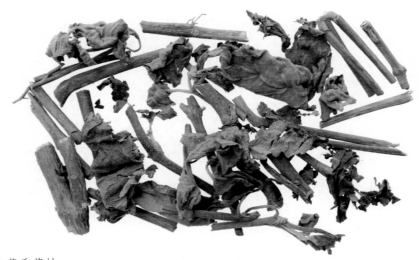

广藿香药材

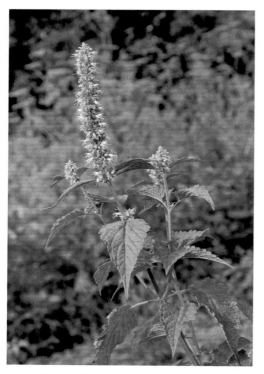

（土）藿香原植物

有道名菜，叫作藿香鲫鱼。"广藿香的叶子虽说也可以放在鲫鱼汤中，但四川用来做藿香鲫鱼的藿香和藿香正气水里的藿香，可不是一种植物。

藿香和广藿香，一字之差，都是唇形科植物，属于一个大家族，但不是一个属的。藿香又称土藿香，来源于唇形科藿香属植物藿香 *Agastache rugosa* (Fisch. et C. A. Mey.) Kuntze。而广藿香是指唇形科刺蕊草属植物广藿香 *Pogostemon cablin* (Blanco) Benth.。

我国长江流域以北的大部分地区都可见土藿香。过去北方老药铺中常备的鲜藿香也是土藿香。很多中药替代品前面都加上了一个土字，如，土沉香、土木香、土贝母、土大黄、土茵陈、土人参等。其中有的可以替代，有的绝对不能。简单的一个土字，一定要注意甄别，不能等同对待。《中国药典》只有1977年版中曾将广藿香与土藿香一起收载，但那以后的各版药典只记广藿香，而没有土藿香。

广藿香除了药用外，另一大用途是制香。广藿香油可作为香料工业的定香剂。

不同的香水维持香气的时间差别很大。有的香水喷完后，一阵风吹过去就没有什么香气了，有的哪怕只喷了一点，也可维持很久。维持香气的长久靠的就是定香剂。定香剂能使香料成分挥发均匀、缓缓释放。龙涎香做定香剂昂贵又稀有；而广藿香油物美价廉，是目前最常用的天然定香剂之一。

自古岭南多芳草，岭南地区是一个天然的大药库。岭南也是千年来中外贸易最活跃的地区之一，产自海外的很多药材都是通过岭南地区进入内地的。广义的"南药"应包含岭南地产药和进口药两大类。

广藿香原本是一种进口中药材，后来才安家落户在岭南，它是"大南药"中的一个代表。广藿香的优势在于它是草本植物，和沉香、肉桂相比生长周期短、容易获得、价格便宜。广藿香应用广泛，可内服，可外用，能传香，能定香，在众多芳草中能独树一帜，深受大众欢迎。

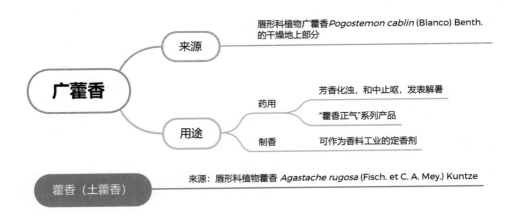

唇形科植物广藿香 *Pogostemon cablin* (Blanco) Benth. 的干燥地上部分

广藿香

来源

药用　芳香化浊，和中止呕，发表解暑

"藿香正气"系列产品

用途

制香　可作为香料工业的定香剂

藿香（土藿香）

来源：唇形科植物藿香 *Agastache rugosa* (Fisch. et C. A. Mey.) Kuntze

薄荷与紫苏
——芳香解表药食宜

芳香解表

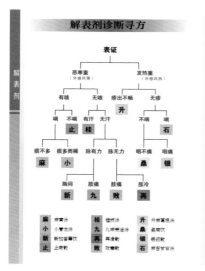

解表剂（摘自《百方图解》）

唇形科的植物很多，日常生活中很常见。如果看到花长得像人的上下嘴唇似的，这个花八成就是唇形科的了。唇形科植物除了花冠呈唇形外，还有几个共同的特点：茎四棱，叶对生，多芳香。唇形科植物有很多大药，在中医临床上独当一面。薄荷和紫苏应用很多，可以入药，亦可做菜。

感冒应该是每个人都会得的病了。西医对感冒的分类，一般分为病菌引起的和病毒引起的。中医则主要把感冒分成风热型感冒与风寒型感冒两大类。先判别感冒症状的寒与热，才好对症下药。

风热型感冒可见舌苔偏黄，风寒型感冒舌苔则偏白。同时，小便偏黄的属于热证，小便清长的属于寒证。一般感冒初起时，会伴随鼻子不通、头疼，有的还会周身酸痛。这个时候薄荷和紫苏就可以派上用场了，但用药一定要及时。

薄荷，辛凉解表，适用于风热型感冒。紫苏，辛温解表，适用于风寒型感冒。

薄荷与欧薄荷

早在五代十国时期的《食性本草》就有薄荷入药的记载，最初记作"菝"。唐代孙思邈《千金方》作"蕃荷"，这就跟今天的读音很像了。

薄荷味辛性凉，李时珍说薄荷辛能发散，凉能清利，专于消风散热，还能清利头目，有透疹的作用。所以，风热感冒刚刚开始的时候，如果喝上一杯薄荷叶泡的水，立刻就会缓解很多。

薄荷在中国和西方都用，薄荷的英文名是 Mint。薄荷糖、薄荷牙膏、薄荷漱口水，各种日化产品都有薄荷可发挥的空间。

西方主要用的是欧薄荷，且有一段神话传说。薄荷的拉丁属名是 *Mentha*，原意是希腊神话中的人物曼茜。希腊神话中冥王哈迪斯（Hades）看上了曼茜，后来这件事被他的王后发现了，王后用法术把曼茜变成了小草，但它保持着独特清香，这种小草就是欧薄荷。欧薄荷和中国用的薄荷是同属不同种的植物，不过它们都是清凉的，功效也相似。

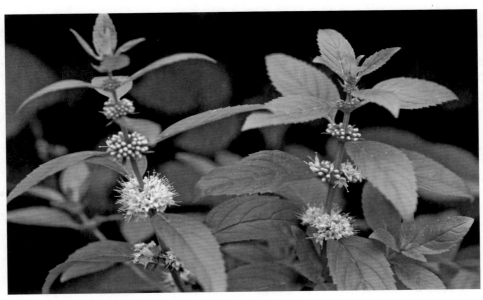

薄荷原植物

清凉油

夏天天很热，如果有中暑胸闷，除了喝杯薄荷水外，还可以试试用两片新鲜的薄荷叶贴在太阳穴上，或直接把薄荷叶放在鼻孔下面的人中穴上，立刻会觉得舒服很多，能迅速缓解中暑症状。薄荷的新鲜茎叶，经水蒸气蒸馏以后，提取到的挥发油也可以做药用，称为薄荷油。

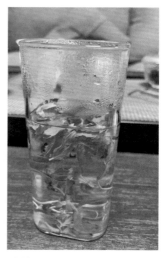

薄荷水

清凉油，又叫万金油，发明者是清末下南洋的福建商人胡文虎。他在缅甸创制的虎标万金油，主要组成有樟脑、薄荷油、桉叶油等。把它涂在印堂穴、太阳穴和皮肤其他地方，能镇痛止痒，有清凉的感觉，所以人们习惯称为"清凉油"。清凉油是外用药，不能内服。

清凉油在中国人人皆知，在海外也享有盛誉。我去埃及、巴基斯坦时，当地最受欢迎的来自中国的小礼物就是清凉油。"China，Qing Liang You"当地人都知道。小小一盒清凉油在当地可以代替小费用。

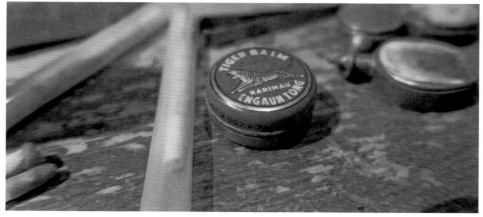

旧时留下的清凉油　摄于美国金华昌公司博物馆

药食紫苏

紫苏辛温解表，在吃日餐生鱼片的时候，有两个东西一定要同时食用，一个是辣根，还有一个就是紫苏。辣根就是山葵，又称山蓊菜，它的英文是Wasabi，拉丁文是Wasabia，这个词的日文读音，跟它的英语读音，乃至拉丁文读音都几乎一样，词源来自日语。

日本文化深受中国文化影响，中餐与日餐也有一些共同点，都讲究色香味俱全。吃日餐生鱼片时，必须要搭配着吃点紫苏，并非仅为美观。但现在有的店铺卖生鱼片的时候，以为紫苏就是为了装饰，直接在盘子上印上紫苏叶的图案或放一片塑料叶子。放紫苏叶可不是单纯为了装饰，而是为了解鱼蟹毒。生吃鱼蟹最怕食物中毒，有紫苏"保驾"吃起来就放心了。

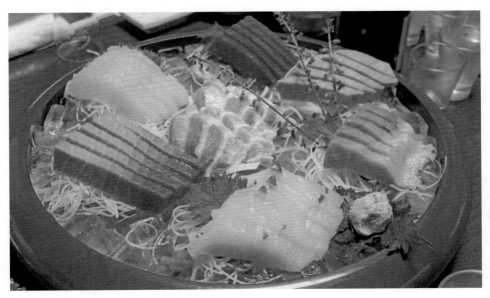

紫苏叶配生鱼片

这个做法也是从中国传到日本的，李时珍在《本草纲目》中写道："紫苏叶生食、作羹，杀一切鱼肉毒。"

《本草纲目》记载了明朝时人们十分喜欢采摘新鲜的紫苏，并和其他蔬

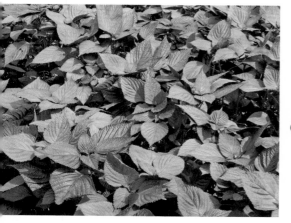

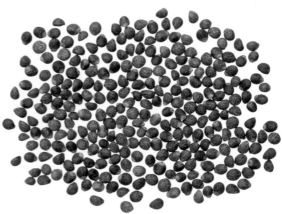

紫苏原植物 　　　　　　　　　　紫苏子药材

菜一起煮食或做汤，还有的做成咸菜。紫苏的"苏"字是苏醒的苏、复苏的苏，道出了紫苏的功效。李时珍说，紫苏的气味很香，能够舒畅脾胃，行气和血。

　　紫苏的干燥叶、茎和种子都可入药，中药名分别是紫苏叶、紫苏梗、紫苏子。

　　到了冬天，如果受了风寒，病程初期有点怕冷，或者流清鼻涕。这时不妨试试紫苏。熬上一锅白粥，粥快熬好的时候放几片紫苏叶，焖上两三分钟，趁热慢慢喝下去，再注意保暖，很快便可好转。

　　紫苏子具有降气化痰，止咳平喘，润肠通便的功效。名方苏子降气汤，以紫苏子为君药，主治咳喘痰多，常用来治疗中老年人的慢性支气管炎、支气管哮喘等。

紫苏白苏

　　紫苏的叶子一般是一面紫色一面绿色，或两面都是紫色。不过紫苏还有一个品种叫白苏，叶子

食用白苏叶

两面都是绿色的。紫苏和白苏在植物分类学上属于一个种 *Perilla frutescens* (L.) Britt.。有类似情况的植物不少，比如，白芝麻和黑芝麻，黄豆和黑豆，植物学上它们属于同一个种，但在实际使用的功效上却有分别。

现在栽培出来作为药用的多选紫苏，而野生者白苏比较多。白苏的香味没有紫苏那么强，更适合新鲜食用。

地球上的资源是共享的。中药有引进来的，也有走出去的。药用植物既可用作中药材，也可用作植物活性成分的提取原料。在中医药王国里，很多植物既可做药、做菜、做香料，还能美化环境。

20 世纪 40 年代时中国的薄荷被引种到巴西，现在巴西薄荷的产量已经跃居世界第一。尽管中药薄荷以江苏产的为道地药材，但其他产地的薄荷用于提取薄荷油，也可以缓解中药资源的不足。

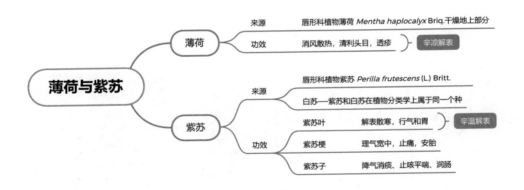

薄荷与紫苏

薄荷
　来源　唇形科植物薄荷 *Mentha haplocalyx* Briq. 干燥地上部分
　功效　消风散热，清利头目，透疹　　辛凉解表

紫苏
　来源　唇形科植物紫苏 *Perilla frutescens* (L.) Britt.
　　　　白苏——紫苏和白苏在植物分类学上属于同一个种
　功效　紫苏叶　解表散寒，行气和胃　　辛温解表
　　　　紫苏梗　理气宽中，止痛，安胎
　　　　紫苏子　降气消痰、止咳平喘、润肠

蔷薇、月季与玫瑰
——赏心悦目调气机

　　月季、玫瑰和蔷薇都是蔷薇科的成员，英文都是 Rose，亲缘关系很近，外观相似，乍一看别无二致。要把姊妹三个分清，有个简单的办法。

　　蔷薇的蔷，古代曾用墙壁的墙。李时珍在《本草纲目》中记载，此草靠墙才能生长。蔷薇拉丁学名 *Rosa multiflora* Thunb.，种加词 *multiflora* 是多花的意思。蔷薇又称多花蔷薇，一般蔓生或攀缘，一开就是一大片，常作为庭院观赏用花。

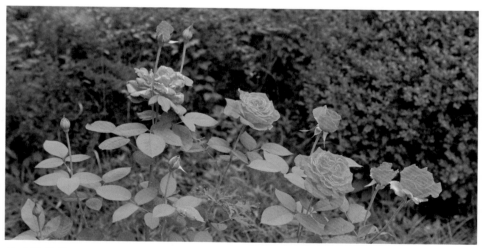

月季原植物

月季，顾名思义，以月为季，月月开花，月季茎秆低矮，可直立生长，花型比较大。月季拉丁学名 *Rosa chinensis* Jacq.，种加词是 *chinensis*，是原产自中国的意思。

玫瑰象征着美丽和爱情，是全世界通用的表达爱意的信物。玫瑰芳香和月季相似，茎一般直立生长，浑身都是刺，除了有和月季相同的大皮刺外，还有很多小细刺。评剧《花为媒》的唱词中有："玫瑰花开香又美，他又说，玫瑰有刺扎得慌。"刺是植物的一种自我保护功能。这些小的细刺，扎进皮肤里，很难拔出来。玫瑰拉丁学名 *Rosa rugosa* Thunb.，种加词 *rugosa* 是皱叶的意思。通常形容玫瑰的叶片摸上去像老人的皮肤，有些皱纹堆累。而月季的叶片，摸上去比较光滑，像小孩子的皮肤。

三种花各有优缺点。蔷薇花花朵较小，每年只在春季开花，花开时一簇一簇的，数量大，不适合送礼。而情人节收到的"玫瑰花"其实通常是月季花。但这并不是为了造假，而是另有原因。

玫瑰花香味浓，劣势是花期短，剪下的玫瑰花朵很快枯萎。要是想给心上人送一束真正的玫瑰，只怕没等烛光晚餐吃完，花瓣可能就凋谢了。月季花品种多、花型大，花枝就算被剪下后保鲜期也较长，一般可以保存数天，甚至数

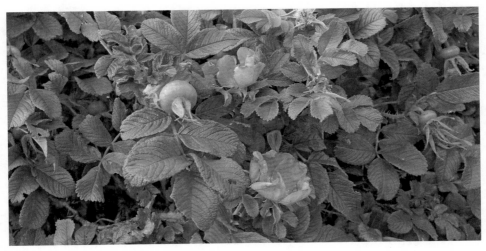

玫瑰原植物

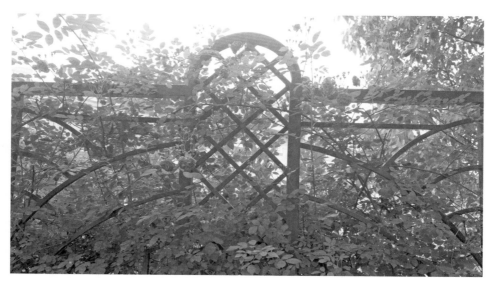

花园中的蔷薇

周。而且园艺用的观赏品种大多是改良过的杂交月季，愈加赏心悦目。

花中皇后

月季原产于我国，已有两千多年的栽培历史了。现在世界上培育的月季园艺品种，已经超过了一万种。

月季一年四季都开花，被誉为"花中皇后"，也是我国的十大名花之一。很多城市都用月季来装点城市、美化环境。古诗中有最好的概括："唯有此花开不厌，一年长占四时春。"

月季还是和平的使者。在18世纪末19世纪初时，英法之间重新开战，卷入了第二次百年战争。这时一个来自东方的和平使者月季登场了。这是双方都期待的花，也是整个欧洲都期待的花。双方经过谈判达成暂时的停火协议，等英国派船护送来自中国的月季通过英吉利海峡后，再继续开战。

那批来自中国的月季，乘风破浪，最后传入了法国。拿破仑的妻子约瑟芬皇后是一位月季迷。皇后将这些月季种植在了梅尔梅森城堡的花园中。那里集中了世界上几乎所有的月季花品种。中国月季到了那里又和多种欧洲的

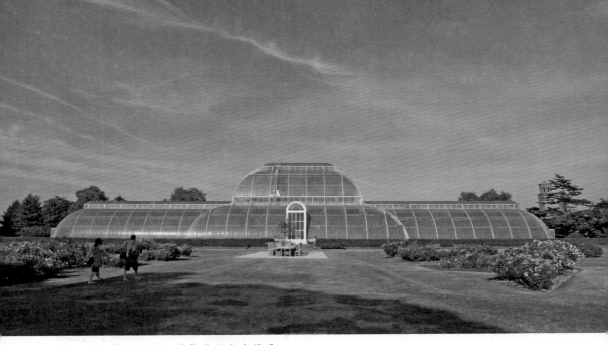

英国皇家植物园温室前栽种了许多月季

园艺品种进行嫁接，培育出了现代版的月季，并且传遍了欧洲。

我在世界上最大的植物园英国皇家植物园——邱园里，见到过很多月季的栽培种，几乎都标示着原种来自中国，这也是中国对世界园艺学的贡献。

寻找野生玫瑰

我喜欢追根溯源，话到这里使我想起一次在丹麦探寻野生玫瑰的经历。

2016 年我去了丹麦，体验了一次骑行游丹麦的乐趣。丹麦是安徒生的故乡，到处都似公园一般，至今仍旧可以感受到两百年前安徒生童话世界中描述的街道与景色。那里少见摩天大楼，偶尔可见几座中世纪的古城堡。

丹麦的古堡中最出名的要数"哈姆雷特堡"了。这座城堡原名克隆堡宫（Kronborg Slot），因莎士比亚的名作《哈姆雷特》取材于此而声名远扬，后来被俗称为"哈姆雷特堡"。别名有时候叫着更响亮。

当我出了古堡，一股清香随着海风吹来，透着一丝甜意。随着风寻去，眼前就出现一片野生的玫瑰。具体是哪一种，我当时不好下定论，不过我被玫瑰的壮观规模所震撼，流连了许久。怪不得欧洲有很多地方用"玫瑰

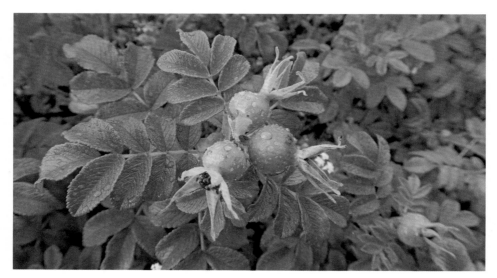

野生玫瑰　摄于丹麦

宫"来命名。

玫瑰一般作为经济作物栽培，主要用来提取玫瑰精油。上好的玫瑰精油有"液体黄金"之称，如保加利亚玫瑰油。

香可解郁

蔷薇、月季和玫瑰，都可入药，功效上大同小异。

蔷薇花在《本草纲目》中被称为刺花，能和胃，活血止血。现代认为蔷薇花还能清暑解毒，用来治疗暑热胸闷，与绿豆清热消暑的功效相似。

月季花首载于《本草纲目》，李时珍是把月季花收载入本草典籍的第一人。书中写到月季可以活血消肿。月季主要用于活血调经，常用于月经失调。不过，月经失调需要综合考虑各方面的因素，单用月季花也不一定能解决所有的问题。

玫瑰花很香，沁人肺腑，用玫瑰花泡水代茶饮越来越普遍。玫瑰花功效主要偏于理气，具有行气解郁的功能。常用于治疗肝郁气滞导致的焦虑、忧郁、胃痛和失眠。

现代人生活节奏快，工作压力大，容易出现一些肝气郁结的症状。中医理论认为，百病皆生于气。三者都能行气解郁，和血止痛。蔷薇、月季也同样可以泡水代茶饮。无论蔷薇、月季还是玫瑰，既赏心悦目，又利于身心健康。

蔷薇花入药不太常见，也不容易混淆。月季花和玫瑰花干燥后的花蕾十分相似，二者最明显的区别在于花托。玫瑰花的花托是半球形的，好似一个迷你的小花盆；月季花的花托是倒圆锥形的，并且常带有细细的花柄。

月季花和玫瑰花都以花蕾入药，当花盛开后，花香虽浓，但这也是在提示有效成分已经失去很多了，功效自然也大打折扣。

中国云南气候宜人，一年中多数时间都是鲜花盛开的。在春城昆明，我到过目前全国最大的鲜花市场，那里真是花的世界、花的海洋。在那里买月季，不是论朵、论枝，而是论抱卖，付20元钱，展开双臂，能抱走多少就抱多少。

在昆明鲜花市场抱鲜花

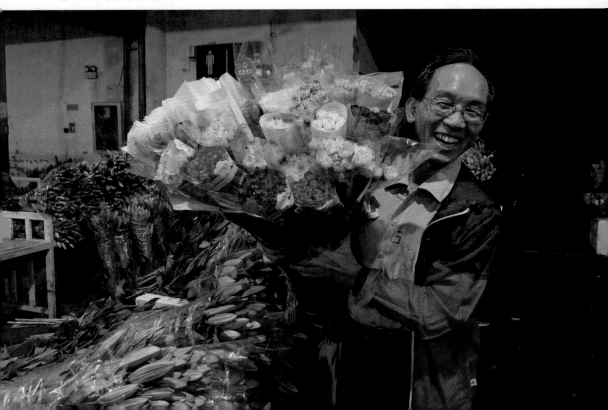

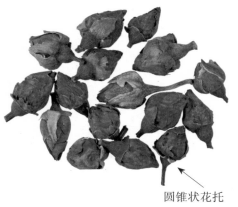

圆锥状花托

月季花药材

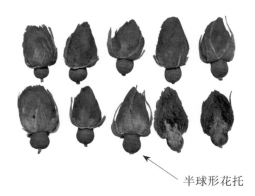

半球形花托

玫瑰花药材

中国有原产的蔷薇科三姊妹，芳香艳丽，如诗如画，培育与药用的历史非常久远。

药用的月季和玫瑰都是原色的，重点培育的是药用芳香类的成分。栽培植物做药用的和观赏用的不一样，不能把从花店买来的花煮着喝。观赏用的月季和玫瑰，重点培育的是花色与花形，外观虽美，有效成分含量并不高。

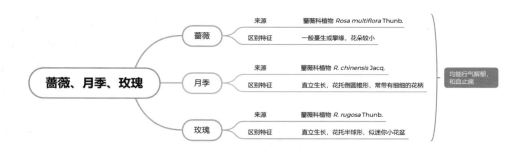